In die Sammlung von „Monographien aus dem Gesamtgebiete der Neurologie und Psychiatrie“ sollen Arbeiten aufgenommen werden, die Einzelgegenstände aus dem Gesamtgebiete der Neurologie und Psychiatrie in monographischer Weise behandeln. Jede Arbeit bildet ein in sich abgeschlossenes Ganzes.

Das Bedürfnis ergab sich einerseits aus der Tatsache, daß die Redaktion der „Zeitschrift für die gesamte Neurologie und Psychiatrie“ wiederholt genötigt war, Arbeiten zurückzuweisen nur aus dem Grunde, weil sie nach Umfang oder Art der Darstellung nicht mehr in den Rahmen einer Zeitschrift paßten. Wenn diese Arbeiten der Zeitschrift überhaupt angeboten wurden, so beweist der Umstand andererseits, daß für viele Autoren ein Bedürfnis vorliegt, solche Monographien nicht ganz isoliert erscheinen zu lassen. Es stimmt das mit der buchhändlerischen Erfahrung, daß die Verbreitung von Monographien durch die Aufnahme in eine Sammlung eine größere wird.

Die Sammlung wird den Abonnenten der „Zeitschrift für die gesamte Neurologie und Psychiatrie“ und des „Zentralblatt für die gesamte Neurologie und Psychiatrie“ zu einem Vorzugspreise geliefert.

Angebote und Manuskriptsendungen sind an einen der Herausgeber, Professor Dr. O. Foerster, Breslau, und Professor Dr. K. Wilmanns, Heidelberg, erbeten.

MONOGRAPHIEN AUS DEM GESAMTGEBIETE DER NEUROLOGIE UND PSYCHIATRIE
HERAUSGEGEBEN VON
O. FOERSTER-BRESLAU UND **K. WILMANNS**-HEIDELBERG
HEFT 41

TEMPERAMENT UND CHARAKTER

VON

PRIVATDOZENT DR. G. EWALD
A. O. PROFESSOR DER PSYCHIATRIE AN DER UNIVERSITÄT ERLANGEN

MIT 2 ABBILDUNGEN

BERLIN
VERLAG VON JULIUS SPRINGER
1924

ISBN 978-3-642-98695-6 ISBN 978-3-642-99510-1 (eBook)
DOI 10.1007/978-3-642-99510-1

Inhaltsverzeichnis.

Druckfehlerverzeichnis.

S. 76, Zeile 17 von unten muß es heißen „Aktivität und Steuerung“ statt „Affektivität und Steuerung“.

Einleitung.

In der Seele des Menschen liegen zwei Arten der Erkenntnissuche begründet, das Erkennen durch Begriffsbildung, durch das Suchen nach Gesetzen und Regeln unter Zuhilfenahme von Abstraktionen, Theorien und Hypothesen, und das Erkennen durch unmittelbare Bewußtseinsakte, durch das „Schauen", sei es nun einfaches sinnliches Schauen oder geistige Anschauung, Intuition. Beide Arten der Erkenntnismöglichkeit werden von jedem Menschen unablässig in Dienst gestellt; aber dem einen Individuum liegt das Erkennen durch Schauen näher, dem anderen das Erkennen durch Begriffsbildung. Das Erkennen durch Schauen hat unzweideutig Beziehungen zur Kunst, das Erkennen durch Begriffsbildung zur Wissenschaft. So hat ein Goethe, als vorzugsweise zum Schauen geborener Mensch, stets eine Abneigung gegen begriffsbildende, zergliedernde Wissenschaft gehabt; in seiner Farbenlehre ist uns seine aufs Schauen und unmittelbares Erleben eingestellte Erkenntnisweise im Gegensatz zu den analysierenden und begriffsbildenden Bestrebungen der Physik, zu denen er nie ein Verhältnis gewinnen konnte, besonders deutlich gegeben. Auch die Art, wie er auf seiner italienischen Reise seine Eindrücke festhielt, macht seine aufs Sinnliche, auf Anschauung eingestellte Erkenntnisweise deutlich, und erst in der nachitalienischen Zeit, zum Teil unter dem Einfluß Schillers, wurde er einem diskursiven Denken geneigter und ließ das intuitive Erfassen und Erleben gelegentlich zurücktreten hinter Analyse und Synthese, auch in seiner Arbeit. Sein großer Zeitgenosse Schiller dagegen, von vornherein mehr zum begrifflichen Erfassen und abstrakten und diskursiven Denken geboren, ist für uns zum wenigsten ebenso Wissenschaftler, Philosoph, Historiker und Synthetiker wie schauender Künstler. Uns will es scheinen, daß auch in der ganzen Kulturgeschichte sich ein epochaler Wechsel von bevorzugter schauender und bevorzugter begriffsbildender und analysierender oder synthetisierender Einstellung bemerkbar macht, in der Kunst — denn auch unter den Künstlern finden wir beide Denktypen — sich äußernd in dem dauernden Wechsel zwischen klassischem (schauendem, sinnlichem) und gotischem (bohrendem, abstraktem) Schönheitsideal im Sinne Schefflers, zwischen harmonischer, beruhigender Renaissance und bewegtem, stürmischem Barock, in der Wissenschaft zwischen theorielos-schauenden Erkenntnisversuchen und bohrender, analysierender Aufspaltung und Synthese vermittels Theorien und Arbeitshypothesen. Im Zeichen dieser bohrenden Arbeit stand das wissenschaftliche Schaffen der ganzen letzten Jahrzehnte. Heute macht sich wieder ein Bestreben geltend, das alleinige Heil der Erkenntnis zu suchen in vorurteilslosem Schauen. Und während kaum die begriffsbildende Erkenntnis ihre größten Triumphe auf dem Gebiet der Mathematik und der Physik gefeiert hat in den genialen Konzeptionen der Axiomatik David Hilberts und der Theorie Einsteins, erhebt sich von seite der Philosophie in Husserls Lehre der Ruf, sich wieder ganz der Theorie zu enthalten und zurückzukehren zum reinen Schauen, zur „Wesensschau“[1]), die uns erst die Grundlage abgeben kann für alle weitere Wissenschaft, die eine Grundlage sein muß auch für Erkenntnistheorie, für Mathematik und alle andere Wissenschaft, auch für die Psychologie. Es handelt sich, wenn ich die Grundideen Husserls richtig verstanden habe, um die Absicht, zu einer Art Morphologie des Geistes zu gelangen, wenn das Bild gestattet ist. Über den Weg der Psychologie aber haben diese Gedanken auch Einzug gehalten in der Psychiatrie. Auf der Grenzscheide zwischen Psychologie und Psychiatrie stehend hat die Charakterlehre ihren besonderen Teil dieser neuen Geistesrichtung erhalten. Die Charakterlehre der früheren Zeiten, die versuchte, die Charakterstrukturen durch Analyse und Synthese zu verstehen, soll abgewirtschaftet, soll Fiasko gemacht haben. An ihre Stelle habe die Charakterlehre rein durch das Schauen zu treten, und aus diesem Bestreben entstand Klages' treffliche Charakterlehre, die, rein vom Erleben durch Schauen ausgehend, ein neues System der Triebfedern aufstellt, hier freilich auch wieder nicht ohne Analysieren und namentlich nicht ohne Synthese auskommend[2]). Aber auch in rein psychiatrischen Problemen soll die Analyse ersetzt werden durch das reine Schauen. Die Art, wie Bleuler versucht hat, durch Analysierung den seelischen Störungen der Schizophrenie näherzukommen, wird als verfehlt oder doch unzureichend bezeichnet, an ihre Stelle soll das Schauen treten, das reine Beobachten und ein Einteilen auf Grund dieser Beobachtungen. Das Erkennen der Erlebnisweisen soll führend werden und soll uns zur Gruppierung unserer Krankheiten verhelfen (Storch). So sollen gewisse Arten des Erlebens der Umwelt, Weltuntergangserlebnis usw., wie wir es bei der Schizophrenie nicht selten sehen, maßgebend sein für diese Krankheit; das ist dann „schizophrenes Denken“, und wenn man Ähnliches in normaler Breite wiederfindet, so soll das ein Beweis für den Beginn einer solchen Erkrankung sein, auch diese Normalen erleben dann schon schizophren und sind letztlich auch schon Schizophrenien. Auch in der Resignation, die sich im Hocheschen Standpunkt zu erkennen gibt, daß wir keine Krankheitsgruppen aufstellen können, sondern nur Zustandsbilder diagnostizieren, sehe ich eine solche Analysen- und Synthesen- und Theorienmüdigkeit, ein hier allerdings weniger zuversichtliches als schmerzliches Zurückkehren zum reinen Schauen, während von anderen das Bestreben des Gruppierens auf Grund von Analyse und Synthese mit Energie fortgesetzt wird.

Ich halte es für verkehrt, eine Alternative stellen zu wollen, Erkennen durch Schauen oder Erkennen durch analytische Begriffsbildung; das eine kann ohne

[1]) Man kann allerdings zu dieser „Wesensschau“, die nicht Intuition sein soll, wiederum nur kommen durch bewußte höchste Abstraktion, und so ist ein Forschen im Sinne Husserls eigentlich gerade den Denktypen vorbehalten, denen das sinnliche und intuitive Schauen weniger liegt als bohrend diskursives Denken.

[2]) Daß hier erkenntnistheoretische Stellungnahme eine Rolle spielt für die Hinneigung zu dieser neuen Art „schauender“ Betrachtungsweise ist mir unzweifelhaft, wenn auch Husserl gerade seine „Wesensschau“ frei wissen will von erkenntnistheoretischen Einschlägen, für die sie erst eine Grundlage schaffen soll.

das andere überhaupt nicht existieren und muß mit Naturnotwendigkeit zur Einseitigkeit führen; es werden sich mit der Zeit Widersprüche ergeben, die die Fehler der einseitigen Betrachtungsweise aufdecken.

In der Realwissenschaft ist, wie wohl überall, das Schauen, insbesondere das sinnliche Schauen, selbstverständlich Ausgangspunkt für alles Erkennen; das hindert aber nicht, daß das analytische Vorgehen mit Überzeugung praktische Verirrungen des Schauens wird entlarven können. Prinzipiell kann man gegen die Erkenntnis durch reines Schauen, sei es intuitives oder sinnliches, nichts einwenden, und man kann Goethes Farbenlehre ebenso als eine wissenschaftliche Betrachtungs- und Erkennungsweise bezeichnen wie Linnés Pflanzensystem. Allein diese rein durchs Schauen erworbenen Kenntnisse in den Realwissenschaften wurden der Realität in ihren kausalen Zusammenhängen niemals gerecht. Die Goethesche Farbenlehre hat an Bedeutung verloren und an ihrer Stelle steht das physikalische System. Die Linnéschen Einteilungen wurden aufgelöst und durch ein nach genetischen und synthetischen Gesichtspunkten erworbenes neues System ersetzt. Die beschreibende Zoologie, nach der ein Wal ein Fisch und eine Blindschleiche eine Schlange geblieben wäre, hat heute nur noch eine historische Bedeutung, aus Alchimie wurde Chemie, aus einer ärztlichen Quacksalberei ein bewußtes therapeutisches Handeln, das sich auf durch Analyse erworbene und durch Synthese konstruierte Erkenntnisse stützt[1]).

Nicht anders ging es mit der Psychiatrie. Die ursprünglich erstrebte Klassifizierung der Psychosen war rein auf die Beobachtung eingestellt. Allein je mehr man sich mit der Analyse der so gewonnenen Krankheitsbilder beschäftigte, desto mehr mußte gewandelt und gemodelt werden, so daß man schließlich schmerzlich enttäuscht diese Arbeit vergleichen wollte einem Schöpfen von dem einen in immer ein neues Gefäß. Mehr und mehr haben sich aber doch leitende klinische oder psychologisch-analytische oder lokalisatorische Richtlinien herauskrystallisiert, so daß ein System von Psychosen, besonders unter Kraepelins[2]) Leitung entstand, das von dem ursprünglichen System ungemein verschieden ist, aber doch dauernden Wert zu besitzen verspricht. Allein *πάντα ῥεῖ*, und so wird nun neuerlich wieder das reine Schauen, das reine Gruppieren nach Erlebnisakten auf den Schild erhoben und von dort aus eine Revolutionierung unserer psychiatrischen Anschauungen erstrebt; ob mit Recht, das wird gleich zu erörtern sein.

Es ist ein Vorzug, aber auch ein Nachteil der Psychiatrie, daß sie gleichsam mit dem einen Fuß in den Realwissenschaften steht, mit dem anderen in den

[1]) Wir denken an die verschiedensten naturwissenschaftlichen Theorien, an die Atomtheorie, an die Theorien der Strukturchemie, an physikalische und physikalisch-chemische, kolloidchemische Theorien, an die Ehrlichsche Seitenkettentheorie u. a. m., die unsere heutige Naturwissenschaft durchaus fundieren und unsere ärztliche Wissenschaft und die kulturelle Praxis beherrschen. Man könnte gegen diese Theorien ebenso wie gegen die Bestrebungen der analysierenden Psychologie einwenden, daß niemals jemand Atome oder molekulare Strukturen, niemals jemand Amboceptoren oder haptophore Gruppen isoliert gesehen habe, würde aber durch die Praxis mit solchen Einwendungen ad absurdum geführt werden.

[2]) Wir lassen es dahingestellt, ob und inwieweit bei ihm intuitives Erschauen seinem diskursiven Überlegen und Aufbauen voranging.

Geisteswissenschaften. Ein Vorzug ist es, weil dieser Umstand den Psychiater zur Auseinandersetzung mit Problemen beider Wissensgebiete drängt, ein Nachteil, weil sich der Psychiater zeitlebens hart herumschlagen muß mit dem Leib-Seele-Problem, und weil sich in seiner Wissenschaft immer zwei Richtungen finden werden, die um die Herrschaft ringen, die somatische und die psychologisch-philosophisch orientierte Betrachtungsweise. Beide Richtungen haben unsere Kenntnisse gefördert, und doch bekämpfen sie sich wie zwei feindliche Brüder. Es muß daher immer unser Bestreben sein, eine möglichst reinliche Scheidelinie zu gewinnen, und zwar eine Scheidelinie, in deren unmittelbarer Nachbarschaft man sich versteht und sich die Hand reichen kann.

Wir hatten gesehen, daß innerhalb der Naturwissenschaft sich der Wechsel zwischen schauender und analysierender Erkenntnissuche gezeigt hatte; wir hatten gesehen, daß unsere ganze heutige praktische Kultur eingestellt ist auf eine durch Analyse und Synthese gewonnene Erkenntnis. Im realen Leben sagt man: „der Schein trügt", und meint damit, daß das bloße sinnliche Schauen nicht zureicht, um „hinter den wahren Kern einer Sache zu kommen". Linné war ein großer Naturforscher, aber seine Zeit ist vorbei. Sein System wurde durch das sog. natürliche System ersetzt, von dem der schauende Forscher gerade sagen möchte, es sei ein unnatürliches. Für unsere praktischen Bedürfnisse ist es aber in der Tat ein natürliches, weil genetisch verstehendes. Brehms Tierleben lesen unsere Kinder, damit man ihnen Freude am Schauen der Natur beibringe, aber in der Wissenschaft besitzt es keine Bedeutung mehr. Physik, Chemie und alle ihre angewandten Wissensgebiete, alles ist zugeschnitten auf Analyse und Synthese und auf eine darauf basierende Begriffs- und Systembildung. Der Arzt orientiert sich durchweg nach diesen Systemen und handelt innerhalb der Realität entsprechend ihren Gesetzen. Wohl ist überall ein scharfes Beobachten eine Vorbedingung, aber hinter allem stehen die Regeln der Naturwissenschaft, die „Naturgesetze", mit denen im praktischen Leben gerechnet werden muß. In der Naturwissenschaft herrscht heute, und soweit wir sehen können im praktischen Leben auch weiterhin, in letzter Linie die Erkenntnis durch Analyse und Synthese, vielfach geleitet vom Experiment.

Auch in der Psychologie sahen wir den Wechsel zwischen schauender und analysierender Betrachtungsweise. Hier scheinen jedoch die Dinge gerade umgekehrt zu liegen. Man sagt, die analysierende, an naturwissenschaftliche Forschungsmethode sich anlehnende Betrachtungsweise habe versagt, sie führe uns weit ab von der Wirklichkeit, wir müssen zurück zum Erlebnis, wir müssen „schauen" und abermals „schauen", was wird denn eigentlich erlebt, und die Kenntnis dieser verschiedenen Erlebnisweisen, die führt zur eigentlichen Psychologie; denn die Seele des Menschen ist ein Ganzes, und was wir aus ihr herausanalysieren und in sie hineinsynthetisieren, Empfindungen, Engramme, Assoziationen, Komplexe, das sind Unwirklichkeiten, Phantasmen und als solche Teilprodukte uns niemals gegeben.

Das ist richtig; und es ist zweifellos auch richtig, daß der Psychiater ein Schauen nicht entbehren kann. Jeder Patient, jedes Individuum tritt ihm als ganze Persönlichkeit entgegen, und sie kann in vielen Fällen nicht sagen, wo es ihr an der Seele fehlt, wie der körperlich Kranke wohl sagt, es schmerze ihn der Arm, das Bein, der Magen oder das Herz. Und in der Tat ist der Psychiater auch heute noch nicht selten angewiesen auf eine Art Intuition, die ihn erkennen läßt: hier ist irgendwo etwas, hier hat die Persönlichkeit einen Knick oder einen Mangel, hier legt sich etwas zwischen sie und dich, das du zwar nicht in Worte fassen kannst oder doch nur in die Worte: „ich kann das nicht verstehen, nicht mehr nachfühlen, nicht mehr nacherleben". Es kann ja vielleicht möglich sein, daß die neuen, von der Phänomenologie Husserls ausgehenden und mit der modernen Denkpsychologie sich offenbar begegnenden Bestrebungen uns einmal neue Aufschlüsse auch für die Psychiatrie bringen. Ein weites Gebiet der Psychiatrie ist in der Tat ein fast rein psychologisches, ich meine das Gebiet der psychogenen Psychosen, und hier werden wir psychologisch-phänomenologische Erkenntnisse vielleicht gut verwerten können, wenn auch bei ihnen die Somatik ein Wort mitzusprechen haben dürfte, freilich wohl erst in letzter Linie. Sobald wir aber in Gebiete der Psychiatrie hineingelangen, bei denen wir krankhafte Prozesse im Gehirn sich abspielen sehen oder mit einer an Sicherheit grenzenden Wahrscheinlichkeit vermuten, dann werden sich die Widersprüche zwischen Somatikern und den neu orientierten Psychologikern mehren müssen. Denn wir haben dort ein durch Analyse und Synthese gewonnenes Weltbild, hier aber ein durch Schauen gewonnenes[1]). Die neuen Psychologiker werden nur Anspruch auf Verständnis erheben können von seiten derjenigen Somatiker, die sich — gleich einem Linné oder Brehm — lediglich am Schauen orientierten. Und in der Tat begegnen sich die Ergebnisse dieser neuen psychologischen Schule anscheinend gerade mit Resultaten, wie sie Kretschmer bei seinen durch Schauen und Messen erhobenen Befunden erhielt. Den analysierenden, der ganzen gegenwärtigen naturwissenschaftlichen Erkenntnisart folgenden Somatikern aber müssen hier nicht zu überwindende Bedenken kommen. Wir rücken hier total ab von einem genetischen Verstehen und bleiben im naturwissenschaftlichen Sinne an der Oberfläche, am Schein.

Dies kann der Weg zu einem gedeihlichen Zusammenarbeiten zwischen Psychologen und Somatikern, welch letztere fest auf dem realen Boden und im praktischen Leben mit beiden Füßen stehen und stehen müssen, nicht sein. So fragen wir denn: „Wie ist's mit der bisherigen Psychologie gewesen? Ging sie wirklich so in der Irre? Hat sie in der Tat so ganz versagt, wie von mancher Seite behauptet wird?" Ich glaube nicht. Schon das eine Wort „Psychoanalyse" sollte dies widerlegen. Wir verkennen die Einseitigkeiten und Übertreibungen Freuds und seiner Schule nicht, aber daß wir durch die vertiefte analytische Seelenforschung ganz ungeahnte Einblicke in das Seelenleben nicht nur der kranken, sondern auch der gesunden Menschen getan haben, darüber besteht doch wohl kein Zweifel mehr. Wir verkennen auch nicht, daß die analytische Psychologie weit übers Ziel hinaus schoß, wenn ein Münsterberg in durchaus spekulativer Weise versuchte, die Existenz psychischer Atome anzunehmen. Wir Psychiater haben trotzdem ungemein viel gehabt von der analysierenden Psychologie; wir stünden ratlos z. B. vor den formalen Denkstörungen einer

[1]) Vielleicht können wir durch die Husserlsche „Morphologie des Geistes" auch noch das eine oder andere über ganz primitive, formale (schizophrene) Elemente erfahren; ob über ganze Erlebnisweisen, ist mir gänzlich unwahrscheinlich und liegt mit Sicherheit noch in weitem Feld. Soweit ich die Dinge überblicke, denkt Husserl selbst noch nicht an die Anwendung seiner Lehren auf solch komplizierte seelische Gebilde.

Ideenflucht, einer Zerfahrenheit, einer Inkohärenz, einer Perseveration, wenn uns nicht die Lehre von den Assoziationen, die niemand isoliert erlebt hat, zu Hilfe käme; wir wüßten nichts zu sagen über Halluzinationen und Illusionen, wenn nicht eine eingehende psychologische Analyse die Differenzierung von Wahrnehmungen und Vorstellungen herausgearbeitet hätte. Diese analysierende Betrachtungsweise ist der jetzt allein vorherrschenden naturwissenschaftlichen Betrachtungsweise, ist in ihrer Art unserem praktischen Leben und den darauf eingestellten Kulturbedingungen verwandt, und darum dürfen wir als Somatiker ein wirkliches gegenseitiges Verstehen nur von dieser Seite erhoffen, nicht aber von seite der rein aufs Schauen gerichteten Psychologie. „Philosophie des Lebens" und „Psychologie des Lebens" nennt sich jene aufs Schauen eingestellte neue Richtung wohl, und auch mit einem gewissen Recht; denn sie suchen zu schauen, was wirklich erlebt wird. Aber eine Psychologie des praktischen, des realen Lebens, das mit einer Wirklichkeit von praktisch gegebener realer Existenz rechnen muß, ist das nicht. Sie entspricht den Forderungen des praktischen Lebens ebensowenig wie Linnés scheinbar natürliches, in der Tat unnatürliches System. Eine Psychologie, die dem praktischen Leben dienen will, muß sich anlehnen an die von praktischen Bedürfnissen durchdrungenen und geleiteten Naturwissenschaften. Und darum müssen wir im praktischen Leben arbeitenden Ärzte ein ungebührlich weites Vordringen jener aufs Schauen gestellten Psychologie zurückweisen.

Will sie wirklich praktisch zu weit vordringen? Ich fürchte, ja. Wir sollen z. B. unseren Schizophreniebegriff ummodeln und sollen ihn einrichten nach den bei dieser Erkrankung zu beobachtenden Erlebnisakten. Wir sollen sie hineinreichen lassen bis weit ins normale Leben, weil auch dort ähnliche oder gleiche Erlebnisakte erschaut wurden. Hier aber müssen wir Einhalt gebieten; denn es handelt sich um manifeste Gehirnkrankheiten, deren Klassifizierung nicht erfolgen darf nach symptomatologisch-psychologischer Orientierung, sondern deren somatische Betrachtung und Behandlung unser Zusammenarbeiten mit Naturwissenschaft und praktischem Leben verlangt. Man mag eine Psychologie der Paralyse anstreben, aber man soll nicht verlangen, daß wir nach den Erlebnisakten der Paralytiker unsere Abgrenzung der Geisteskrankheit „Paralyse" einrichten. Sobald wir mit hinreichender Begründung annehmen dürfen, daß einer Geisteskrankheit ein somatischer Prozeß zugrunde liegt, darf die Abgrenzung dieser Krankheit nicht mehr von rein psychologischen, wenigstens nicht psychologisch erschauten Gesichtspunkten aus geschehen. Wir verlieren sonst als Ärzte den Kontakt mit der realen Wirklichkeit und können den Anforderungen und Erwartungen von Kranken und Angehörigen nicht mehr genügen. Ist ein sit v. v. „erschaubarer" Husten beweisend für eine Tuberkulose? Ist ein „erschaubarer" Schmerz beweisend für eine bestimmte Erkrankung? Und ist ein „erschaubares" katatones Symptom beweisend für eine bestimmte Geisteskrankheit? Gewiß nicht. Ebensowenig darf uns ein erschautes Erlebnis, ein erschauter Beziehungswahn beweisend sein für eine bestimmte Geisteskrankheit. Denn letztlich ist auch der geschlossene Erlebnisakt nur ein sehr kompliziert zusammengesetztes Symptom eines gesunden oder irgendwie erkrankten oder auch annormal angelegten Gehirns.

Damit treffen wir aber den wunden Punkt jeder, auch der analysierend-psychologischen Betrachtungsweise. Was psychisch in Erscheinung tritt, ist immer nur etwas Symptomatisches, ist immer nur eine Reaktion der zentralnervösen Substanz. Wir stellen uns allerdings damit auf den erkenntnistheoretischen Standpunkt, daß jedem psychischen Erleben ein physischer Vorgang zugrunde liegt, ein Standpunkt, von dem der Psychiater, solange er sich nicht ganz von der Naturwissenschaft, bzw. von der Realwissenschaft, lösen will, nicht loskommen kann. Die Psychologie wird uns freilich immer mit wegweisend sein müssen, wie eben jede reale Wissenschaft das Schauen, die Erscheinungen, die Symptome nicht entbehren kann. Aber wie jede reale Wissenschaft zu erkennen bestrebt bleibt, welche Gesetze oder Regeln oder Ursachen hinter den Symptomen stehen, so muß auch der Psychiater immer wieder fragen, welches sind die letzten realen Ursachen? Die Psychologie war uns beim Studium der Aphasien usw. richtunggebend, nur eine genaue psychologische Analyse ermöglichte die Unterscheidung einer transcorticalen oder corticalen oder subcorticalen motorischen oder sensorischen Aphasie, die Unterscheidung einer ideokinetischen von einer ideatorischen Apraxie. Sie hinderte aber nicht, daß wir diese Störungen jetzt lokalisatorisch fassen und eine Einteilung nach somatischen Gesichtspunkten gewannen, die praktisch von höchstem Werte ist. Die analysierende Psychologie lehrte uns zu trennen zwischen Gefühlen und Denkakten, die Psychiatrie aber fragt weiter nach der Lokalisation und trennt jetzt biologisch nach Hirnstamm- und Rindenstörungen. Die Psychologie läßt uns erkennen, daß zwischen Autismus und Ambivalenz schizophrener Kranker und zwischen normalem Eigenbrötlertum und Gefühlsdisharmonien ein Unterschied ist; und die Klinik lehrt, daß die ersteren Kranken verblöden, die letzteren nicht, die Patho-Biologie nimmt daraus die Berechtigung, im ersteren Falle einen Prozeß anzunehmen, im anderen Falle eine angeborene Struktur oder angeborene Funktionsanomalie. Sie klassifiziert aber schließlich nach diesen biologischen Gesichtspunkten und nicht nach den psychologischen Erscheinungen. Ein sensitiver Beziehungswahn kann erschaubar und analytisch-psychologisch durchaus gleich und gleichartig psychologisch aufgebaut erscheinen. Die biologischen Voraussetzungen für eine solche Erlebnisart aber können doch grundverschieden sein, so daß diese äußerlich gleichartigen Wahnbildungen scharf voneinander geschieden werden müssen auf Grund ihrer biologisch differenten Genese. So werden wir psychologisch die Erscheinungsformen aufs genaueste beobachten und weiter analysieren müssen, das letzte und klassifikatorisch entscheidende Wort wird aber immer von den Realwissenschaften der Biologie, der Anatomie, der Serologie usw. zu sprechen sein.

So muß unser wissenschaftliches Bestreben in letzter Linie immer dahin zielen, für psychologisch-analytische Erscheinungen biologische Grundlagen zu gewinnen, und so soll im vorliegenden untersucht werden, ob wir hinreichend Anhaltspunkte haben, für Temperament und Charakter biologische Grundlagen zu finden, nach denen wir diese psychologisch abstrahierten Begriffe bestimmtem biologischen Geschehen zuzuordnen vermögen. Es ist der Psychologie bisher nicht gelungen, sich gerade in dieser Frage auch nur einigermaßen zu einigen. Die Ansichten darüber, was man Temperament, was Charakter nennen soll, überkreuzen, überschneiden, widersprechen sich unausgesetzt. Wenn die Biologie imstande sein sollte, der Psychologie hier klärend beizuspringen, so sollte diese, die doch auch „Naturwissenschaft“ sein will und sein soll, sich nicht dagegen sträuben, indem sie immer nach der Philosophie schielt und bald von diesem, bald von jenem erkenntnistheoretischen Standpunkt ausgehend die verschiedensten Abgrenzungen anerkennt, sondern sie sollte, wenigstens solange sie irgendeine Zusammenarbeit mit der Physiologie und Biologie und Pathologie als zweckmäßig anerkennen will, sich auch solchen Bestrebungen nicht verschließen; für ihre praktisch-realen Gebiete, wie z. B. die Pädagogik, wird ihr dies nur dienlich sein können[1]).

Wir werden endlich im folgenden über die Frage der biologischen Grundlagen von Temperament und Charakter hinausgehend bei der Analyse der Charaktere uns einer Besprechung der Charaktere nach rein empirisch psychologischen Gesichtspunkten zuwenden, um auf diese Weise eine Einteilung der Charaktere zu gewinnen, die den praktischen Bedürfnissen der Pädagogik und der Therapie entspricht und eine Grundlage abgeben soll für das Eingreifen des Psychiaters in den tatsächlich so oft an ihn herantretenden Fragen erzieherischer und beruflicher Beratung.

---

[1]) Wem diese theoretischen Gedanken, die in mancher Hinsicht noch nicht voll ausgereift erscheinen mögen, nicht zusagen, den bitte ich, sich an die Lektüre der kommenden Kapitel zu halten und sich durch diese einleitenden Überlegungen nicht von vornherein beirren zu lassen.

I. Die biologische Abgrenzung von Temperament und Charakter.

Zur Veranschaulichung der im Organismus sich abspielenden Vorgänge gebraucht die Physiologie gern den Vergleich mit einer Dampfmaschine, der, wenn auch etwas grob, doch gewisse gute Parallelen bietet. So schreibt Bernstein: „Die Kohle, welche eine Maschine verbraucht, spielt eine ähnliche Rolle wie die Nahrung, die die Tiere verzehren ... Die Analogie zwischen einer Maschine, in welcher durch chemischen Prozeß Kraft erzeugt wird, und dem tierischen Organismus ist eine ziemlich weit reichende. Indessen hat die Analogie schon eine Grenze, wenn wir in Betracht ziehen, daß in einem Organismus die Substanz aller Organe sich mehr oder weniger am Stoffwechsel beteiligt, während die Maschinenteile selbst ganz unveränderlich bleiben und der chemische Prozeß nur in ihrem Innern vor sich geht." Dieser Vergleich trifft auch zu, wenn wir vom komplizierten Organismus mit einem Magen-Darm-Traktus, in dem sich die Nahrung befindet, wie die Kohle im Heizloch der Maschine, herabsteigen zum einzelligen Lebewesen. Die Amöbe nimmt auch aus ihrer Umgebung Nahrung auf und wandelt sie in ihrem Körperinnern um in chemische Substanz, die sie zum Aufbau ihres eigenen Protoplasmas und zur Speicherung von potentieller Energie verwendet, und die sie dann umsetzt in die dem Leben eigentümlichen Triebe der Bewegung und Fortpflanzung. Von der Maschine unterscheidet sie sich auch wieder nur dadurch, daß sie sich selbst regeneriert, ihren Aufbau also nicht nur zur Inbetriebsetzung, sondern auch zur Instandsetzung und Erhaltung ihrer „Maschinenteile", ihrer Strukturteile, verwendet.

Kehren wir zum Zellenstaat des mehrzelligen und komplizierten Lebewesens mit seiner in Organe geordneten Arbeitsteilung zurück, so können wir den Vergleich, den wir eben für das einzellige Lebewesen ausgeführt haben, nun auch auf die Zellen des gesamten Organismus anwenden. Die Zellen aller Organe nehmen sich nach Bedarf ihr Heizmaterial aus dem Blut, sie heizen auf diese Weise automatisch ihre Maschinen, bauen sich ihre Maschinenteile dabei gleichzeitig selbst auf und stapeln latente Energie in ihnen auf. Wir kommen damit los von jener Vorstellung der Beheizung des Organismus durch den Magen-Darm-Traktus und setzen an seine Stelle den Stoffwechselumsatz; denn dieses Sichselbstbeheizen und dieses Aufsammeln und Erhalten von Energie entspricht dem, was man den Stoffwechselumsatz nennt. An die Stelle der Kohle, mit der die Dampfmaschine geheizt wird, treten im Organismus die im Blute zirkulierenden Bausteine des Organismus, die der verdauten Nahrung entstammenden Aminosäuren, Polypeptide, Peptone, die Kohlenhydrate, die Fette und andere lebenswichtige Stoffe. Die Zelle nimmt sich diese Stoffe je nach Bedarf aus dem Blut, erhält sich eine für ihr Leben notwendige Energiespannung, baut ihre Substanzen auf und baut sie ab, wirft Schlacken und Gase wieder heraus ins Blut, gerade wie eine Maschine. Dieser Stoffwechselumsatz hängt nun nur bis zu gewissem Grade ab von der Tätigkeit der Organe. Zweifellos wird er bei lebhafter Tätigkeit größer sein als in der Ruhe, aber auch in der Ruhe wirkt er fort. Die Zellen sind bestrebt, sich automatisch auf einer gewissen Höhe der potentiellen Energiespannung zu erhalten; ist dieselbe durch anstrengende Tätigkeit vermindert, so wird in den Ruhepausen für Auffüllung gesorgt, die Maschine wird ständig auf einer bestimmten Höhe der Dampfspannung erhalten. Die Höhe dieser Dampfspannung oder Energiespannung ist während des Lebens beim Einzelindividuum eine ganz bestimmte und ein für allemal festgelegte; sie entspricht dem, was man den Biotonus nennt. Äußere Einwirkungen, Überanstrengungen und Übermüdung, vermögen ihn wohl vorübergehend aus dem Gleichgewicht zu bringen; solange das Individuum aber gesund ist, und solange es Gelegenheit zur Erholung hat, stellt sich das Gleichgewicht immer wieder von selbst her. Es ist dieser Biotonus in gewissem Maße ein Gradmesser für die dem Organismus innewohnende Lebensenergie, und vielleicht ist es kein Zufall, daß wir bei Hypomanischen mit ihrem zweifellos überwiegend guten Biotonus nicht selten eine lange Lebensdauer und eine große Widerstandsfähigkeit gegenüber allen möglichen Erkrankungen beobachten. Die Höhe des Biotonus ist nun sicherlich bei den einzelnen Menschen eine ungemein verschiedene. Wir alle kennen Menschen, die selbst bei erheblichen Anstrengungen nicht ermüden, die ständig „auf der Höhe“ sind, bei denen eine kurze Ruhepause, ein kurzer Schlaf genügt, um die Leistungsfähigkeit wiederherzustellen. Bei ihnen arbeitet der Stoffumsatz prompt, es gelingt trotz strammer Tätigkeit dem Organismus lange Zeit, sich auf der Höhe der Dampfspannung zu erhalten, und schon durch kurz bemessene Ruhepausen ist das alte Gleichgewicht wieder voll hergestellt. Andere dagegen haben dauernd einen weniger guten Biotonus, der sich in müdem, schlaffem Wesen, in einer gewissen Langsamkeit und oft auch in wenig gutem Turgor der Zellen äußert. Dies sei als allgemeine Bemerkung zunächst einmal vorausgeschickt, wir sind uns der von der Regel bestehenden Ausnahmen dabei voll bewußt.

Nun können Dampfmaschinen sehr verschieden konstruiert sein und je nach ihrer Konstruktion zunächst einmal ganz verschiedene Leistungen vollbringen. Sie können konstruiert sein als Fortbewegungsmittel, als Dampfsägen, als Druckmaschinen u. a. m.; sie können aber auch insofern verschieden konstruiert sein, als die eine schon bei geringerer Beheizung erheblichere Arbeit leistet als die andere, sei es nun, daß ein längerer Hebelarm größere Ausschläge erzeugt, oder daß ein einfacheres Räderwerk die innere Reibung vermindert, sei es, daß bei der einen Maschine ein geeignetes Sicherheitsventil das Entstehen von Überdruck vermeidet, oder daß bei der anderen Abgase in geschickter Weise wieder verwendet werden. Genau ebenso ist es nun auch mit den Zellen des Organismus. Sie sind nicht alle nach einem Schema gebaut. Je nach ihrer Konstruktion, nach ihrem chemischen und physikalischen Aufbau, dient die eine Zelle der Muskelarbeit, die andere ist eine deckende oder sezernierende Epithelzelle, die dritte eine nervöse oder psychische Energie erzeugende Nervenzelle, eine vierte ist eine spezifische Sinneszelle usf. Es entspricht also der verschiedenen Konstruktion einer Maschine zunächst einmal die verschiedene physiologische Funktion der Organzelle.

Wenn nun einmal eine Maschine nur wenig, ein andermal intensiv beheizt wird, so wird sich ihre Funktion ändern, und zwar ändern nach Intensität und Tempo, sie wird kräftiger arbeiten und schneller. Es werden also quantitative Unterschiede entstehen, nicht aber qualitative; eine Lokomotive bleibt Lokomotive, so stark ich sie auch beheize. Und ebenso ist es natürlich auch mit den Organzellen, eine Muskelzelle bleibt Muskelzelle, eine Sinneszelle verliert ihre spezifische Energie nicht, eine Nervenzelle bleibt immer nur Nervenzelle. Quantitative Unterschiede können bei verschiedener Beheizung entstehen, aber nicht qualitative. Nun können wir es aber auch mit zwei Dampfmaschinen zu tun haben, die beide der Fortbewegung dienen, von denen die eine gut konstruiert ist, die andere schlecht. Dadurch, daß ich die schlecht konstruierte stark beheize, kann ich vielleicht erreichen, daß sie der guten im Effekt nahekommt, an der Konstruktion ändert sich aber nichts. Wenn ich sie beide gleich gut beheize, wird immer die besser konstruierte zureichender arbeiten als die schlechter konstruierte. Ebenso ist es mit dem Organismus. Auch hier sind die Organzellen der einzelnen Individuen oft verschieden gut konstruiert; der eine hat stark sezernierende Zellen, der andere nicht, der eine hat „starke Nerven", der andere nicht. Bei vollkommen gleicher Beheizung wird der mit den zureichend „konstruierten" Nerven immer besser daran sein als der mit den schlechten Nerven. Unter besonders günstigen Bedingungen, z. B. wenn der Biotonus durch ein äußeres Reizmittel, durch Coffein oder ähnliche Analeptica, angeregt ist, kann der Nervenschwache auch einmal eine Leistung vollbringen, die der Nervenstarke immer zuwege bringt, bei gleicher Dampfspannung aber, bei gleichem Biotonus, wird er sehr im Nachteil bleiben. Wir sehen hier also deutlich zwei unabhängig voneinander laufende biologische Reihen; erstens den durch die Güte und die Schnelligkeit des Stoffumsatzes gegebenen Biotonus der Zellen, und zweitens die als Lebensäußerungen in Form von Trieben oder Reaktionen in Erscheinung tretenden spezifischen Energieformen der besonders konstruierten Organzellen. Die phänotypisch in Erscheinung tretende Funktionsausübung einer Zelle hängt also immer von zwei Faktoren ab, einmal von der in der Anlage festgelegten Schnelligkeit und Güte des Stoffwechselumsatzes, der weitgehend den Biotonus bestimmt, und dann von der Konstruktion des Zellaufbaus. Ändert sich der Biotonus, funktioniert der Stoffumsatz besser, so wird sich das wie bei der besser beheizten Maschine, in einer quantitativen Änderung, in einem schnelleren Tempo und in einer vermehrten Intensität der Funktion bemerkbar machen; an der Qualität, an der spezifischen Art des Funktionierens ändert sich dabei nichts. Die Qualität hängt nur ab von der Konstruktion der Maschine und nicht von ihrer Beheizung.

Wenn wir nun das Ganze noch auf das Nervensystem übertragen, so müssen wir auch hier diese beiden Faktoren auseinanderhalten. Auch die Funktion der Nervenzellen muß abhängen von dem dem Organismus einschließlich Nervensystem jeweilig innewohnenden Biotonus; er bestimmt in erster Linie die quantitative Seite, Tempo und Intensität. Die besondere Konstruktion, der individuelle Aufbau der Nervenelemente aber bestimmt die qualitative Seite. Wir kennen Menschen, die trotz hochgestelltem Biotonus auf affektbetonte Erlebnisse nur mäßig stark reagieren, wir kennen aber auch Menschen, die trotz geringem

Biotonus schon auf leichte Reize hin ganz gewaltige Ausschläge geben. Ein elektrischer Reiz kann unter Umständen einen Menschen trotz deutlich schlechtem Biotonus in die Höhe fahren lassen, während ein Hypomanicus mit trefflichem Biotonus kaum darauf reagiert. Eine kleine Zurechtweisung wird von einem Menschen mit hochgestelltem Vitaltonus zuweilen ruhig hingenommen, während ein anderer von sicherlich niederem Vitaltonus mit einem Zornesausbruch antwortet. Das liegt eben im Bereich der besonderen Ansprechbarkeit, der Reizbarkeit, der Konstruktion des Nervensystems, und hängt erst in zweiter Linie vom Biotonus ab. Ganz unabhängig vom Biotonus ist es gewiß auch nicht; denn die quantitative, die Intensitätsverschiebung kann dazu führen, daß ein Hochgehen des Biotonus eine an sich latente Reizbarkeit deutlich werden läßt, so daß der in solchem Zustand Gereizte im Einzelfalle ebenso stark reagiert, wie ein minder gut „Beheizter“ bei konstruktiv labilerem Nervensystem. Wie man sich die Regulation des Biotonus im Organismus vorzustellen hat, soll später erörtert werden. Mit hoher Wahrscheinlichkeit geht sie von einem Zentrum im Höhlengrau aus und es beteiligen sich außer dem vegetativen Nervensystem die verschiedensten drüsigen Organe und das Blutgefäßsystem daran. Wir halten hier nur fest, daß das Bestehen eines solchen Vitaltonus nicht verkannt werden kann und daß dieser Vitaltonus etwas anderes ist als die Reaktionsfähigkeit bzw. die angeborene, konstruktive Funktionstüchtigkeit der Zelle. Er beteiligt sich wohl an ihr in quantitativer Hinsicht, indem er nach Tempo und Intensität ihren Funktionsqualitäten mehr oder weniger Nachdruck verleiht, die Funktionsqualitäten selbst aber werden durch ihn nicht bestimmt.

Die biologische Reihe, die dem Vitaltonus zugehört, hat ihr bestimmtes psychisches Äquivalent. Wir können täglich die Beobachtung machen, daß Menschen mit einem besonders guten Biotonus eine durch äußere Ursachen nicht begründete gute Stimmung zur Schau tragen, gegründet auf das allgemeine undefinierbare Wohlbehagen, das das gute Funktionieren sämtlicher Organsysteme hervorzurufen pflegt. Dieser Summe aller Organempfindungen ist psychisch zugeordnet das Vital- oder Lebensgefühl, das uns im Grunde beherrscht. Es gibt den Stimmungsuntergrund ab, auf dem sich das ganze übrige Seelenleben aufbaut, es beeinflußt dieses Seelenleben in ganz bestimmter Weise, ohne aber die charakteristischen Reaktionen des Individuums qualitativ zu verändern; es läßt nur je nach seiner Tönung bald diese, bald jene charakteristische Seite deutlicher zum Vorschein kommen, was aber strukturell nicht gegeben ist, kann durch das so oder so gefärbte Lebensgefühl auch nicht hervorgezaubert werden. Weiter aber beobachten wir auch, daß das Tempo des psychischen Lebens bei gutem Vitaltonus ein anderes ist als bei herabgesetztem. Durchdrungen vom Wohlbehagen, das ein gesundheitsstrotzender Körper verleiht, erscheinen wir aufmerksamer, konzentrationsfähiger; wir können schneller denken, besser assoziieren, fühlen uns entschlußkräftiger, schaffensfreudiger. Intensität und Tempo unserer psychischen Qualitäten sind quantitativ gesteigert. Also was wir beim Vergleich mit der Maschine für die einzelne Zelle fordern mußten, finden wir hier bei Übertragung auf das gesamte Zentralnervensystem verwirklicht. D i e s e n a u f d e n B i o t o n u s z u r ü c k z u f ü h r e n d e n F a k t o r u n s e r e s S e e l e n l e b e n s, d i e s e q u a n t i t a t i v e n S t e i g e r u n g s- und

Senkungsmöglichkeiten der Intensität und des Tempos, gekoppelt mit der Tönung der Vitalgefühle, bezeichnen wir als das Temperament eines Menschen.

Das Temperament eines Menschen ist ein für allemal erbbiologisch festgelegt. Wir können ja auch in alltäglicher Beobachtung feststellen, daß sich der Turgor, der Vitaltonus, eines Menschen zeitlebens mit kleinen Schwankungen gleichbleibt; ganz besonders deutlich pflegt sich das psychisch zu zeigen am Gleichbleiben der Stimmungslage und des psychischen Tempos. Wenn wir von den sich wenig deutlich abhebenden Mittellagen absehen, so kennen wir Menschen, die eben zeitlebens getragen werden von einem ständig heiteren Stimmungsuntergrund, und bei denen auch in schwerer Zeit diese Fröhlichkeit „von Grund aus" immer wieder durchschimmert. Und ebenso kennen wir Menschen, die von jeher still und ernst waren, und die das ganze Leben hindurch diesen Ernst nicht ablegen. Sanguiniker und Melancholiker pflegt man sie zu nennen, und mit dieser Bezeichnung werden diese beiden Temperamentspole im ganzen gut getroffen. Die Unabhängigkeit des Vitaltonus und des Temperaments von äußeren Faktoren kann man oft genug beobachten. Eine schwere Erkrankung wirft den Sanguiniker aufs Bett, vorübergehend ist der Vitaltonus erheblich gestört, psychisch ist der alte Lebensmut geschwunden, aber kaum, daß es ihm ein wenig besser geht, da kehren auch Vitaltonus und das alte frohe Temperament zurück, und während er noch lange liegen muß und an lokaler Stelle laboriert, hat er doch längst seinen alten Turgor und seinen alten Frohsinn wiedergewonnen, ist wieder ganz der alte, der er früher gewesen war. Ja, man kann es als Arzt nicht selten staunend erleben, wie selbst eine schwere Krankheit überhaupt vorübergeht an Vitaltonus und Temperament. Nicht nur einmal habe ich es erlebt, daß sich ein Achtziger mit schwerer Pneumonie legte, so daß nach Menschenermessen die Uhr abgelaufen war. In allem Fieber verlor er nicht seinen guten Turgor, der ihm stets eigen war, und niemals verließ ihn seine sanguinische Fröhlichkeit. Wenn man ein ernstes Gesicht machte, so lachte er, „Herr Doktor, ich halt's schon durch", und er hielt auch durch und hatte von Vitaltonus und Temperament nichts verloren. Ein alter Sanguiniker hat im Felde nacheinander seine 4 Söhne, die sein ganzer Stolz waren, verloren, seine Frau ist in der gleichen Zeit gestorben, er ist vom Leben geschüttelt und bearbeitet worden wie wenige. Vorübergehend hat es ihm jedesmal hart zugesetzt, er erschien still und gedrückt, aber schon nach kurzer Zeit tauchte er wieder auf, körperlich trotz seines hohen Alters in strotzender Gesundheit und Frische und mit dem alten fröhlichen Humor und Geplauder, die ihm früher eigen. Spurlos schien alles an ihm vorübergegangen, Vitaltonus und Temperament ließen sich durch äußere Einflüsse nicht niederringen.

Die andere biologische Reihe von der wir sprachen, betrifft die durch feinere oder gröbere Konstruktion des Nervensystems bedingte Ansprechbarkeit und Reaktionsart der nervösen Elemente, insbesondere des Zentralnervensystems. In ihr erblicken wir die biologische Grundlage für das, was wir psychisch den Charakter nennen. Auch diese Grundlage ist angeboren, konstitutionell bedingt und festgelegt. Wir schließen auf den Charakter auf Grund all der Reaktionen, die ein Individuum im Laufe seines Lebens auf die mannigfachsten, an ihn herangetragenen Reize erkennen läßt.

Nun haben wir im Charakter allerdings keine solche Konstante vor uns wie beim Temperament. Nicht umsonst spricht man von Charakter*entwicklung*. Dabei denkt man zunächst an eine Entwicklungsrichtung, die der Charakter unter Einfluß von Milieu und Erlebnis nehmen kann. Davon soll vorläufig abgesehen werden, wir kommen darauf noch bei Besprechung der verschiedenen Charaktere zurück. Wir möchten hier nur von den *angeborenen* Charaktergrundlagen sprechen. Allein, da stoßen wir auf eine gewisse Schwierigkeit. Wir bringen wohl unsere Charaktergrundlagen in der Anlage mit, sie sind aber noch keineswegs so ausgebildet, daß sie sofort in Erscheinung treten können. Unser Gehirn ist bei der Geburt so unentwickelt, daß man von einem Charakter eines neugeborenen oder nur wenige Wochen alten Kindes noch kaum sprechen kann. Eine sehr bedeutende Zeit für unsere Charakterentwicklung ist später die Pubertätsperiode, und ehe diese nicht vorüber, kann man von einer Vollentfaltung der in der Entwicklung mitgegebenen Charakter- bzw. Reaktionsmöglichkeiten kaum sprechen. Das ist beim Temperament wesentlich anders; dieses ist schon bei der Geburt weitgehend bestimmt, manifestiert sich zum mindesten ungleich früher als der Charakter und kann als Bleibendes eher anerkannt werden. Weiter treten wir mit unserem Nerven- und Zentralnervensystem fortgesetzt in Verbindung mit der Außenwelt, und so kommt es, daß wir hier auch viel öfter Einflüsse der Erschöpfung oder auch der Verletzung sich geltend machen sehen, als bei der im wesentlichen nur endogenen Einflüssen unterliegenden und seiner Zentralstelle nach denkbar geschützt liegenden biologischen Zentralstelle des Temperamentes. Wir sehen also den Charakter in ungleich höherem Maße abhängig von Faktoren der Umwelt. Trotzdem werden wir trennen können zwischen einem angeborenen und erworbenen Charakter, zwischen konstitutiv und konstellativ bedingten Zügen. Uns interessiert hier vorzugsweise der *angeborene* Charakter, und wir sehen in ihm die individuell verschiedene, erbbiologisch gegebene *Funktionsbereitschaft* des Zentralnervensystems, die sich zusammensetzt aus der individuell verschiedenen Triebrichtung und Reaktionsart, und suchen dabei zu abstrahieren von dem durch den Vitaltonus festgelegten Nachdruck und der Färbung, die den charakterlichen Qualitäten von diesem gegeben wird.

Ein besonderes Wort müssen wir den Trieben noch widmen. Wir wollten sie als erbbiologisch gegebene Funktionsbereitschaften dem Begriff des Charakters mit subsumieren. Es sind die Triebe die phylogenetisch älteste, primitivste Form der Lebensäußerungen, sie bleiben aber immer Funktionen, Funktionsbereitschaften, sind bei den niedersten Organismen eine Art Reflexe, also Reaktionen, bei höheren werden sie als Instinkte bezeichnet, können hier als Reaktionen auf von außen kommende Reize noch nicht gut erkannt werden, sondern sind aufzufassen als durch irgendwelche endogene Faktoren unbekannter und unverständlicher Art bestimmte Funktionsentäußerungen, als erbbiologisch festgelegte Funktionsqualitäten des Nerven- und des Zentralnervensystems. Man denke nur an die unbegreiflich großartigen und komplizierten Instinkthandlungen im Leben der Biene und der Ameise, der Vögel und anderer Tiere. Diese verschiedenen Arten der Instinkthandlungen, der Triebhandlungen bei Tieren sind eben auch in der Anlage mitgegebene Funktionsbereitschaften, die in unmittelbarer Nachbarschaft von dem stehen, was man als Charakter bezeichnet, ja, sie machen zweifellos einen guten Teil des Charakters aus. Und nehmen wir ein Kind, das triebhaft stiehlt, oder das triebhaft von zu Hause fortläuft, so können wir auch diese Triebrichtungen nur als einen Teil der angeborenen Funktionsbereitschaften ansehen und müssen sie dem Charakter zurechnen. Gewiß wird man auch hier stets sorgfältig zu erwägen haben, ob nicht die Umgebung oder die Konstellation die Triebrichtung des übermächtigen Betätigungstriebes an sich bestimmte, ob es sich also um eine nur milieubedingte Triebrichtung handelte; es kann aber keinem Zweifel unterliegen, daß die verschiedensten Triebrichtungen in überwiegendem Maße angeboren und durch die spezifische Struktur des Organismus bedingt sind. Daß in den phänotypisch in Erscheinung tretenden Triebentäußerungen ebenso wie in allen charakterlichen Reaktionen auch ein biotonisch-temperamentbedingter Faktor mit drinnen steckt, versteht sich ja von selbst, und daß einem hochgestellten Biotonus als erstes ein starker Lebenstrieb ganz allgemein zugeordnet ist und umgekehrt der schlechte Biotonus den Lebenstrieb ungemein sinken läßt, wird nicht bestritten werden. Das ändert aber nichts daran, daß wir in den angeborenen Triebrichtungen (nicht im Lebenstrieb an sich bzw. in dessen Stärke und Quantität) einen durchaus konstruktiven und daher charakterlichen Faktor sich auswirken sehen.

Wir haben also voneinander zu trennen:

I. Den individuell gegebenen, von ganz umschriebenen biologischen Vorgängen abhängenden Biotonus. Von ihm sind auf seiten der Psyche bestimmt vorzugsweise Intensität, psychisches Tempo und Vitalgefühle, sich innerhalb der Gesamtpersönlichkeit äußernd als Temperament. Sie haben zeitlebens innerhalb einer geringen Schwankungsbreite eine konstante Höhe.

II. Die individuell gegebene Funktionsbereitschaft des Zentralnervensystems, abhängig von der spezifischen Konstruktion der nervösen Elemente (und von anderen hier noch nicht zu erörternden partialkonstitutionellen Einflüssen). Von ihr hängt auf seiten der Psyche die Gesamtheit der Triebrichtungen und Reaktionen ab, die im Rahmen der Gesamtpersönlichkeit den angeborenen Charakter ausmachen. Der Charakter entfaltet seine Anlagen erst während des Heranwachsens und ist insofern eine wenig konstante Größe. Außerdem ist er ungemein abhängig von äußeren Faktoren (Milieu und Erlebnis) und tritt uns praktisch durch diese Einflüsse modifiziert als erworbener Charakter entgegen.

Man könnte nun wohl hiergegen einwenden, daß alles psychische Geschehen Reaktion sei, daß auch die Vitalgefühle und das psychische Tempo eben Reaktionen der nervösen Substanz auf irgendwelche endogenen biologischen Vorgänge seien; denn letztlich ist alles psychische Leben reaktiv bedingt. Aber abgesehen davon, daß die Menschen erfahrungsgemäß zumeist so veranlagt sind, daß sie auf einen guten Biotonus mit Lustgefühlen und auf einen schlechten Biotonus mit Unlustgefühlen reagieren, wird diese Funktion in ihrer spezifischen Art ja ebenso wie alle übrigen psychischen Reaktionen, wie psychisches Tempo, Wahrnehmungsvermögen, Aufmerksamkeit, Erinnerungsvermögen, Denken und Handeln, nach ihrer Intensität, nach der quantitativen Seite hin, abhängig sein vom Biotonus, so daß fast gesetzmäßig ein hochgestellter Biotonus verbunden sein wird mit hochgestimmten Vitalgefühlen, ein niedriggestellter Biotonus mit niedriggestimmten Vitalgefühlen, ein hochgestellter Biotonus mit Elan in der gesamten psychischen Entäußerung, ein tiefgestellter aber mit Mattigkeit und Trägheit; der Hauptanteil der endogenen Emotivität und des psychischen Tempos gründet sich also wohl sicher auf die im Biotonus gegebene biologische Reihe und nicht auf den strukturellen (konstruktiven, charakterlichen) Anteil, ohne den ein psychisches Geschehen natürlich überhaupt nicht existiert. Denn wo Leben ist, da ist auch immer Biotonus und Reaktion. Diese beiden Begriffe setzen wir mit, wenn wir vom Leben reden. Wie diese Zusammenhänge in letzter Linie sind, das wissen wir nicht, die beiden Reihen sind einfach da, und wir können das Warum ebensowenig beantworten wie die Frage, warum $2 \times 2 = 4$ ist. Es ist eben so, und darüber kommen wir nicht hinaus.

Daß der konstruktive Teil auch am psychischen Tempo beteiligt ist, kann man aus folgenden Beispielen ersehen: Ich kenne einen Gelehrten, der außerordentlich viel und schnell spricht; man kann infolgedessen seinen Gedankengängen selbst in der Unterhaltung kaum folgen; wie der Oberbayer vom Berliner behauptet, „der spricht so geschwind, wie unsereiner nicht denkt". Er hatte aber keineswegs einen besonders guten Biotonus oder ständig gehobene Vitalgefühle, und von einer Eile und besonderem Elan, einem allgemein das psychische Leben fördernden und vom Grunde aus ständig treibenden Etwas war keine Spur zu bemerken. Das wurde anders, wenn er etwas Alkohol genommen hatte, der Stoffumsatz ein regerer wurde, und der Biotonus auf solche Weise gehoben wurde. Dann waren mit einemmal die Vitalgefühle lustbetont, er sprach noch schneller als zuvor, sprang auch gelegentlich ideenflüchtig ab, bekam eine lebhafte Gestik, einen deutlichen Bewegungsdrang. Das alles war anderen Tages wieder verschwunden, auch die Schnelligkeit der Rede war etwas abgeebbt, war aber doch immer deutlich über der normalen Breite. Das kam daher, weil er konstruktiv, charakterlich so veranlagt war, daß seine Apparate aus ihrer Struktur heraus ein solches Tempo hatten. Noch häufiger fast begegnet man Menschen, die etwas Langsames und Behäbiges in ihrem Wesen haben, etwas Plumpes und Ungeschlachtes in ihrem Denken und Sprechen, und doch keineswegs einen tiefgestellten Biotonus und unlustbetonte Vitalgefühle zeigen. Einer meiner Bekannten hatte in ausgesprochenem Maße diese Eigenschaft: Plump und ungeschlacht war er im Reden und Handeln, dabei gutmütig und freundlich; wenn er in Erregung geriet, sprach er eine Nuance schneller, aber immer, auch in der Erregung, noch langsam, er war das Gegenteil von gewandt oder behend, weil er eben mit all seinen Impulsen nicht nachkam. Alkoholzufuhr machte ihn bald sehr heiter und freundlich, gesprächig und mitunter hemmungslos; aber dabei war doch ein etwas langsames Ablaufen aller psychischen Vorgänge noch deutlich. Das sind Menschen, bei denen der konstruktive Anteil des psychischen Tempos ungewöhnlich groß ist gegenüber dem biotonischen Anteil. In der Pathologie erleben wir in dem allmählichen Schwerfälligwerden der Epileptiker eine solche strukturell bedingte Verlangsamung des psychischen Tempos. Der Biotonus nimmt keineswegs ab, die Vitalgefühle bleiben ganz die gleichen, bei endogen gehobener Gemütslage, wie z. B. in ganz leichten, manisch gefärbten Dämmerzuständen, sieht man neben der Euphorie immer ein, wenn auch relativ etwas beschleunigtes, absolut aber noch immer ungemein verlangsamtes psychisches Tempo. Da handelt es sich eben um Struktureinflüsse, die sich aus der phänotypischen Erscheinung nicht hinausbringen lassen.

Und ähnlich steht es mit der endogenen Emotivität, auch hier gibt es einzelne Menschen, die strukturell so veranlagt sind, daß trotz zweifellos hochgestelltem Biotonus eine stärkere Lustbetonung der Vitalgefühle nicht evident wird; der hochgestellte Biotonus äußert sich dann in einer ungewöhnlich starken intrapsychischen Lebhaftigkeit und einem unhemmbaren Beschäftigungs- und Tatendrang, einem ungewöhnlichen psychischen Tempo innerhalb der übrigen seelischen Qualitäten. Die Temperamente haben eben einen bedeutenden „Einfluß" auf die Qualitäten, im allgemeinen auf die einen mehr (Vitalgefühle, psychisches Tempo), auf die anderen weniger (Reaktivität, intrapsychische Aktivität, Psychomotilität), sie treten aber nur gemeinsam mit dem Faktor Qualität (oder Charakter) als phänotypisches Produkt in Erscheinung. Nach den empirisch gegebenen Tatsachen schließen wir auf die Höhe des Biotonus und auf die Temperamente am besten aus der allgemeinen Stimmungsfarbe und aus dem psychischen Tempo. Scheler weist mit Recht auf eine Schichtung des emotionalen Lebens hin: die 2. Schicht, die Vitalgefühle, sind den Lebensvorgängen im Organismus beigeordnet, die 3. Schicht, die Affektivität, aber hängt von der Fähigkeit zur Reaktion auf psychische Erlebnisse ab und umfaßt alle psychisch motivierten Gefühle und Affekte, und Jodl hebt mit Recht das psychische Tempo als bedeutsamstes Merkmal für die Temperamente heraus. Treiben wir die Begriffsspalterei nicht auf die Spitze, sondern bleiben wir im praktischen Leben, so werden uns die beiden dem Schein nach gewiß in der phänotypischen Entäußerung stets zu einer Einheit verschmelzenden biologischen Reihen durchaus deutlich bleiben. In jeder Funktion steckt etwas Biotonisches und etwas Konstruktives; und auf das psychische Leben übertragen: In jeder psychischen Funktion steckt etwas vom Temperament und etwas vom Charakter, und gemeinsam mit der Intelligenz, den Talenten, dem Material Klages', entsteht so die Persönlichkeit, die wir als Ganzes erleben. Wenn die Psychologie eine analytische ist, so braucht sie sich vor dieser auf biologische Radikale zurückgeführten Trennung von Temperament und Charakter nicht zu scheuen.

Wir wollen diese auf rein biologische Erwägungen aufgebaute theoretische Trennung nun noch stützen durch einen spezifisch psychiatrischen Beweis, der gleichzeitig zeigen soll, daß diese Theorie mit den Forderungen der Praxis durchaus in Einklang steht. Die Psychiatrie legt mit Recht großen Wert darauf, klinisch-diagnostisch zu einer möglichst deutlichen Unterscheidung zu kommen zwischen den endogenen manisch-melancholischen Psychosen und den reaktiven, psychogen-hysterischen Psychosen; die ersteren vermögen wir therapeutisch vorläufig nur symptomatisch anzugehen, die letzteren aber sind einer aktiven Therapie suggestiver und psychoanalytischer Art, bis zu gewissem Grad auch einer medikamentösen Therapie durchaus zugänglich. Zwischen diesen beiden Psychosegruppen und unserer Unterscheidung von Temperament und Charakter bestehen nun die eindeutigsten Beziehungen.

Die manisch-melancholischen Psychosen erwachsen auf dem gleichen biologischen Boden wie die Temperamente, sie sind in dieser Beziehung als Temperamentskrankheiten aufzufassen. Es besteht allgemein Übereinstimmung in der Auffassung, daß die Manie der Superlativ der innerhalb der normalen Breite uns begegnenden Hypomanie ist. Daß aber die Hypomanie identisch ist mit dem „sanguinischen Temperament", das wird aus dem folgenden Kapitel zu ersehen sein. Ebenso ist es mit der Erkrankung der Melancholie, die der bis ins Krankhafte gehenden Steigerung der depressiven Konstitution oder des „melancholischen Temperamentes" entspricht. Wenn wir auf unseren biologischen Anschauungen, die wir soeben erörterten, weiterbauen, so müssen wir für die Manie einen zu krankhafter Höhe gesteigerten Biotonus fordern, für die Melancholie aber eine krankhafte Erniedrigung, dort einen erhöhten Vitaltonus, hier einen verminderten. Und in der Tat sehen wir in den nicht allzu schweren Fällen dieser Erkrankung dort eine Erhöhung der allgemeinen Lebensspannung sich in einem frischen, blühenden Aussehen, einer guten Durchblutung der Haut äußern, bei der Melancholie aber das Gegenteil. Die reinen Manien scheinen auch eine dauernde leichte Erhöhung der Körpertemperatur zu zeigen, eine Beschleunigung der Herzschlagfrequenz und der Atemfrequenz, eine Intensitätssteigerung in den sekretorischen und verdauenden Organen. Demgegenüber finden wir den Vitalturgor der Zellen in den reinen Fällen von Melancholie (die Angstmelancholien müssen ausdrücklich ausgenommen werden) herabgesetzt, die Haut faltig, fahl und schlaff, schlecht durchblutet und blaß, die Sekretionen stocken, der Stuhlgang wird träge, Puls und Atemfrequenz sind nicht selten vermindert. Die ziemlich widersprechenden Ergebnisse der bisher nach dieser Richtung vorliegenden Untersuchungen sind darauf zurückzuführen, daß nicht nur die reinen Fälle geprüft wurden, sondern auch leichte Mischzustände oder eben Melancholien mit Angsteinschlag, bei denen eine gleichzeitig vorhandene reaktive, charakterliche Komponente einen Angstzustand entstehen ließ, der z. B. auf Puls und Atmung wieder beschleunigend einwirkt. Die pathogenetischen Beziehungen die wir dem manisch-melancholischen Irresein zu unterlegen uns für berechtigt halten, und die später gestreift werden sollen, machen es darüber hinaus noch weiter verständlich, warum diese Einzelsymptome nicht zu absolut eindeutigen Ergebnissen führen. Auch hinsichtlich des Schlafes bestehen Verschiedenheiten. Der Hypomanische braucht im allgemeinen wenig Schlaf; schon nach einigen, nach 3 bis 4 Stunden ist er voll erquickt; der Melancholiker aber erwacht am anderen Morgen, oft freilich auch nach schlechtem und kurzem Schlaf, mitunter aber auch nach langem Schlaf, ohne Erquickung, müde, dösig und abgespannt, mit Kopfdruck, Unbehagen und allen möglichen anderen Beschwerden, sicherlich nicht erheblich erfrischt. Über den Unterschied aber im Turgor einer flotten reinen Manie einerseits, einer Melancholie andererseits gibt es wohl kaum einen Streit. Wir sehen ja auch eine Melancholie, die ein oder zwei Tage manischen Zustandes einschaltet, mit einem Schlage ein anderes Aussehen gewinnen und nach diesen zwei Tagen körperlich und physisch wieder in der gleichen Weise verfallen.

Was aber dürfen wir nun an psychischen Symptomen erwarten, wenn der Biotonus mit einem Male sich hebt und sich mit Nachdruck hinter alles reaktive, psychische Geschehen stellt? Wollen wir uns das zunächst einmal rein synthetisch konstruieren. Auf dem Gebiete des Gefühlslebens werden wir reagieren mit einem durch äußere Anlässe nicht zu begründenden Wohlbehagen, mit einem Gefühl kraftvollster Lebensfülle, unüberwindbarer Kraft, mit gehobenem Selbstbewußtsein und unbezähmbarem Lebenswillen. Auf dem Gebiet der Wahrnehmungstätigkeit wird es zu einer gesteigerten Ansprechbarkeit für alle nur denkbaren äußeren Sinneseindrücke kommen, zu einer Vermehrung der Vigilität der Aufmerksamkeit, und bei zu starkem und zahlreichem Anstürmen immer neuer Eindrücke zu einer mangelhaften Tenazität der Aufmerksamkeit, denn immer wieder springt etwas Neues ins Auge, fällt etwas Neues ins Ohr, nichts entgeht der aufs äußerste geschärften Beobachtung. Auf assoziativem Gebiet strömen die Gedanken und Einfälle nur so zu, überall klingen Verknüpfungen an, alte Erinnerungsspuren werden mobil und befahrbar, insbesondere solche lustbetonten Charakters; denn das alles durchflutende, aus dem Innern hervorquellende Wohlbehagen stellt gerade sie in Assoziationsbereitschaft; trübe Gedanken, die zufällig von außen angeregt wurden oder assoziativ mit anklingen, halten wenig vor, überall ist ein Ausweg zu finden, und mit einem an Oberflächlichkeit grenzenden Optimismus läßt der gesteigerte Lebenswille, das Selbstbewußtsein und das Wohlbehagen alle Schwierigkeiten klein erscheinen und über sie hinweggleiten. Und auf dem Gebiet des Willenslebens, des Handelns, da drängt dieser endogene Lebenselan nach außen in einem unbezähmbaren Schaffensdrang, die Welt ist schön und muß beglückt werden, es wird zugesprungen, geholfen, zurechtgerückt und zurechtgewiesen, und alle die Massen froher Gedanken ergießen sich in einer nimmer endenden Redeflut nach außen. Alle Hirnelemente arbeiten ja mit Hochdruck, die quantitative Seite des Seelenlebens, Tempo und Intensität sind vermehrt, und alles wird getragen von dem durch den Vitaltonus mitgesetzten, psychisch nicht motivierten lustbetonten Vitalgefühl. So sieht der konstruierte Maniker aus, dem wir zunächst einmal einen schönen harmonischen Charakter beilegten — denn ohne irgendeinen Charakter würde sich ein psychisches Leben nicht schildern lassen. Und in der Tat, wir finden hier alle die Kriterien, die nicht fehlen dürfen, wenn wir von einer reinen Manie sprechen, gehobene Stimmung, vermehrtes Selbstbewußtsein, gesteigerte Ansprechbarkeit für äußere Sinneseindrücke, intrapsychische Ideenflucht und den Beschäftigungsdrang. Von den Mischzuständen wird später noch gesprochen werden müssen, und ebenso werden wir bei der Analyse des Charakters auf das einzugehen haben, was sich bei der Manie bzw. Hypomanie an charakterlichem Oberbau aufpfropfen kann, und wie sich das in den Reaktionsweisen und Eigenhaften äußert.

Es ist kaum nötig, das Gegenteil, die Melancholie, auszuführen. Bei ihrer Synthese müssen wir erwarten ein unbegründetes allgemeines Mißbehagen, eine Verminderung des Selbstbewußtseins, ein mangelhaftes Aufmerken, verlangsamten Gedankenablauf und Gedankenarmut, ein Sinken des Betätigungstriebes, der Entschlußkraft, des Lebenswillens, und die Klinik lehrt, daß die Verneinung des Lebens immer bis zu Suicidgedanken und, wenn der Wille noch nicht ganz geschwunden, oft genug zum Selbstmord führt. Dort Freude, hier Trauer, dort quantitative Steigerung des psychischen Lebens nach Intensität und Tempo, hier ein Sinken bis auf den Nullpunkt des Stupors.

Eine bessere Illustration dessen, was wir über die Temperamente ausgeführt haben, kann man sich kaum denken, als dies Experiment, das uns die Natur selbst in der Erkrankung des biotonischen Systems, wenn ich es so nennen darf, in Form der reinen Manie und der reinen Melancholie vor Augen führt.

Die Gegenprobe zu diesen endogenen „biotonischen“ Psychosen liefern uns die reaktiv entstehenden psychogenen und hysterischen Psychosen. Sie sind

Charakterkrankheiten wie jene Temperamentskrankheiten oder, besser, Krankheiten auf Grund eines abnormen oder besonderen Charakters, auf Grund einer besonderen Reaktionsweise des Nervensystems. Es ist ganz gleichgültig, ob jemand einen guten oder schlechten Biotonus hat, ob er ein sanguinisches oder melancholisches Temperament besitzt, er kann infolge der besonderen Konstruktion seines Nervensystems so stark für affektbetonte Erlebnisse ansprechbar sein, daß er mit einer der vielen denkbaren psychogenen Psychosen, mit einer reaktiven Depression oder einem Stupor, mit hysterischen Anfällen oder Schüttelzittern, mit einem Dämmerzustand oder einer paranoischen oder querulatorisch-nörglerischen Einstellung, mit einer exaltativen oder einer zornmütigen Erregung, reagiert. Welche dieser psychogenen Reaktionen entsteht, hängt nun wohl nicht nur von der Konstruktion des Nervensystems ab, sondern auch von allen möglichen Erlebnis- und Milieufaktoren, denen sich die Psychose anpaßt. Freilich mag auch der Stimmungshintergrund eine Rolle spielen. Es wird sich der konstitutionell Depressive, der gleichzeitig einen reaktiv-affektlabilen Charakter hat, im allgemeinen nicht gerade einen exaltativen Erregungszustand zur Reaktionsweise wählen und der Hypomanische nicht gerade den psychogenen Stupor. Aber die Rolle, die das Temperament in solchem Falle spielt, ist eine rein pathoplastische und hat mit der Pathogenese dieser reaktiven Erkrankungen nichts zu tun.

Von den Unterschieden in der Behandlung haben wir schon gesprochen. Die endogenen Temperamentskrankheiten der Manie und Melancholie können wir durch äußere Eingriffe nicht bekämpfen. Wir treiben mit unseren medikamentösen Versuchen eine rein symptomatische Therapie, Opiumkuren, Scopolamininjektionen, Schlafmittel und hydrotherapeutische Maßnahmen wirken nur an der Oberfläche, nur vorübergehend; daß wir auf solche Weise eine Heilung erzielen, dieser Hoffnung dürfen wir uns nicht hingeben, wir vermögen die Natur hier noch nicht zu zwingen. Aber bei den psychogenen Erregungszuständen, da gelingt es bis zu gewissem Grade, durch medikamentöse Behandlung vorwärtszukommen oder wenigstens durch Dämpfung der krankhaft emporgeschleuderten Affektivität die Bahn freizumachen für eine an der Wurzel eingreifende, ätiologische suggestive oder psychoanalytische Behandlung, da gelingt es, durch Aussprache die Komplexe freizumachen und das Seelenleben wieder in gesunde Bahnen zu leiten. Denn die krankmachenden Erlebnisse wirkten gleichsam von außen, waren eine Art exogener Schädigungen, und trafen die exogenen Einflüssen so ungleich zugänglichere konstruktive biologische Reihe des Nervensystems.

Und endlich die Störungen im Triebleben! Auch sie haben mit dem Biotonus direkt nichts zu tun, die Triebe gehören eben als k o n s t r u k t i v e r Teil des Nervensystems auch zum C h a r a k t e r. In dem ganz überwiegenden Teil der psychogenen Psychosen fällt der ätiologische Hauptanteil Trieben zu, die nicht befriedigt werden konnten. Reaktive Psychosen und Neurosen aller Schattierungen verdanken ihre Entstehung dem Unbefriedigtbleiben von Trieben, insbesondere von sexuellen Triebregungen. Das Resultat solcher Konstellationen ist aber immer eine p s y c h o g e n e Psychose und nicht ein manisch-melancholisches Irresein. Auch die Perversionen des Geschlechtstriebes sind unabhängig von Biotonus und Vitalgefühlen. Sie verdanken ihre Entstehung entweder der besonders gerichteten Verarbeitung affektbetonter Erlebnisse und erscheinen dann als psychogen bedingte Verirrungen, oder aber sie sind hormonal, innersekretorisch bedingt, und fallen dann auch unter die Charakterveranlagungen, wie später bei der Besprechung der biologischen Grundlagen des Charakters zu erörtern sein wird. Mit dem Biotonus, den Vitalgefühlen, dem psychischen Tempo und der Intensität, mit den Temperamenten, hat das alles nichts zu tun. Der Homosexuelle und der Fetischist kann ebensogut ein sanguinisches Temperament besitzen, ein Hypomanicus sein wie ein Durchschnittstemperament, er kann einen guten Turgor vitalis haben wie einen schlechten, er kann ein heitergesprächiger Mensch sein oder eine stille, zurückhaltende Natur, an der Anormalität seines Geschlechtstriebes ändert das nichts.

Wenn wir auf Grund unserer biologischen Erwägungen und der eben geschilderten klinischen Beobachtungen im psychischen Leben alle die Komponenten streichen, die mit der qualitativen, funktionellen, reaktiven Seite unlöslich verbunden sind, und nur das biotonisch Bedingte, das Quantitative zu erfassen suchen, so behalten wir als Endpole der Temperamente zurück:

I. Das sanguinische oder hypomanische Temperament mit straffem Biotonus und einer das psychische Tempo beschleunigenden die anderen psychischen Qualitäten an Intensität steigernden Wirkung, meist mit lustbetonten Vitalgefühlen, einem heiteren Stimmungshintergrund verbunden, sagen wir kurz: gekennzeichnet durch ständige Lebensfreude und ständigen Lebenselan.

II. Das melancholische oder depressive Temperament mit schlaffem Biotonus, mit einer das psychische Tempo und die psychische Intensität senkenden Wirkung, meist mit unlustbetonten Vitalgefühlen, einem düstern Stimmungshintergrund verbunden; es ist ausgezeichnet durch Beständigkeit des Lebensernstes und dauernden Mangel an Schwungkraft.

Zwischen diesen beiden Extremen liegen in kontinuierlicher Kette alle nur denkbaren Mischungen und Zwischenstufen. Auf die Mischungen soll noch einmal eingegangen werden, wenn wir die biologischen Grundlagen von Temperament und Charakter eingehender besprochen haben. Man könnte als Mittelstufe noch nennen:

III. das besonnene oder normale Temperament mit durchschnittlichem Biotonus, durchschnittlichem psychischen Tempo und weder besonders gebremster noch besonders geförderter Intensität der psychischen Erscheinungen, ohne besondere Hervorkehrung der Vitalgefühle, ohne besonders gefärbten Stimmungshintergrund.

Wir finden also bei unserer biologischen Betrachtungsweise wieder die schon bisher bekannte und anerkannte Scheidung zwischen sanguinischem und melancholischem Temperament und in der Mitte stehend das besonnene Temperament Achs. Das cholerische und phlegmatische Temperament früherer Ansicht scheidet für uns aus, in ihm sehen wir vorzugsweise charakterliche, reaktive, konstruktive Eigenschaften sich auswirken, wir müssen ihnen daher das Prädikat „Temperament" absprechen und sie dem Charakter zuweisen. Inwiefern sich unser Temperamentsbegriff von den bisher üblichen Umreißungen unterscheidet, inwieweit er sich mit manchen früheren und modernen Anschauungen deckt, das soll im nächsten Kapitel besprochen werden.

II. Frühere Anschauungen über Temperament und Charakter und ihr Verhältnis zu der neuen Umgrenzung.

Es ist bisher nicht möglich gewesen, zu einer Einigung über die Umgrenzung der Begriffe „Temperament" und „Charakter" zu kommen. Ja, es muß dem, der sich nach einer scharfen Fassung dieser Begriffe in der Literatur umsieht, scheinen, als ob jeder sich seine eigene Umgrenzung gebildet habe und eine Verständigung der einzelnen Autoren untereinander geradezu ausgeschlossen sei. Was der eine Temperament nennt, nennt der andere Charakter, und mancher gebraucht diese beiden Begriffe bald als Synonyma, bald in seinem besonderen Sinne. Aus dem Gefühl dieses Mangels heraus habe ich schon im Oktober 1922 auf der Tagung südwestdeutscher Psychiater in Erlangen die im vorigen Kapitel ausgeführten Gedankengänge in programmatischer Form ausgesprochen und in einer kurzen Arbeit (Zeitschr. f. d. ges. Neurol. u. Psych. Bd. 84) niedergelegt. Inzwischen wurde in einer Arbeit von Kehrer und Fischer in gleicher Weise über die Unschärfe des Gebrauchs dieser beiden Begriffe geklagt. So scheint es in der Tat an der Zeit zu sein, sich über die verschiedenen Anschauungen und über die Ursache dieser Verschiedenheit klarzuwerden, um zu sehen, ob eine Einigung möglich ist, und wie sie möglich ist.

Wir beginnen unsere kritische Stellungnahme mit Wundt. Wundt stellt die Temperamente als Affektanlage dem Charakter als Willensanlage gegenüber. Daran ist zunächst einmal zweifellos richtig, daß der Charakter ganz wesentlich von der „Willensanlage" — freilich ein etwas verschwommener Begriff — abhängt, insofern wir ihn an unserem Handeln ablesen, das dirigiert wird von unseren Trieben und den als Resultat von verarbeiteten Erlebnissen auftretenden Willensimpulsen und Unterlassungen. Allein gerade die Triebe will Wundt nun wieder dem Temperament zurechnen; die Triebe seien „unwillkürliche, triebartige Äußerungen des Gemütes". Damit wird aber der Bereich dessen, was wir Gefühle oder Gemüt nennen, ein geradezu ungeheuerer. Wir sagen wohl, daß jemand „gefühlsmäßig" handele, wenn er, ohne sich über die Einzelheiten seiner Handlungsweise klar geworden zu sein, diese oder jene Entscheidung trifft. Aber wir sagen in solchem Falle wohl auch, er handele „instinktiv". Wir können auf solche Weise eine vom Komplizierteren zum Primitiveren herabsteigende Reihe, eine Art phylogenetischer Stufenleiter gewinnen, die folgendermaßen lautet: gefühlsmäßiges Handeln → instinktives Handeln → triebhaftes Handeln → Reflexhandlung. Nehmen wir das einfach Triebhafte mit in das Gemüt oder Gefühl hinein, so müßte in letzter Linie auch das Sichbewegen einer Amöbe ein gefühlsmäßiges Handeln sein. Wir kämen zu dem Standpunkt, daß die Triebfeder jeglichen Handelns irgendeines beliebigen Lebewesens das Gefühl ist. Wir würden dann aber nicht einsehen können, warum man das durch intrapsychisches Verarbeiten bewußt gewordene Handeln als Willensleben scharf von jedem anderen Handeln sondern sollte; denn es setzt sich dann nur zusammen aus bewußt gewordenen und intellektuell verarbeiteten, und aus unbewußt gebliebenen Gefühls- oder Triebregungen. Es fällt die Schranke, die man zwischen Gefühls- und Willensleben aufrichten wollte, und alles würde wieder Temperament. Ein solcher Temperamentsbegriff aber würde sich mit unserem Charakterbegriff decken, der die Summe aller Funktionen, auch der triebmäßig und gefühlsmäßig bedingten (Willens-) Reaktionen umfaßt.

Lassen wir aber die Frage der Zugehörigkeit der Triebe zum Willensleben noch einmal beiseite und folgen Wundt in der Trennung des Temperamentes als Affektanlage vom Charakter als Willensanlage. Die Charakteranlage liest Wundt aus den Willenshandlungen ab. Wie aber erkennt er die Temperamente? Da bleibt ihm nun auch nichts anderes übrig, als sie wieder aus den ganz wesentlich im willkürlichen und unwillkürlichen Handeln sich äußernden affektiven Reaktionen des Individuums abzulesen, so daß es geradezu mit Naturnotwendigkeit zu einer Vermengung von Temperaments- und Charaktereigenschaften kommen muß. Wundt weiß natürlich sehr gut, daß der Charakter weitgehend von der Affektivität abhängt, meint selbst, daß eine scharfe Trennung so nicht zu finden sei, und betont nur, daß das Temperament mehr den Charakter als der Charakter das Temperament zu beeinflussen vermöchte, was damit zusammenhänge, daß die Willensvorgänge selbst aus den Affekten ihren Ursprung nähmen. So scheint uns die Trennung nach Affektivität und Willensreaktionen doch eine sehr äußerliche, praktisch mehr oder minder willkürliche, zu sein, das zentrifugal in Erscheinung Tretende soll einfach getrennt werden von dem innerlich affektiv Erlebten. Dazu kommt aber nun noch die eben besprochene Schwierigkeit, daß die Triebe, die durchaus im Handeln sich äußern, wieder der Affektivität und den Temperamenten zugerechnet werden sollen. Bei dem ungeheueren Einfluß, den die Triebe auf unser Handeln haben, wird so das Reich des Charakters erst recht unentwirrbar. Wundt selbst sagt, daß Temperament und Charakter, besonders natürlich vom Laien, niemals streng auseinandergehalten zu werden pflegen, und zwar würden viel zu häufig dem Temperament zugehörige Komponenten des Seelenlebens noch in den Charakter hereingerechnet. Das kommt unseres Erachtens offenbar von der wenig glücklichen Zurechnung der Triebe zu den Temperamenten, die Triebe sind so innig mit unserem Handeln verwoben — in jeder Handlung steckt eine Triebkomponente darin —, daß hier eine Grenze gegenüber dem Charakter schwer oder gar nicht zu gewinnen ist.

Wenn wir uns eines Bildes bedienen wollen, so dürfen wir nach unserer Auffassung den Trennungsstrich nicht in senkrechter Richtung ziehen, sondern in horizontaler Richtung. Graphisch würde sich das folgendermaßen darstellen lassen:

Wundts Schema[1]).

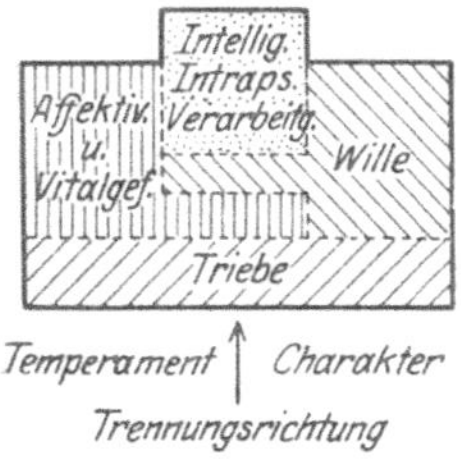

Unser Schema.

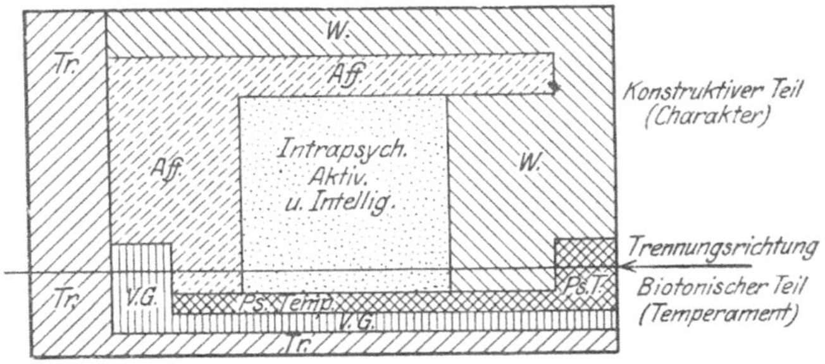

Tr. = Triebe; *Aff.* = Affektivität; *W.* = Wille; *V.G.* = Vitalgefühl; *Ps. Temp.* = Psychisches Temperament.

Der Versuch einer senkrechten Trennung im Wundtschen Schema reißt die fließend in den Willen übergehende Affektivität künstlich vom Willen los,

[1]) Von uns konstruiert.

und trennt die Triebe völlig voneinander. Unsere Horizontale aber erscheint uns die ungezwungenere, weil so am ersten ein Trennungsstrich gezogen werden kann, der nicht den biotonisch bedingten Stimmungsuntergrund, auf dem sich das ganze übrige seelische Geschehen aufbaut und an dem jede besondere Gruppe ihren Teil hat, immer wieder in einzelne Stücke zerreißt; durch unsere Horizontale werden zwar alle Qualitäten etwas getroffen, behalten aber ihre Geschlossenheit und innere Zusammengehörigkeit noch am besten. Wir trennen immer ein in sich geschlossenes Ganzes, wir tun es so aber am schmerzlosesten, weil dem organischen Aufbau am ehesten gerecht werdend.

Bei der Einteilung der Temperamente greift Wundt zurück auf die schon im Altertum übliche Gruppierung, die auch von Kant aufgenommen war, und unterscheidet zwischen dem sanguinischen, dem melancholischen, dem cholerischen und dem phlegmatischen Temperament. Er weist dann darauf hin, daß sich hier zwei Gegensatzpaare herausstellen lassen, wie sie sich schon in der Kantischen Verdeutschung „leicht- und schwerblütig", „warm- und kaltblütig" ausdrücken, zwei Gegensatzpaare hinsichtlich der Stärke der Gefühle und der Schnelligkeit ihres Wechsels. Er stellt sie in dem bekannten Schema zusammen:

	Starke (Gefühle)	Schwache (Gefühle)
schnell wechselnde (Gefühle)	Cholerisch	Sanguinisch
langsam wechselnde (Gefühle)	Melancholisch	Phlegmatisch.

Er stellt dabei einander gegenüber cholerisch und melancholisch als leicht- und schwerblütig und sanguinisch und phlegmatisch als warm- und kaltblütig. Legt man aber den sonst wohl allgemein bei Gefühlseinteilungen üblichen Maßstab der Lust- und Unlustbetonung an — und bei einer Temperamentsauffassung, die die gesamte Affektivität umfaßt, sollte man das doch auch tun! —, so sieht man, daß der Sanguiniker zweifellos überwiegend lustbetonte, der Melancholische überwiegend unlustbetonte Gefühle haben wird; dem Choleriker aber werden wir sowohl lust- als unlustbetonte Gefühle stärksten Grades zusprechen müssen, während man mit dem Begriff des Phlegmatikers unwillkürlich die Vorstellung geringer gemütlicher Regsamkeit verbindet. Auch bei Anwendung der Wundtschen Gegenüberstellung finden wir ein bestimmtes Verhältnis zwischen sanguinisch und melancholisch einerseits und cholerisch und phlegmatisch andererseits im Sinne der von uns eingezeichneten Pfeile. In beiden Paaren finden wir nämlich die jeweils größten Gegensätze: der Sanguiniker hat nach Wundt schwache und schnell wechselnde, der Melancholiker starke und langsam wechselnde Gefühle und Affekte, der Choleriker hinwiederum starke und schnellwechselnde, der Phlegmatiker aber schwache und langsamwechselnde Affekte. Diese engere Verwandtschaft namentlich zwischen sanguinisch und melancholisch ist auch Külpe schon aufgefallen. Külpe stellt sich sonst ganz auf den Boden der Wundtschen Temperamentseinteilung, er kann es sich aber doch nicht versagen, darauf hinzuweisen, daß die vier Temperamente insofern nicht ganz gleichwertig seien, als das melancholische Temperament „eine unmittelbare Anwendung auf eine Disposition für eine bestimmte Gefühlsqualität, nämlich die Unlust", zulasse. „Die anderen dagegen (abgesehen vielleicht von dem sanguinischen) drücken nicht die Neigung zu bestimmten Gefühlen, sondern nur die regelmäßige Geschwindigkeit und Konstanz von Bewußtseinsvorgängen aus.“ Und an anderer Stelle sagt er, „wenn wir nicht, wie es auch geschieht, das Sanguinische in eine spezifische Beziehung zur Lust bringen“, und fährt fort: „Es läßt sich kaum bezweifeln, daß es auch spezifische Anlagen für Gefühle gibt. So unterscheidet man die heiteren und schwerblütigen Naturen und findet eine Steigerung solcher Anlagen in den Krankheitsformen der Manie und Melancholie.“ Hier werden also von Külpe, freilich noch sehr vorsichtig, aber doch ganz eindeutig, die von uns geforderten Beziehungen von sanguinischem oder hypomanischem Temperament und melancholischem oder depressivem Temperament zu den von uns als „Temperamentskrankheiten“ angesprochenen Gemütskrankheiten der Manie und Melancholie dargelegt.

Stellen wir also nun dreist einmal den Sanguiniker auf eine Stufe mit unserem Hypomanicus — wir werden später noch einen weiteren Kronzeugen für das Erlaubte solcher Identifizierung in Ach finden —, und prüfen wir etwas genauer, was Wundt von seinem Sanguiniker aussagt. Der Sanguiniker, alias Hypomanicus, soll schnell wechselnde und schwache Affekte haben. Was sagt der Psychiater, der so oft Sanguiniker schönster Sorte unter seinen Händen hat, hierzu? Einen schnellen Wechsel der Affekte und Gefühle wird man dem Sanguiniker nicht absprechen können, solange es sich um unlustbetonte Gefühle oder Affekte handelt, die durch schmerzliche Erlebnisse hervorgerufen wurden; da halten die Tränen nicht lange vor, die Sonne lacht gleich wieder. Aber kann man das gleiche von den lustbetonten Erlebnissen behaupten? Gewiß, es mag sein, daß auch hier die Reaktion auf das einzelne Erlebnis nicht allzu nachhaltig wirkt. Betrachtet man aber die gesamte Gefühlslage des Sanguinikers oder Hypomanicus, so muß man sagen, daß die lustbetonten Gefühle keineswegs bei ihm schnell wechseln, eigentlich sind sie immer da; denn wo der Sanguiniker ist, da nimmt das Lachen und die Fröhlichkeit kein Ende. Es erscheint uns nicht richtig, an dieser Tatsache einfach vorüberzugehen; wir wissen freilich, daß diese dauernd gehobene Gemütslage noch etwas anderes ist als die einzelne Gefühls- oder Affektreaktion auf ein Erlebnis, wir selbst legen ja auf diese Unterscheidung besonderen Nachdruck; aber wir wissen auch, daß eben diese dauernd gehobene Gefühlslage die Ursache davon ist, daß die Gefühls- oder Affektregungen, insbesondere bei unlustbetonten Erlebnissen, so wenig nachhaltig sind und so bald wieder abklingen. Nun sollen die Gefühle und Affekte des Sanguinikers auch schwach sein. Das kann nicht zugegeben werden. Allenfalls mag es noch für die schmerzvollen Erlebnisse gelten, obgleich auch solche vom Sanguiniker zweifellos oft sehr schwer empfunden werden und nur die relativ kurze Nachhaltigkeit solch unlustbetonter Erlebnisse und die Entäußerung eine verhältnismäßige Kühle vortäuschen mag. Er selbst wird es einem oft genug mit Tränen in den Augen sagen, wie weh ihm etwas getan hat, aber er ist mit wundervollem Elan in erstaunlicher Kürze über das schwere Erlebnis hinweg. Und wenn man dann die lustbetonten Erlebnisse nimmt und an die Lachsalven denkt, die bei dem Sanguiniker immer wieder hervorrollen, so kann man von einer Schwäche der Gefühle oder Affekte nicht gut reden. Sie sind vielleicht schwächer als bei dem gleich zu besprechenden Choleriker, aber gegenüber einem gemäßigten oder besonnenen Temperament (Ach), das Wundt freilich nicht kennt, noch recht stark. Unseres Erachtens liegt eben das Charakteristische beim Sanguiniker nicht in der Art des Reagierens, sondern ihn kennzeichnet der dauernd gehobene Stimmungsuntergrund, der ebenso eindeutig gegeben ist wie die Reaktionen, und den man ebenso unmittelbar erleben kann und miterleben muß, wenn man nur einmal darauf zu achten gelernt hat. Der Sanguiniker hat immer etwas Frohes und Frisches und Mitreißendes, das einem stets im Verkehr mit ihm entgegentritt; das kennzeichnet ihn fast mehr noch als die durch diesen Stimmungsuntergrund gegebene Tönung seiner Reaktionsweise. Wenn wir nicht bei der äußeren Betrachtung stehenbleiben, sondern genetisch das Seelenleben, seinen Aufbau verstehen wollen, so muß man uns zugeben, daß dieser auf den Vitalgefühlen basierende Stimmungsuntergrund der ganzen seelischen Entäußerung das Gepräge gibt, wie eben jeder Berg, den die scheidende Abendsonne erglühen läßt, schön erscheint, der ebenmäßige wie der zerklüftete. Wundt mußte sich hier noch mit der überkommenen Vierteilung begnügen, weil er noch nicht in solcher an die Biologie sich anlehnenden Weise analytisch und synthetisch zergliedern und aufbauen konnte; wir aber können das jetzt und müssen das als einen Fortschritt der analysierenden (naturwissenschaftlichen) Psychologie annehmen. Höffding hat als erster diesen Schritt in eindeutiger Weise getan; darauf kommen wir noch zu sprechen.

Was wir vom Sanguiniker sagten, trifft cet. par. auch für den Melancholiker zu. Auch hier ist es der biotonisch gegebene und auf den Vitalgefühlen basierende düstere Stimmungshintergrund, der dem ganzen Bild das Gepräge gibt. Noch deutlicher erkennt man hier, daß Wundts Charakterisierung nicht ganz einwandfrei und ein wenig vom Schema diktiert war, wenn er behauptet, daß der Melancholiker durchweg starke Gefühle und Affekte habe. „Ich hab' mich in meinem ganzen Leben niemals so recht von Herzen über etwas freuen können," sagt uns der Melancholiker wohl, „ja, ich hab' mich ja schon gefreut, wenn etwas Schönes passiert ist", aber es blieb doch immer ein Rest, der nicht aufging. Sind das starke Gefühle oder Affekte? Gewiß nicht. Nur die schmerzvollen Erlebnisse, die wurden tief empfunden, und sie schwangen auch lange in der Seele nach, wie das Wundt vom Melancholiker verlangt. Die lustbetonten Erlebnisse aber wurden sofort wieder erschlagen von den alles beherrschenden, tiefgestimmten Vitalgefühlen, wie ein flüchtiges Licht über einen in kaltem Dunkel liegenden Berg nur hinhuscht. Der Beobachter ahnt einen Moment, wie schön alles sein könnte, aber es war nur ein Augenblick; und so hält auch in der Seele des Melancholischen Freudiges nicht vor, es ist im Moment alles wieder verschwunden. Die mit dem endogen depressiven Stimmungshintergrund zusammenhängende Denkhemmung bedingt eine Neigung zum Beharren depressiver Vorstellungskomplexe, die von einem kurzen, dem Stimmungsuntergrund zuwiderlaufenden lustbetonten Erlebnis nur für kurze Augenblicke einmal zurückgedrängt werden können, während die gleichsinnigen schmerzlichen Erlebnisse um so länger in der Seele verharren. Wundt las diese beiden Temperamente eben auch im wesentlichen an ihren im Handeln sich äußernden Reaktionen ab und sah nicht genügend den hinter diesen Handlungen stehenden vitalen Stimmungshintergrund, auf den es ankommt.

Darum ist ihm auch die Zeichnung der beiden anderen „Temperamente", des Cholerikers und des Phlegmatikers, die für uns zwei gegensätzliche Charaktertypen sind, so viel besser gelungen. Hier handelt es sich in der Tat ganz besonders um die Reaktionsart, diese trifft hier den Kern der Sache, während man beim Sanguiniker und Melancholiker infolge der ganz auf die Reaktionsart eingestellten Betrachtungsweise am Wesentlichen vorbeisah. Der Choleriker hat wirklich durchgehend starke und schnell wechselnde Affekte. Eine kleine abfällige Bemerkung, nur ein unzufriedener Unterton in einer Anrede kann ihn in Harnisch bringen, mit elementarer Gewalt springt der Affekt auf, oder irgendeine freudige Überraschung hat einen geradezu ekstatischen Freudenausbruch zur Folge. Eine traurige Nachricht führt zu tiefster Niedergeschlagenheit, aber wie elektrisiert springt man empor, wenn man nur von einem möglichen Ausweg hört. Das geht in gewaltigen Schwankungen bald auf und bald ab. Die konstruktiv bedingte ungemeine Ansprechbarkeit für Erlebnisreize aller Art ruft in jähem Wechsel Ausschläge nach oben und unten hervor. Sehr schön wird dies bei der Achschen Analyse des Cholerikers herauskommen. Der Phlegmatiker aber ist bis zu gewissem Grade ein Stumpfbock, den selbst starke Erlebnisreize nicht aus der Fassung bringen, der selten und meist nicht gerade erheblich reagiert, bei dem aber Ärger in vielen Fällen lange vorhält. Allerdings, das sei gleich hier bemerkt, ist das Phlegma oft nur etwas Scheinbares bzw. strukturell etwas sehr Uneinheitliches und kann durch mannigfache konstitutionelle Besonderheiten bedingt sein.

Mit einer Charakterologie hat sich Wundt gar nicht eingehend befaßt. Er faßt nur kurz dahin zusammen, daß man nach der „quantitativen" Seite von einem „festen" oder „schwankenden" Charakter sprechen könne, je nachdem die Willenshandlungen und die sie bestimmenden Motive eine konsequente Richtung erkennen lassen oder nicht. Qualitative Unterscheidungen pflegen nur vorgenommen zu werden nach ihrer ethischen Wertigkeit, man spricht von einem „guten" oder „schlechten" oder gar „bösen" Charakter oder unter Zugrundelegung besonderer moralischer Charaktereigenschaften von einem treuen, zuverlässigen, offenen, wahrhaftigen oder von einem untreuen, verschlossenen, verschlagenen, unzuverlässigen Charakter usw. Die nähere Schilderung dieser Charakterformen in ihren Verbindungen und in ihren Beziehungen zu den Temperamenten bildet einen Gegenstand der praktischen Psychologie. Mit einer solch summarischen Abfertigung kann man natürlich nichts anfangen.

Auch Ach geht in seinem Buch über Willensakt und Temperament auf den Charakter überhaupt nicht ein. Ja, man muß fragen, ob er den Begriff des Charakters, wenigstens des angeborenen Charakters, überhaupt gelten lassen würde, denn er umreißt die Temperamente folgendermaßen: „Im allgemeinen versteht man unter Temperament die Gesamtheit der die Gefühlsseite und die Willensbetätigung eines Individuums betreffenden Reaktionen. Zugleich nimmt man an, daß hier angeborene, also dem Individuum inhärente, das Gefühlsleben betreffende Unterschiede eine individuell verschiedene, aber bleibende Form des Temperamentes in sich schließen." Offenbar ist hier das Endogene gemeint, was von uns als Grundlage der Temperamente angenommen wird, jener auf den Vitalgefühlen des endogen gegebenen Biotonus basierende Stimmungshintergrund. Das „Angeborene", das „Gefühlsleben Betreffende" und die „bleibende Form" werden ja ausdrücklich hervorgehoben. Man fühlt dieses „Etwas" durch und vermag es doch nicht zu fassen. Allerdings macht Ach da wieder die Einschränkung, er glaube aus seinen Versuchsergebnissen entnehmen zu können, „daß dieser Annahme (von den angeborenen bleibenden

Gefühlsunterschieden) nur eine sehr bedingte Gültigkeit zukommt". Er spricht eine nähere Begründung dieser Einschränkung jedoch nicht aus. Wir können ihm aber recht geben, daß dieses Etwas bei vielen Menschen nur wenig in Erscheinung tritt. In allen Mittellagen nimmt es am psychischen Leben wohl teil, aber doch in einer Form, die alles andere als in die Augen springend ist; ein durchschnittlicher Vitaltonus und durchschnittliche Vitalgefühle, ein durchschnittliches psychisches Tempo machen sich wenig oder gar nicht bemerkbar, ihre Bedeutung tritt erst merklich in Erscheinung, wenn sie etwas über- oder unterbetont sind. Sie sind aber trotzdem allezeit vorhanden. Noch weniger deutlich ist der Anteil dieses „Etwas" an der Stärke des Trieblebens, an der reaktiven Affektansprechbarkeit, an der intrapsychischen Verarbeitung und am Handeln. Aber beteiligt sind sie auch hier. Deshalb ließen wir in unserem Persönlichkeitsschema (S. 23) die schneidende Horizontale nicht scharf auf der Trennungslinie zwischen konstruktivem und biotonischem Teil verlaufen, um damit anzudeuten, daß eine, wenn auch kleine, biotonische Komponente ständig in die verschiedenen seelischen Funktionen hineinspielt, nicht immer merkbar, aber stets „mitgesetzt". Es wird das „Etwas" eben erst deutlich, wenn eine stärkere Über- oder Unterbetonung vorliegt; dann aber kann es für die ganze Persönlichkeit von fundamentaler Bedeutung sein oder werden.

Wir stellen jedenfalls fest, daß Ach im Gegensatz zu Wundt seinen Temperamentsbegriff über Affektivität und Willensleben ausdehnt. Da er nun aber bei der Analyse seiner Temperamente zu den gleichen Einteilungen kommt wie Wundt, so kann man daraus wieder ersehen, wie unmöglich Wundts Versuch sein muß, Affektivität und Willensleben auch nur einigermaßen zu scheiden und auf dieser Basis einen Temperaments- und Charakterbegriff aufzubauen. Wir aber sagen nun, Ach hat ebensowenig recht, wenn er die Gesamtheit der die Gefühlsseite und die Willensbetätigung eines Individuums betreffenden Reaktionen als Temperamente bezeichnet; denn diese Reaktionen sind Reaktionen der Gesamtpersönlichkeit, die überwiegend dem konstruktiven Teil, dem Charakter zugehören, und nur das von ihm mißachtete, dunkel erfühlte „Etwas" ist das Ausschlaggebende für die Temperamente, das in einzelnen Fällen als besonders deutlich hervortretende Komponente eben auch von ihm erfühlt wurde an seinem sanguinischen und seinem melancholischen Temperament.

Folgen wir einen Augenblick seinen Analysen und erinnern wir uns, daß wir ein Recht zu besitzen glaubten, den Sanguiniker mit dem Hypomanicus gleichzusetzen; es wird uns die Berechtigung dieser Gleichsetzung sofort sehr deutlich werden. Ohne auf die Einzelheiten der sehr spezialisierten und diffizilen experimentell-psychologischen Untersuchungen Achs einzugehen, kann man doch einiges sehr Bemerkenswerte herausheben. Ach beobachtete, daß seine, dem sanguinischen Temperament zugerechneten Versuchspersonen im Gegensatz zu den übrigen mit einer optimistischen Sorglosigkeit an ihre Aufgaben herantraten, eine gewisse Unbeständigkeit in ihren Leistungen erkennen ließen, daß aber bei Mißerfolgen nicht ein Unlustaffekt auftrat, sondern „ein Lustgefühl, daß die Aufgabe vergessen war", oder „ein starkes Gefühl des Komischen mit Lachen", eine „Gefühlslage der Selbstironie"; die Stimmungslage neigte im ganzen mehr nach der positiven Seite zu, „die Summe der positiven Gefühlsbetonungen war größer als die der negativen", endlich wurde bei den Sanguinikern besonders deutlich, „daß der Abfall der Stärke der unlustbetonten Assoziationen in der Zeit" erheblich schneller vor sich ging als bei lustbetonten Assoziationen, und schließlich fand sich eine Neigung zur Bildung von Nebenassoziationen, worin man wohl psychiatrischerseits mit Recht eine erste Andeutung von Ideenflucht sehen wird, und Ach beobachtete „eine gewisse motorische Erregung (nicht Erregbarkeit!), welche besonders in dem Drang zu reagieren mit intentionalen Bewegungsempfindungen hervortrat", was wiederum stark an die lebhafte Gestik Hypomanischer erinnert. Wir finden also hier ganz offensichtlich das gesamte Inventar der Hypomanie, das wir zu krankhafter Potenz erhoben in der flotten Manie erleben: die endogen gehobene Stimmungslage läßt einen Unlustaffekt nicht aufkommen, es entsteht daher eine Art komischer Selbstironie, oder aber, wenn er aufgekommen ist, klingt er schnell ab; die Neigung zu Nebenassoziation bringt ihn schnell auf andere, von dem lustbetonten Stimmungshintergrund diktierte, erfreulichere Gedanken.

Ungemein bezeichnend sind nun auch die analytischen Ergebnisse des cholerischen Temperamentes: Als erste Bedingung wird gleich genannt eine Erhöhung der motorischen und sensorischen Erregbarkeit; weiter kommt es zu „voreiliger, impulsiver Willensbetätigung", beim Mißerfolg entsteht ein „sehr lebhafter Unlustaffekt" und bei endlichem Erfolg ein „sehr lebhafter Lustaffekt". „So haben wir bei dem Choleriker das Bild des stets lebhaften, himmelhoch jauchzenden, zu Tode betrübten Individuums, dessen Handeln zwischen Erfolgen und Mißerfolgen schwankt." Wir sehen also beim Sanguiniker als etwas Besonderes hervorgehoben die Sorglosigkeit, das Überwiegen der Lustbetonung, an Stelle von Unlustaffekten eine komische Selbstironie, zweifellos als Merkmal eines unter der Oberfläche arbeitenden und das Oben beeinflussenden Etwas gefühlsmäßiger Art, beim Choleriker aber die Erhöhung der reaktiven Ansprechbarkeit oder Erregbarkeit nach der unlustbetonten und nach der lustbetonten Seite, also abhängig von äußeren Erlebnissen, wieder der Unterschied zwischen endogener Heiterkeit und reaktiver Affektlabilität. Über die Ergebnisse Achs bezüglich des Melancholikers und Phlegmatikers läßt sich wenig sagen, für den ersteren führt er eine einzige Versuchsperson als „vielleicht" einschlägig an, für den letzteren gar keine. Endlich spricht Ach noch von einem „besonnenen Temperament", das offenbar einem guten Durchschnittstyp individueller Reaktionsfähigkeit und individueller Vitalgefühle entspricht.

Bemerkenswert ist, daß Ach am Schlusse seines Buches es als einen günstigen Umstand bezeichnet, daß von den 17 Versuchspersonen wenigstens einige in der Gesamtheit ihrer Gefühls- und Willensreaktionen besonders hervorstechende Kennzeichen aufweisen. Die Mehrzahl der Versuchspersonen wurde als nicht geeignet zur Aufstellung von Temperamentstypen erachtet. Er meint zwar, es ließen sich auf Grund seiner Darlegungen noch einige weitere Formen des Temperamentes aufstellen, sicherlich würde aber auch Ach zu den Temperamentsmischungen seine Zuflucht nehmen müssen. Die „gemischten Temperamentstypen" kehren auch sonst in der Literatur immer wieder, insbesondere der gemischt sanguinisch-cholerische Typ. Das kann uns nicht wundern; denn für uns hat nur das sanguinische Temperament Anspruch darauf, als solches genannt zu werden, das cholerische aber gehört zum Charakter; bei den zahlreichen gemischt sanguinisch-cholerischen Individuen handelt es sich um solche, bei denen ein sanguinisch-hypomanisches Temperament sich paart mit einem cholerischen, reaktiv-affektlabilen Charakter. Es kommt noch dazu, daß eine Steigerung des Biotonus und der Vitalgefühle an sich schon dazu angetan ist, wie alle Qualitäten des Seelenlebens, so auch eine an sich nur angedeutete reaktive Affektlabilität an Intensität gewinnen zu lassen. Da nun die leicht unausgeglichenen Charaktere gewiß die völlig ausgeglichenen an Häufigkeit weit überwiegen, so wird es selten vorkommen, daß ein Sanguiniker in voller Reinheit erscheint, sondern das sanguinische Temperament wird sich häufig vergesellschaftet finden mit einem reaktiv-affektlabilen oder sonst irgendwie abweichenden Charakter. Hier Temperamentsmischungen zu Hilfe zu rufen, halte ich für verkehrt, es gehören die beiden körperlichen Faktoren „biotonisch" und „reaktiv" und die beiden psychischen Faktoren „Temperament" und „Charakter" verschiedenen körperlichen Reihen bzw. seelischen Schichten (Scheler) an.

Scheinbar in größtem Gegensatz zu den bisherigen Autoren, insbesondere zu Ach, steht Ribot, wenn er den Charakter definiert, er bedeute „Handeln und Reagieren auf Grund von Wille und Gefühl". Also genau das, was Ach Temperament nennt, nennt Ribot Charakter. Wir werden seine Definition gern voll und ganz annehmen; umfaßt sie doch klar das ganze Gebiet der Reaktivität. Freilich ist nicht deutlich genug ausgesprochen, daß auch das Triebleben mit ins Handeln hineingehört. Sonst ist gegen diese weite Begriffsbestimmung des Charakters nichts einzuwenden. Aber notwendigerweise muß Ribot nun wieder am Begriff der Temperamente scheitern; wo bleiben sie? Er fühlt wohl, daß hier etwas Biologisches hereinspielt, aber auch er vermag es nicht recht zu fassen. Er zieht sich geschickt aus der Schlinge: Ihm scheint es sich bei der Frage nach Temperament und Charakter um das nämliche Problem zu handeln, das von zwei verschiedenen Seiten angefaßt wurde. Aus der „physiologischen Theorie", die bis auf die alten Griechen zurückgeht, entsteht die Lehre von den vier Temperamenten, die, ins Psychologische übertragen, von Kant und Wundt und Lotze noch vertreten wird. Die „psychologische Theorie", die Wissenschaft vom Charakter, erscheint ihm englischen Ursprungs (Mill, Bain u. a. m.). Er wendet sich dann ganz der Charakterlehre zu, von Temperamenten wird nichts mehr gesprochen; er tut sie mit einer kurzen Kritik ab, die Aufstellung von vier Temperamenten sei viel zu schematisch, man habe es deshalb mit der Annahme von Mischungen versucht, ohne zu einem recht befriedigenden Ergebnis zu kommen.

In seiner Charakterlehre unterscheidet Ribot mit Recht zwischen einem angeborenen, dem „wahren" Charakter und einem „anerzogenen" oder erworbenen Charakter. Nur den angeborenen Charakter will er analysieren. Nun verkennt Ribot allerdings die Tatsachen, wenn er die Anschauung ausspricht, daß die von ihm als „Amorphe" und „Unbeständige" Bezeichneten überhaupt keinen angeborenen Charakter besäßen, sondern gänzlich ein Produkt der Verhältnisse, ihrer Umgebung und Erziehung seien. Es ist eben die Eigenart ihres angeborenen Charakters, daß sie solch ein Spielball ihrer Umgebung und ihres Schicksals werden konnten, und man sollte sie nicht, wie Ribot es tut, von der Analyse ausschließen. Davon abgesehen hat Ribot aber einen recht beachtenswerten Versuch gemacht, zu einer systematischen Einteilung der Charaktere zu kommen, und vieles von ihr finden wir in geklärterem Zustand in der später zu besprechenden Charakterlehre Kretschmers wieder.

Ribot unterscheidet zunächst drei große Hauptgruppen von Charakteren: Die vorwiegend Fühlenden, die Sensitiven, weiter die vorwiegend Handelnden, die Aktiven, und stellt diesen beiden, positive Merkmale tragenden Charaktergruppen als dritte eine mehr negativ bestimmte Charakterform, die Apathischen gegenüber, die, wie er selbst sagt, dem lymphatischen oder phlegmatischen Temperament — ich verweise wieder auf die wandelbare Anwendungsweise der Begriffe Temperament und Charakter — entsprechen.

Zum Zwecke weiterer Untergruppierung zieht nun Ribot ein Moment heran, das man im allgemeinen nicht gern in der Charakterlehre nennen hört, die Intelligenz; aber in dem Maße, wie Ribot es tut, ist eine solche Herbeiziehung der Intelligenz auch nach unserer Überzeugung vollkommen berechtigt. Er tut es unter dem ausdrücklichen Vorbehalt, daß die Intelligenz kein Grundbestandteil des Charakters sei, sie hat aber doch eine mittelbare Bedeutung insofern, als sie gleichsam von oben her die Affekte und den Willen zu meistern vermag, das Handeln also beeinflußt, ohne daß er dabei verkennte, „daß die intellektuellen Leidenschaften nur Schatten sind, die von einer echten Leidenschaft wie von einem Windstoß weggefegt werden". Trotzdem aber wirkt die Intelligenz ständig in unser Handeln hinein. Wir selbst haben dieser Anschauung in unserem Schema Ausdruck gegeben durch die Einfügung des Begriffs der intrapsychischen Aktivität und Verarbeitung.

Im einzelnen soll hier die Charakterlehre Ribots nicht besprochen werden; sie enthält viel Gutes, aber sie genügt unseren heutigen Anforderungen nicht mehr. Nur kurz einige Hinweise auf dieselbe: Unter den Sensitiven begegnen wir den „Emotionellen", wie Ribot sie nennt, und denen wohl einerseits die Cholerischen, um den bei den Temperamenten gebräuchlichen Ausdruck heranzuziehen, zuzurechnen sind, und andererseits die übertriebenen „hysterischen Charaktere", wie man die nach jeder Richtung hin Übertreibenden auch gerne bezeichnet: „Gekennzeichnet wird er (der Emotionelle) durch ungestüme Energie, die mit plötzlicher Erschlaffung wechselt." Es ist wieder die reaktive Affektlabilität, das „himmelhoch jauchzend, zu Tode betrübt"; bei Ach ein Temperament, bei Ribot eine Charakterform. Die von Ribot als „Apathische" bezeichneten Untergruppen wirken allerdings nicht überzeugend, wenn man sich erinnert, daß ihm der apathische Charakter identisch erscheint mit dem phlegmatischen Temperament: Er zählt zu ihnen die Berechnenden, die Spekulanten, die großen Schweiger und große Gelehrte. Uns will es scheinen, daß bei manchen dieser Kategorien doch sehr wohl eine voll entwickelte, nur sehr gut beherrschte Affektivität vorhanden sein dürfte und nicht immer eine angeborene Apathie der Gefühle und des Handelns gegeben zu sein brauchte; man würde sie dann nicht mit Recht als Phlegmatiker bezeichnen. Recht wichtig ist uns der von Ribot als „Aktive mit mittelmäßiger Intelligenz" geschilderte Typ. Es ist der Typ, den der Psychiater als Hypomanicus bezeichnen muß und der, wie wir sahen, dem sanguinischen Temperament entspricht. Ganz unserer Auffassung der biologischen Grundlage des sanguinischen Temperamentes entsprechend sagt Ribot: „Die (mittelmäßigen) Aktiven gleichen dauerhaften Maschinen, die mit frischer Kraft und mit noch mehr potentieller Energie ausgerüstet sind." Und den Psychiater überzeugt von der Zugehörigkeit dieser Aktiven zu der Hypomanie die folgende Schilderung Ribots: „Hierher gehören die ‚Sportsmen', diejenigen, die ein abenteuerliches Leben lieben und kein anderes Ziel haben, als zu handeln, ferner jene Reisenden, die so schnell wie möglich die Welt durcheilen, ohne Rücksicht auf Belehrung, ohne geschäftliche Gründe (also nach unserer Auffassung nicht reaktiv, sondern durch eine endogene Komponente getrieben), ohne vor oder während oder nach der Reise etwas über die Länder zu studieren, durch die sie kommen, immer bestrebt, schnell damit fertig zu werden, um von neuem anzufangen.“ Sie also werden biotonisch, endogen, „ohne Gründe“ getrieben und angefeuert, bei ihnen spielt die Reaktivität, die Ansprechbarkeit keine Rolle, und sie schildert Ribot daher nicht zu Recht als besondere Gruppe von Charakteren; denn was er an ihnen als besonders bemerkenswert heraushebt, die grundlose Eile und den Tatendrang, das ist hier nichts durch den Charakter Bedingtes, sondern ein Ausfluß ihres sanguinischen Temperamentes.

Wir sehen also unter den mannigfachen Charakteren Ribots auch die „Temperamente“ der anderen Autoren wiederkehren, den Sanguiniker, den Choleriker, den Phlegmatiker, und endlich in dem temperierten Charakter, wie schon erwähnt, Achs besonnenes Temperament.

Bei Erörterung des „temperierten“ Charakters legt sich Ribot die Frage vor, ob das vollkommene Gleichgewicht des Fühlens, Denkens und Handelns nicht die Aufhebung des Charakters, d. h. des individuellen Gepräges, bedeute. Es ist diese Frage nur berechtigt, wenn man dem Wort Charakter den im Sprachgebrauch beliebten Beigeschmack einer nach irgendeiner Richtung hin besonders ausgeprägten Persönlichkeit gibt. Nimmt man Charakter aber rein als Ausdruck des Handelns und Reagierens auf Grund von Wille und Gefühl, wie Ribot es selbst tut, so ist die Annahme eines solch temperierten Charakters durchaus berechtigt. Wir würden den temperierten Charakter als (Ideal-) Typus des „normalen“ Charakters bezeichnen, der freilich in gewissem Sinne langweilig erscheinen mag in seiner Stetigkeit, wir möchten von solchen Menschen sagen, daß sie nicht „Persönlichkeiten“ seien, sondern „Personen“ mit den und den Eigenschaften. In diesen Eigenschaften ist aber ihr „normaler“ oder „temperierter“ Charakter gegeben (vgl. hierzu meine Abhandlung über Schizophrenie, Schizoid, Schizothymie: Zeitschr. f. d. ges. Neurol. u. Psych. Bd. 77, S. 445). Die von uns als reine Hypomanische oder Sanguiniker und als reine Melancholische bezeichneten Menschen, auch ein guter Teil derer, die Ribot als „Aktive mit mittlerer Intelligenz“ beschreibt, das dürften solche „normale Charaktere“ sein. Weil sie einen normalen Charakter haben, deshalb kommt ihre sanguinische oder melancholische Grundkomponente so rein heraus.

Der erste, der die Bedeutung der Vitalgefühle für die Frage nach Temperament und Charakter erkannt hat, war Höffding. Allerdings mußte auch er schließlich bei seinem Versuch der Trennung von Temperament und Charakter scheitern. Hören wir ihn zu dieser Frage: das Temperament äußert sich nach Höffding zunächst als eine Disposition „auf dem Gebiete des Lebensgefühls“, das mit der gesamten organischen Konstitution in enger Verbindung steht (S. 463). Das Lebensgefühl aber besteht in einer unklaren Stimmung, deren Ursachen wir jedenfalls nicht sogleich merken. Die Temperamente äußern sich besonders in den das Lebensgefühl beherrschenden Grundstimmungen (S. 132). Eine ursprüngliche (oder erworbene) Disposition zu einer gewissen Art des Lebensgefühls nennen wir Temperament (S. 187).

Der materielle Untergrund des Lebensgefühls ist die Lebensempfindung, die sich nach Höffding nicht lokalisierbar nach einzelnen Organen, aber abhängig von Beschaffenheit, Menge und Verteilung des Blutes, von der Lebhaftigkeit des Kreislaufes, der reichlicheren oder spärlicheren Aussonderung der Drüsen, der Erschlaffung oder Anspannung der Muskulatur, der Atmung, der Verdauung usw. als ein Chaos von Organempfindungen äußert, welches sein Gepräge durch den Gegensatz zwischen Wohl- und Übelbefinden erhält. In dem dieser Lebensempfindung zugeordneten Lebensgefühl ist Lust oder Unlust an unseren unmittelbaren momentanen, organischen Zustand geknüpft. Wir möchten die Lebensempfindung etwas anders aufgefaßt wissen, wir möchten sie von exogenen, konstellativ bedingten Einflüssen, die Höffding mit einbezieht, losgelöst wissen und suchen sie deshalb mehr zentral auf endogenem, angeborenem, erbbiologisch gegebenem Boden, vielleicht in einer zentralen Regulationsstelle, in der erbbiologisch alle Lebensvorgänge im Organismus auf eine gewisse Strömungsgeschwindigkeit eingestellt sind, in der erbbiologisch festgelegten, im großen und ganzen unabänderlichen Schnelligkeit oder Güte des Stoffwechselumsatzes der Zellen des Organismus, einschließlich Nervensystem und Gehirn. Doch hiervon später. Im Prinzip stimmen wir vollständig mit Höffding überein, aus diesen den Lebensempfindungen, der aufgestapelten potentiellen Lebensenergie entsprechenden Lebensgefühlen setzt sich unser Temperament zusammen, das äußerlich bald wenig in Erscheinung tritt, bald aber — endogen gegeben — nach der Seite des Lustgefühls oder Unlustgefühls überwiegt.

An anderer Stelle sagt Höffding (S. 462): „Das Temperament ist durch die organische Konstitution bestimmt und legt sich im Lebensgefühl, der Grundstimmung, die, von bestimmten äußeren Erfahrungen abgesehen, das Gemüt beherrscht, an den Tag, dasselbe ist einer der wichtigsten Bestandteile des realen Ichs, das Gefühlsniveau des Individuums. Als ein von Anfang gegebener Hintergrund bedingt es die Art und Weise, wie alle Erfahrungen vom Individuum aufgenommen werden, und folglich auch die Art und Weise, wie dasselbe auf die Außenwelt zurückwirkt.“ Und wieder an anderer Stelle: „Somit können wieder ursprüngliche ererbte Anlagen und Neigungen zu einer gewissen Richtung des Lebensgefühls für die Entwicklung ideeller Gefühle entscheidend werden, indem diese am leichtesten durch Vorstellungen hervorgerufen werden, wenn ursprüngliche Anlagen mitbetätigt sind.“ Das ist ganz zweifellos richtig: wir wissen von der Krankheit Melancholie her, daß ein düsterer Stimmungshintergrund im allgemeinen nur dunkelgetönte Vorstellungskomplexe auftauchen läßt, lustbetonte Erlebnisse oder Vorstellungskomplexe finden wenig oder keinen Widerhall. Im Prinzip liegen die Verhältnisse genau so, beim „melancholischen Temperament“, nur in weniger scharfer Ausprägung, und ins Gegenteil verkehrt ebenso beim „sanguinischen Temperament“, bzw. bei der Erkrankung Manie. Nur auf eines wäre hinzuweisen: Der Stimmungshintergrund bedingt die Art und Weise, wie alle Erfahrungen vom Individuum aufgenommen werden, und wie dasselbe auf die Außenwelt zurückwirkt, keineswegs allein, wie es nach Höffdings Worten scheinen möchte, er bestimmt die Art und Weise der Aufnahme und Reaktion nur mit. Hinzu kommt unseres Erachtens noch ein sehr wesentlicher zweiter Faktor, die angeborene Eindrucksfähigkeit für Erlebnisse und die angeborene Ableitungsfähigkeit nach außen, wenn ich einen Ausdruck der Kretschmerschen Charakterlehre, den er für die zentrifugalen Willensfunktionen anwendet, vorwegnehmen darf.

Hier ist der Punkt, an dem Höffding mit der Trennung von Temperament und Charakter nicht mehr durchhält: „Das reale Ich fällt anfangs wesentlich mit dem Temperament zusammen. Wenn nicht nur das Lebensgefühl, sondern auch die höhere Entwicklung des Gefühls- und Willenslebens die Natur des realen Ich bestimmt, nennen wir dasselbe Charakter.“ Und: „Sowohl das Talent als der Charakter wird durch das Temperament bestimmt.“ Nach unserer Auffassung kann es wieder nur heißen mitbestimmt. Zum mindesten trennt hier Höffding nicht scharf zwischen Temperament und angeborenem Charakter. Wenn auch das Talent sich erst entwickelt unter dem Einfluß von Milieu und Erziehung, so wird doch niemand das angeborene Talent, die angeborenen intellektuellen Fähigkeiten aufgehen lassen wollen im Temperament, das eben nur mitbestimmend wirkt auf die spätere Entwicklung des Talentes. Und ebensowenig dürfen wir die angeborene Reaktions- und Tätigkeitsbereitschaft des Gehirnes nach der Gefühls- und Willensseite, nach der Eindrucks- und Ableitungsfähigkeit hin aufgehen lassen in dem auf den Lebensgefühlen basierenden Stimmungshintergrund der Temperamente. Wie wir ein angeborenes Talent haben, so haben wir einen angeborenen Charakter, beide unabhängig von den Temperamenten, nur ihrem Einfluß unterstehend. Und wie das Talent, gefördert oder gehemmt durch die Temperamentseinflüsse der Vitalgefühle sich unter dem Einfluß von Milieu und Erziehung allmählich im Laufe des Lebens entfaltet, so entwickelt sich auch der angeborene Charakter, durch die Temperamentseinflüsse nach der einen oder anderen Richtung gewiesen, unter dem Einfluß von Milieu und Erlebnis zu dem erworbenen Charakter. Für Höffding wird hier mit einem Male der Charakter schlechthin zu dem, was wir den erworbenen Charakter nennen, den wir aber vorwiegend fundiert sehen im angeborenen Charakter, während für Höffding der angeborene Charakter schließlich zerfließt im Temperament.

Die gleiche Verquickung von Temperament und angeborenem Charakter begegnet Kretschmer in der Praxis, so sehr er sich bemüht, beides theoretisch auseinander zu halten. Ja, es kommt schließlich dazu, daß er die Ausdrücke wie identische Begriffe handbabt. Er nennt sein bekanntes Buch „Körperbau und Charakter“; wenn man dann aber aufschlägt, liest man fast nur von cycloiden und schizoiden Temperamenten. Es ist ihm eine eindeutige Abgrenzung nicht gelungen, weil er den Trennungsstrich nicht konsequent in horizontaler Richtung zog, — Ansätze dazu sind zwar vorhanden, — sondern praktisch doch wieder in vertikaler Richtung, wenn ich mich unseres früheren Bildes bedienen darf; und aus den entstehenden Schwierigkeiten half er sich schließlich ebenso wie Ribot: „der Begriff Charakter dagegen ist ein rein psychologischer“. Mir liegt hier sehr wesentlich daran, nicht nur das Gegensätzliche, sondern auch die ungemein großen Ähnlichkeiten zwischen Kretschmers und meinen Anschauungen klarzulegen. Kretschmer ist als Psychiater viel zu sehr Naturwissenschaftler, um nicht zu sehen, daß auch der Charakter eine biologische Grundlage haben muß: „Der Begriff Charakter hat also ein großes Stück mit dem Begriff Konstitution gemeinsam, nämlich den ererbten Teil der psychischen Qualitäten.“ Wie äußert er sich psychisch? „Unter Charakter verstehen wir die Gesamtheit aller affektiv-willensmäßigen Reaktionsmöglichkeiten, wie sie im Laufe der Lebensentwicklung entstanden sind." Ziehen wir die exogenen, die Milieu- und Erlebnisfaktoren ab, so behalten wir den angeborenen Charakter. Wir sind uns also scheinbar vollkommen einig, die konstitutionell bedingten Grundlagen des Charakters beziehen sich auf den ererbten Teil der psychischen Qualitäten, die sich auf psychischer Seite äußern in der Gesamtheit aller affektiv-willensmäßigen Reaktionsmöglichkeiten. Die Ähnlichkeit geht aber noch viel weiter bei Erörterung der physischen Grundlagen, wenn Kretschmer unterscheidet: 1. die seelischen Apparate, die im Prinzip dem angeborenen Charakter entsprechen würden, deren körperliches Korrelat „die Gehirnzentren und -bahnen in unzertrennlichem Zusammenhang mit den Sinnesorganen und den Motilitätsinstanzen, also der Sinnes-Gehirn-Motilitätsapparat" sind; 2. die Temperamente, die, wie „wir empirisch wissen, blutchemisch, humoral mitbedingt sind". Und schon möchte man meinen, es bestehe eine Meinungsverschiedenheit überhaupt nicht mehr, wenn Kretschmer fortfährt: „Die Temperamente greifen, Gefühlstöne gebend, hemmend und antreibend in das Triebwerk der „seelischen Apparate" ein. Die Temperamente haben, soweit sich bisher empirisch übersehen läßt, offenbar Einfluß auf folgende seelische Qualitäten: 1. auf die Psychästhesie, die Überempfindlichkeit und Unempfindlichkeit gegen seelische Reize; 2. auf die Stimmungsfarbe, die Lust- oder Unlusttönung der seelischen Inhalte, vor allem auf der Skala heiter und traurig; 3. auf das psychische Tempo, die Beschleunigung oder Hemmung der seelischen Abläufe im allgemeinen, wie auf ihren speziellen Rhythmus (zäh festhaltend, plötzlich abspringend, Sperrung, Komplexbildung); 4. auf die Psychomotilität, und zwar sowohl auf das allgemeine Bewegungstempo (beweglich oder behäbig), als auch auf den speziellen Bewegungscharakter (lahm, steif, hastig, stramm, weich, rund usw.)."

Auch nach unserer Auffassung stehen hinter der gesamten „Konstruktion", hinter den „seelischen Apparaten" Kretschmers, Gefühlstöne gebend, allerdings nur die Vitaltönung, den Stimmungshintergrund gebend, auf die übrigen Strukturmechanismen nach Intensität und Tempo hemmend und antreibend wirkend die Temperamente. Die Psychästhesie, an sich konstruktiv bedingt, wird im Sinne der Intensität, der Quantität, nach oben und unten, nach einer stärkeren Überempfindlichkeit hin, nach einer erheblicheren Unempfindlichkeit hin beeinflußt. Die Stimmungsfarbe, die Lust- oder Unlusttönung der seelischen Inhalte hängt ihrem Untergrund nach fast rein ab von den Temperamenten. Ebenso ist das psychische Tempo nach der allgemeinen Seite hin ganz überwiegend abhängig von den Temperamenten, während der spezielle Rhythmus (zähe festhaltend, plötzlich abspringend usw.) wieder überwiegend konstruktiv bedingt ist, wenn er auch vom Temperament nicht ganz unberührt bleiben wird. Und endlich bei der Psychomotilität finden wir das allgemeine Bewegungstempo wieder vorzugsweise abhängig von den Temperamenten, der spezielle Bewegungscharakter ist jedoch abhängig von der strukturellen, der konstruktiven, der charakterlichen Eigenart.

Wir haben das Abweichende unserer Auffassung hier bereits herausgehoben; wir sehen in den allgemeinen Erscheinungen, in dem Schwingen nach oben und nach unten, zwischen viel und wenig, eine quantitative Note, das Temperament, in den speziellen Erscheinungen aber eine strukturelle, qualitative, charakterliche Note. Noch deutlicher aber wird unsere Differenz, wenn wir sehen, daß Kretschmer schließlich den Temperamentsbegriff „gruppiert" um „Affektivität und allgemeines psychisches Tempo". Dem allgemeinen psychischen Tempo stimmen wir gerne zu und sind sehr damit einverstanden, daß der „spezielle Bewegungscharakter" und der „Rhythmus" von Kretschmer selbst fortgelassen wurde. Aber daß die Affektivität schlechtweg Temperamentsbestandteil sei, das können wir nimmermehr zugeben. Die Stimmungsfarbe, den Stimmungsuntergrund, den nehmen wir mit hinein in das Temperament, die Vitalgefühle gehören hierher, die wir sicherlich trennen können von den reaktiv entstehenden seelischen Gefühlen (Scheler), welch letztere aufs engste verschwistert sind mit der Psychästhesie, und die ihrerseits in ihren Hauptbestandteilen abhängen von der Konstruktion, vom Charakter. Auch auf affektivem Gebiet können wir trennen zwischen einer „allgemeinen" gefühlsmäßigen Einstellung, die wir eben den Stimmungshintergrund nennen, und einer besonderen affektiven Ansprechbarkeit für Erlebnisreize, ebenso wie wir von einem allgemeinen psychischen Tempo und einem allgemeinen Bewegungstempo reden und es unterscheiden vom speziellen Tempo (Rhythmus) und dem speziellen Bewegungscharakter. Die Unterscheidung auf affektivem Gebiet ist nicht so einfach, weil hier alles noch vielmehr in ein Ganzes zusammenfließt, wenn man aber erst einmal zu sehen gelernt hat, dann sieht man diesen Unterschied ganz außerordentlich deutlich. Es ist im Prinzip ganz der gleiche Unterschied, wie der der Affektivität des reinen Sanguinikers und der des reinen Cholerikers, der nicht begrifflich erfaßt, aber immer wieder von den verschiedensten Autoren deutlich erfühlt wurde.

Die Hereinnahme der gesamten Affektivität in die Temperamente führt aber Kretschmer schließlich praktisch in die Irre. Er definiert: „Die Affekte und Gemütsbewegungen, als Lust und Unlust, Gereiztheit und Stumpfheit, als Heiterkeit, Trauer, Zorn und Angst, als Lieben und Hassen, Begehren und Überdruß, — all diese und viele andere Affekte und Affektnüancen, die ganze Affektivität ist ein psychologischer Teilbegriff der gesamtbiologischen Faktorengruppe, die wir als die Temperamente bezeichnen." Damit ist Kretschmer eigentlich wieder bei der Wundtschen Trennung angekommen, bei der vertikalen Trennungslinie zwischen Affekt- und Willensleben, zumal Kretschmer hinzufügt: „Die Temperamente im Rohzustand bezeichnen wir als Triebe" (Medizin. Psychol.). Nun aber kommt sofort wieder die Schwierigkeit der Abtrennung dieser als Einheit genommenen Affektivität vom Willensleben, und so muß denn auch Kretschmer bekennen: die Affektivität ist der Faktor, „den wir beim Betrieb der seelischen Apparate, beim Zustandekommen der Bildsynthesen wie der Willensimpulse allenthalben am Werke sehen". Und die Triebe gehören auch dazu; so gehen eigentlich Wille und Trieb doch wieder ganz in die Temperamente mit ein, wir haben das gleiche, wodurch eigentlich der Charakter nach Kretschmers ursprünglicher Definition gekennzeichnet sein sollte, „die Gesamtpersönlichkeit von der Gefühls- und Willensseite her betrachtet". So kommt es, daß bei ihm die beiden Begriffe psychologisch wieder in eins zusammenfließen, und das findet seinen äußeren Ausdruck eben darin, daß er in seinem Buch Körperbau und Charakter, seine cyclothymen und schizothymen Temperamente zur Darstellung bringt, während er nur von cyclothymen Temperamenten und schizothymen Charakteren reden dürfte; Charakter und

Temperament sind praktisch bei ihm zu synonymen Begriffen geworden. Hält man an der Kretschmerschen Umgrenzung der Temperamente fest, so bleibt für den Charakter eigentlich nur noch das Milieubedingte, und man kann nach dem Wortlaut genau mit dem gleichen Satze schließen, wie bei der Besprechung des Höffdingschen Temperamentsbegriffs: Für Kretschmer wird hier (psychologisch) mit einem Male der Charakter schlechthin zu dem, was wir den erworbenen Charakter nennen, den wir aber vorwiegend fundiert sehen im angeborenen Charakter, während für Kretschmer der angeborene Charakter zerfließt im Temperament.

Kretschmer hat in der Tat zwei verschiedene Temperamentsbegriffe, einen biologischen und einen psychologischen, die sich aber nicht decken. Ich bringe das in einem Schema zur Anschauung:

Biologischer Temperaments- und Charakterbegriff
nach Kretschmer.

Biologische Temperamentsgrundlagen
(vorwiegend blutchemisch, humoral)
\+ Seelische Apparate (angeborener Charakter)
(vorwiegend anatomisch, solidar)
\+ exogene Faktoren (Milieu, Erlebnis usw.)
(erworbener Charakter).

Diesem biologischen Schema stimmen wir im ganzen zu; daß Kretschmer die Frage der biologischen Temperamentsgrundlagen im einzelnen nicht glücklich gelöst hat, ist eine Sache für sich, wir werden davon im folgenden Kapitel reden.

Psychologischer Temperaments- und Charakterbegriff
nach Kretschmer.

Temperament
Affektivität + Triebe + Willensleben
angeborener Charakter
\+ Milieu und Erlebnis
erworbener Charakter.

Unser psychologischer Temperaments- und Charakterbegriff würde sich in folgendem Schema zur Anschauung bringen lassen:

Temperament
Vitalgefühl + Intensitäts- und Tempokomponente
(biologisch: Biotonus)
\+
Reaktive Affektivität + Triebe + Willensapparate
(biologisch: Struktur oder Konstruktion)
angeborener Charakter
\+ Milieu und Erlebnis
erworbener Charakter.

Kretschmer hat das Unzureichende seiner Umreißung des Temperamentbegriffs offenbar selbst empfunden und schreibt daher im Anschluß an seine Umgrenzung des Charakterbegriffs vorsichtig: „Der Ausdruck Temperament ist für uns zunächst noch kein geschlossener Begriff, sondern ein heuristisches Kennwort, dessen Reichweite wir jetzt noch nicht übersehen, das aber der Richtungspunkt für eine wichtige Hauptdifferenzierung der biologischen Psychologie werden soll.“ Wir möchten glauben, daß in unserer Unterscheidung die Grundlage für einen geschlossenen Begriff gegeben ist, eine Grundlage, der Kretschmer schon sicherlich außerordentlich nahe war, bis er an der Verkennung der beiden biologischen Reihen mit den ihnen zugehörigen Äquivalenten Schiffbruch erlitt.

Ehe wir dieses Kapitel verlassen, müssen wir uns noch mit einer Betrachtungsweise auseinandersetzen, die zu den bisher angeführten Meinungen und auch zu unserer Auffassung zunächst wenig Beziehungen zu haben scheint, die aber zweifellos an Anhängern gewinnt. Es ist die Charakterlehre von Klages, die er in seinen Prinzipien der Charakterologie niedergelegt hat. Sie ist deshalb allen bisher angeführten Anschauungen gegenüber so durchaus fremd, weil sie jede, auch die leiseste Anlehnung an die Biologie und Physiologie ablehnt und auch der ganzen bisherigen analytischen Psychologie eine schneidige Absage gibt. Empfindungen, Wahrnehmungen, Vorstellungen, Urteile, Strebungen, Willensakte und Gefühle, was soll man mit diesen primitivsten Bausteinen anfangen, wenn man sich für so etwas Kompliziertes und wunderbar Aufgebautes interessiert, wie den Charakter? Wie dem Biologen die Zelle gegeben ist, und er mit ihr als einer bekannten Größe operiert, gleichviel ob er die Zusammensetzung der Zelle nach ihren Elementen kennt oder nicht, von der unabsehbaren Kompliziertheit ihres Aufbaues ganz zu schweigen, genau so soll der Charakterologe sich nicht um die Elemente des Seelenlebens kümmern, sondern die Persönlichkeit als Ganzes nehmen und mit ihr operieren, sie als Ganzes schauen in ihrem Wirken in der Welt. So nur gibt es eine Psychologie der Wirklichkeit und nicht eine Psychologie der Weltfremdheit.

Wir pflichten Klages durchaus bei, daß jede empirische Psychologie, die im praktischen Leben etwas leisten will, zuerst einmal schauen muß; wir halten gleich ihm wenig von einer mit den Elementen des Seelenlebens allein sich befassenden und experimentierenden Psychologie, wenn es sich um Charakterologie handelt. Die analysierende Psychologie verdient aber doch ebensowenig, daß man auf ihre Ergebnisse herabsehe, wie die physiologische Chemie solches verdient, weil es ihr noch nicht gelungen, die Chemie der Zelle und ihren Aufbau zu klären. Klages erstrebt eine synthetische Charakterlehre. Hierzu braucht er natürlich Bausteine. Auch er muß also analysieren, um synthetisieren zu können. Beides hat er in origineller und bewundernswerter Weise durchgeführt, und hat eine wirklich tief durchdachte Charakterlehre ersonnen, die vielleicht auch praktisch einen gewissen Wert besitzt. Sie ist allerdings so kompliziert in ihrem Aufbau, daß es selbst bei geschulten Köpfen einiger Zeit bedarf, bis sie dieselbe so verstanden haben, daß sie ihr Eigentum geworden, und sie aus ihr eventuell Nutzen und Anwendung ziehen können fürs praktische Leben. Das ist ein wenig unpraktisch; aber wenn man damit zum Ziele kommt, so darf einen die Mühe nicht verdrießen; ich glaube in der Tat, daß ein Psychologe, der von realer Naturwissenschaft gar nichts wissen will, von vornherein und prinzipiell jede Annäherung an diese ablehnt, — und solche gibt es besonders heute ja genug —, daß ein solcher Psychologe wirklich viel haben kann von Klages' Charakterlehre. Ob er aus dieser etwas entnehmen kann für seine praktische Einstellung gegenüber der Umwelt erscheint mir schon zweifelhafter. Er wird aber mit tödlicher Sicherheit in schwere Irrtümer verfallen, wenn er an die Grenzen der Normalpsychologie, auf das Grenzgebiet psychopathischer Persönlichkeiten gerät. Diese wundervoll „erschaute" Charakterologie ist eben keine genetische Charakterlehre. Eine solche aber brauchen wir im praktischen Leben, wo reale Naturwissenschaften und Psychologie aller Orten zusammenstoßen, wir brauchen sie in der Pädagogik, besonders auch auf dem Gebiete der „Schwererziehbaren", wir brauchen sie in der Psychiatrie. Ich glaube nicht, daß es möglich sein wird, auf Grund der Klagesschen Charakterlehre Richtlinien aufzustellen darüber, wie ein Kind zu behandeln sei, oder wie man mit diesem oder jenem schwierigen Charakter fertig werde. Die Charakterologie Klages' ist ein wissenschaftlich tiefgründiges Werk, und wir haben selbst reiche Anregung aus ihm erhalten, die, freilich für Klagessche Anhänger fast bis zur Unkenntlichkeit entstellt, in der genetischen Charakterlehre anklingen werden, die wir später zu entwickeln versuchen. Die Klagessche Charakterologie ist ein „natürliches" System, wie das Linnés; für die praktische Anwendung und Zusammenarbeit mit den übrigen Naturwissenschaften nach ihrem heutigen Stand ist sie ein unnatürliches System, und muß unseres Erachtens durch ein natürliches, genetisches System abgelöst werden.

Das soll uns nicht abhalten, wenigstens kurz auf einiges einzugehen, was Klages vom Temperament sagt. Sein Temperamentsbegriff ist zwar mit dem unsrigen recht schwer vergleichbar, so originell und bestechend er auf den jeder realwissenschaftlichen Annäherung abholden Psychologen wirken mag, einige Bemerkungen Klages' beweisen jedoch, daß auch bei ihm unserem Begriff verwandte Saiten mit anklingen, wenn der Name Temperament fällt. Wenn Klages schreibt: „Wendungen, wie einer habe ‚Temperament', habe wenig, kein oder viel ‚Temperament', sei ohne ‚Temperament' usw. nennen nicht irgendwelche Gattungen (wir würden sagen Qualitäten), sondern offenbar Grade der nämlichen Eigenschaft (wir würden sagen quantitative Schwankungen), bei der wir sogleich an Unterschiede etwa der psychischen Frische denken, der Eile, der Heftigkeit (vgl. bei uns ‚Intensität'), gewiß aber nicht der Interessen und Begabungen," so erinnert das sehr an unsere Einteilung. Klages meint, daß einer solchen Graduierung noch am ehesten der Sanguiniker und Phlegmatiker unter den vier Temperamenten entsprechen würde als oberes und unteres Ende der Reihe. Das ist für unsere Betrachtungsweise sicher nicht richtig, dem Sanguiniker kann, übrigens auch nach Wundts Schema, als Gegenpol nur der Melancholiker gegenübergestellt werden. Nachdem Klages die Gleichsetzung von Temperament und Passioniertheit abgelehnt hat, worin wir ihm beipflichten, nimmt er mit größerer Heftigkeit Stellung gegen den „gröberen Fehlgriff", Temperamentsunterschiede zusammenzuwerfen mit dem qualitativen Gegensatz einer spezifischen Empfänglichkeit für einerseits vorwaltend heitere, andererseits mehr trübe Gefühlszustände: „Weil von den beiden zu mindest der letztgenannte (der trübe Gefühlszustand) nach heutigem Wortgebrauch mitgedacht wird im Begriff der Melancholie, hat man das Nebenmotiv der Stimmungsscheidung bisweilen der ganzen Gliederung untergeschoben, wonach denn der

Sanguiniker zusammenflösse mit dem populären Typus des stets vergnügten ‚Augenblicksmenschen'." So ganz weit scheint das aber nach unserer Auffassung in der Tat auch nicht von der Wahrheit abzuliegen; allein Klages fährt fort: „Die Erfahrung zeigt uns jedoch die Möglichkeit des Verbundenseins von freudloser Unrast mit temperamentvoller Strebsamkeit, wie umgekehrt von phlegmatischer Indolenz mit ruhigem Frohsinn." Wir haben darauf zu erwidern, daß diese Möglichkeiten erstens sicher die Ausnahmen sind, und daß zweitens ein strukturell ausnahmsweise wenig emotiv ansprechbarer Mensch trotz gutem Biotonus neben biotonisch bedingter Unrast und temperamentvoller Strebsamkeit einmal wenig betonte Vitalgefühle haben mag, wie wir schon früher erörterten, und daß umgekehrt die strukturelle Komponente des psychischen Tempos und der Psychomotilität trotz gutem Biotonus und lustbetonten Vitalgefühlen ein mangelhaftes Tempo und eine an „Phlegma" erinnernde Psychomotilität hervorbringen kann (vgl. S. 16). Wir kommen auf diese Ausnahme von der Regel noch zurück. Auch von den manisch-melancholischen Mischzuständen, auf die Klages hier anspielt, wird im folgenden Kapitel noch zu reden sein. Klages kann die Möglichkeit einer inneren Beziehung zwischen unserem und seinem Temperamentsbegriff überhaupt nicht sehen, weil er jede Beziehung zur Körperlichkeit ablehnt, und da ihm der Umschlag von Lust- in Unlustbetonung, auch wenn er die Vitalgefühle anerkennte, immer als eine qualitative Änderung erscheinen muß, für die es eine Beziehung zu den quantitativen Schwankungen der psychischen Frische, Eile und Heftigkeit einfach nicht gibt. Der biologisch orientierte Psychologe wird uns aber folgen können, wenn wir behaupten, daß es sich sogar um eine sehr enge Beziehung zwischen diesem für die Psychologie freilich qualitativen Umschlag der Vitalgefühle und dem psychischen Tempo handelt, da beide biologisch auf quantitativen Schwankungen des Biotonus basieren.

Im übrigen auf die Unterschiede der Klagesschen Temperamentsauffassung von der unsrigen einzugehen, ist eine müßige Frage; sein Temperamentsbegriff läuft hinaus auf die Gegensätze von Leichtreagibilität und Schwerreagibilität, die wir zum großen Teil zuordnen würden der Konstruktion oder Struktur des Charakters, den „seelischen Apparaten", und hinter denen wir an der Arbeit sehen unsere Temperamente. Die Verquickung von „endogen" und „reaktiv", der auch Klages zum Opfer fällt, drückt sich schon in seiner Tab. 2 („Aus der Struktur des Charakters"), aus, wenn er bei Besprechung der Stimmungsherrschaft einander gegenüberstellt „Aufgeregtheit" und „Herabgestimmtheit". Das sind nicht die Gegensätze von expansiv und depressiv, die er damit zu verdeutschen sucht. Die Gegensätze müßten heißen „Hochgestimmtheit" und „Herabgestimmtheit"; und ein hochgestimmter Mensch ist etwas ganz anderes wie ein aufgeregter Mensch. Es ist die Verwechslung von allgemeiner Erregung und Aufgeregtheit oder Erregbarkeit. Er unterscheidet dann allerdings wieder richtig zwischen Stimmungsherrschaft und „Affizierbarkeit", von denen eben die erstere den endogen wirkenden und die Stimmung fundierenden Vitalgefühlen, die letztere aber der reaktiven Affektlabilität zugehören würde. Es ist ausgeschlossen und zwecklos, die dauernden Überkreuzungen und Mischungen von endogen bedingten und reaktiv bedingten Faktoren in den Aufstellungen Klages auseinanderzulegen, man kann dieses erschaute System mit einem genetisch gewonnenen einfach nicht vergleichen; beide können an sich richtig sein, aber mit dem genetischen kann man im praktischen Leben, so wie unsere Lebenskultur und Lebensformen nun einmal eingestellt sind, unendlich mehr anfangen, es ist eben im praktischen Leben das natürliche System, das erschaute hingegen das unnatürliche.

III. Die biologischen Grundlagen von Temperament und Charakter.

Der Versuch, mit biologischen Fragestellungen an psychologische oder psychiatrische Probleme heranzugehen, pflegt von Seite der Psychologen und Psychiater immer mit etwas zweifelhaften Gefühlen aufgenommen zu werden. Das ist an sich wohl begreiflich; denn allzuviel Glück hat die Biologie mit ihren Untersuchungen auf diesen Gebieten bisher nicht entwickelt. Will sie nicht ganz im Dunkeln tappen, so muß sie ihren Ausgang immer von scharfer Beobachtung und gründlicher Analyse psychischer Symptome nehmen, und so wehrt sich dann die Psychologie und die Psychiatrie mit einem gewissen Recht dagegen, daß schließlich die Biologie, die doch anfangs die nehmende war, sich zur Lehrmeisterin aufwerfen und Krankheitsgruppierungen vorschreiben will. Trotzdem wäre es verkehrt, auf sie mit etwas überlegener Gebärde herabzuschauen, wie dies vielfach geschieht. Was gründliche neurologische Schulung für die Psychiatrie leisten kann, hat Kleists Arbeit über die psychomotorischen Bewegungsstörungen gelehrt, die, anfangs kurzer Hand von weiten Kreisen als nicht diskutabel zurückgewiesen, heute überall genannt werden muß, wo man von katatonischen Bewegungsstörungen spricht; man kann nicht an der Tatsache vorüber, daß die Erscheinungen bei der Encephalitis und ihren Folgezuständen zum allermindesten die Berechtigung der Kleistschen Bestrebungen einwandfrei bewiesen haben. Reichardts gründliche Körperstudien bei Geisteskrankheiten müssen hier genannt werden; seine Auffassung von der Bedeutung des Hirnstamms für die Lokalisation vieler Psychosen ringt sich immer mehr durch; auch hier erlebten die Somatiker einen Triumph. Auf weniger Widerstand stießen und stoßen heute die Bemühungen der Erbbiologie. Daß sich seelische Eigenschaften, Charakter- und Temperamentseigentümlichkeiten forterben können, davon mußten sich die Psychologen von selbst überzeugen. Einen sehr schweren Stand hat dagegen die innersekretorische und die serologische Forschung. Die Serologie hat erst kürzlich eine sehr schwere Niederlage erlitten, die mit soviel Elan in die Welt gesetzte Abderhaldensche Forschung endete mit einem regelrechten Fiasko; man kam über gewisse, ganz allgemeine Ansätze nicht hinaus, nur diese mögen zu Recht bestehen. Jakobi hat ja in letzter Zeit mit der interferometrischen Methode in gewisser Weise die Abderhalden-Befunde des Verfassers bestätigen können; aber was zurückgeblieben war, war doch beinahe ein Nichts im Vergleich zu den Hoffnungen, die man auf die neuen Methoden gesetzt hatte, das „serologische Zeitalter" in der Psychiatrie blieb aus.

Nach diesen Erfahrungen gehört viel Zuversicht und Überzeugungstreue dazu, immer wieder von neuem zu versuchen, auf biologischem Wege psychologischen und psychiatrischen Fragestellungen nachzugehen. Daß wir auf diesem Wege nur in beschränktem Maße die psychologischen und klinischen Zusammenhänge klären werden, das wissen wir. Eine einheitliche biologische Zusammenfassung der großen Krankheitsgruppen zu erstreben, muß aber des Psychiaters Ideal bleiben, wenn wir auch vorläufig uns noch in Verlegenheit befinden würden, wenn wir auf unserem bisherigen biologischen Fundament ein klinisch-psychiatrisches System aufbauen sollten; darin geben wir Birnbaum recht, lassen uns aber doch durch seine Zweifel nicht irremachen. Vielleicht bieten die folgenden Betrachtungen die Möglichkeit, zu einem ersten Ansatz eines biologisch fundierten psychiatrischen Systems zu kommen.

Wir hatten in unserem ersten Kapitel darauf hingewiesen, daß wir bei jedem lebenden Organismus zwei biologische Reihen unterscheiden können, die den Biotonus der Zelle und des gesamten Organismus bedingende, die wir vorläufig humoral faßten, indem wir zunächst hypothetisch die Schnelligkeit und Güte des Stoffumsatzes im Anschluß an das Bild von der Maschine dafür verantwortlich machten, und die die Funktion bedingende Konstruktionsart der Zellen, also eine vorwiegend anatomisch oder solidar bedingte Reihe. Wir hatten den Charakter definiert als die spezifische, in der Konstruktion, bzw. erbbiologisch konstitutionell fixierte Funktionsart oder Reaktionsbereitschaft des Nerven- und Zentralnervensystems. Wir wollen von hier aus weiter untersuchen, welches materielle Substrat bedeutsam ist für diese funktionellen Reaktionsbereitschaften. In erster Linie kommt hier natürlich in Betracht das Gehirn bzw. die nervöse Substanz überhaupt. Nun lehrt uns die Psychologie, daß für den Charakter von ausschlaggebendster Bedeutung ist die Affektivität und der Wille. Wir werden also nach Substraten suchen, die man sich mit diesen beiden seelischen Qualitäten in engerer Verknüpfung denken darf, und werden dabei hingewiesen auf den Hirnstamm, auf die basalen Ganglien, insbesondere auf die Zentralstation der Sensibilität, den Thalamus. Wir wollen nicht zu streng lokalisieren und zunächst allgemein sagen, für den Charakter scheint eine besondere Bedeutung zu besitzen die Hirnstammgegend, und fügen als beinahe selbstverständlich hinzu die dort endenden vegetativen Zentren wie überhaupt das physiologisch in engster Verbindung mit allen affektiven Äußerungen stehende vegetative (sympathische und parasympathische) Nervensystem. Eine detailliertere Ausmalung dieser affektiv-vegetativen Zusammenhänge kann ich mir wohl ersparen, sie sind auch in der Psychologie allgemein bekannt (Erblassen vor Schreck, Erröten vor Freude, Herz- und Atmungs- und Darmbeschleunigung bei Angst usw.). Allein der Wille, dessen Entäußerungen unsere charakterliche Art im Handeln offenbart, ist das Resultat von intellektuell verarbeiteten Erlebnissen. Wenn wir auch „die Intelligenz“ nicht zum Charakter rechnen, so enthalten doch fast alle höheren und komplizierteren Charaktereigenschaften intellektuelle Momente, wie man schon in der Bezeichnung „intellektuelle Gefühle“ es zum Ausdruck zu bringen pflegt, die ja gerade weitgehend unseren Charakter bestimmen, und die Art und Weise, wie Erlebnisse intrapsychisch verarbeitet werden, hängt auch mit von intellektuellen Faktoren ab. Wir müssen also zugeben, daß zu den Charaktergrundlagen nicht nur der Hirnstamm gehört, sondern in gewisser Weise auch die Rinde. Die Art und Weise, wir könnten auch sagen die Qualität, der Aufnahme von mehr oder weniger affektbetonten Erlebnissen, die Nachhaltigkeit, mit der sie festgehalten zu werden pflegen, die Art und Weise ihrer Verarbeitung und assoziativen Verknüpfung mit früheren Eindrücken, und endlich die Art und

Weise der motorischen Entladung gehört mit zum Charakter; wir enden also beim gesamten Nerven- und Zentralnervensystem, wenn auch der erste Platz dem Hirnstamm gebührt.

Wegweisend für diese Art der Lokalisation ist uns die Pathologie gewesen. Mit einer unzweideutigen Eindringlichkeit lehrten uns die Erfahrungen der Grippeencephalitis, daß Hirnstammerkrankungen zu schweren Charakterveränderungen führen. Früher folgsame und artige Kinder wurden zu nicht zu bändigenden kleinen Unholden, voll ausgemachter Bosheit, man beobachtete direkte Moral-insanity-Bilder bei jugendlichem Parkinsonismus, aber auch bei Erwachsenen kam es zu gänzlicher Änderung ihrer charakterologischen Struktur. Immer wieder sieht man einen solch unglücklichen Kranken, den man noch als ruhigen und soliden Menschen gekannt hatte, und der nach einer Encephalitis bei kleinem Anlaß plötzlich in sinnlose Erregung geraten, mit seinem Stock zuschlagen, spucken und mit Tellern werfen kann. Intellektuell bleibt er dabei intakt. Doch diese Bilder sind ja bekannt. Eine ungewöhnliche Reizbarkeit beobachtet man aber nicht selten auch bei rindenverletzten Epileptikern, bei Kopfschüssen usw. Hier hat man durchaus den Eindruck, daß Hemmungsmechanismen, Affektsteuerungen weggefallen sind, die den Kranken seinen Affekten so ausgeliefert sein lassen, und die rindenwärts zu lokalisieren sein dürften. Nehmen wir andere, vorzugsweise die Hirnrinde befallende Geisteskrankheiten, wie die senile Demenz, so sehen wir es auch hier zu Charakteränderungen kommen; die senilen Kranken werden oft geradezu kindisch und erscheinen so, eben weil die intrapsychische Verarbeitung von Erlebnissen eine andere geworden ist. Die Reizbarkeit der Arteriosklerotischen beruht sicherlich auch zum geringeren Teil auf Störungen im Hirnstamm, als auf einem Fortfall oder einer Beeinträchtigung von Hemmungsmechanismen durch Herdchen in dem Cortex. Der Paralytiker zeigt im Beginn seiner Erkrankung sehr oft eine erhöhte Reizbarkeit und ein Auftreten ethischer Defekte. Endlich darf man mit Vorsicht auch die Neigung zu paranoischer Verarbeitung von Erlebnissen, die man nach dem Klimakterium und im Praesenium beobachtet, mit zum Beweis heranziehen. Involutive Veränderungen im gesamten Gehirn, und doch wohl nicht nur im Hirnstamm, wird man für diese neue oder wenigstens jetzt erst deutlicher in Erscheinung tretende besondere Art der affektiven Einstellung und der intrapsychischen Verarbeitung von Erlebnissen verantwortlich machen dürfen; auch hier spielt die Beschaffenheit der Rinde wieder eine Rolle für die charakterlich in Erscheinung tretenden psychischen Entäußerungen. Das sind natürlich in solchen Fällen durch exogene Faktoren erworbene Charaktereigenschaften, wir glauben uns aber berechtigt, angeborene konstruktive Faktoren dafür verantwortlich machen zu dürfen, wenn wir solche besondere Charakterzüge schon in der Jugend auftreten und sich durch Generationen bei den verschiedensten Familienmitgliedern „forterben“ sehen.

Allein mit der besonderen Konstruktion des Nervensystems an sich sind die für die Ansprechbarkeit des Nervensystems, für den Charakter in Frage kommenden biologischen Faktoren noch bei weitem nicht erschöpft. Die vom vegetativen Nervensystem versorgten innersekretorischen Organe beeinflussen auch ihrerseits das Nervensystem, insbesondere die vegetativen Zentren. Es wird also die Reaktionsfähigkeit des Zentralnervensystems weiterhin abhängig sein von den Sekreten der Drüsen mit innerer Sekretion. Dabei kann man nun noch unterscheiden zwischen der besonderen Ansprechbarkeit der Organe auf die ihnen zufließenden nervösen Reize und zwischen der Qualität der von ihnen abgegebenen Sekrete. Hinzu kommt die Qualität des korrelativen Zusammenarbeitens der endokrinen Drüsen untereinander. Immer wird es sich im wesentlichen um das qualitative Funktionieren der Organe handeln, um die Qualität der Sekrete, und die Art und Weise, wie das Nervensystem auf diese Reize anspricht. Als Beispiel sei die Basedowsche Krankheit angeführt. Es kann eine solche theoretisch zustande kommen, entweder wenn ein krankhafter Reiz eine an sich normal funktionierende Schilddrüse trifft, oder wenn ein an sich normaler nervöser Reiz eine für nervöse Reize krankhaft ansprechbare Drüse anregt, oder auch, wenn ein normaler Reiz eine für nervöse Reize normal ansprechbare, aber ein krankhaftes Sekret absondernde Schilddrüse trifft. Ob sich diese verschiedenen Modi in der Tat finden, oder ob mehrere oder alle Faktoren in der Praxis zusammenwirken, was für die meisten Fälle wahrscheinlicher ist, spielt keine prinzipielle Rolle. Der am Nervensystem bezüglich seiner Reaktionsfähigkeit zu beobachtende Effekt einer solchen Schilddrüsendysfunktion ist aber so bekannt, daß man kaum darauf einzugehen braucht: Wir sehen den Basedowiker auf leichte Reize ungewöhnlich stark reagieren, ein unbedeutendes Geräusch läßt ihn erschreckt zusammenfahren, ein wenig erhebliches Erlebnis bringt ihn in Zorn oder zwingt ihm die Tränen in die Augen, und bei einem freundlichen Scherzwort muß er auch schon wieder lachen. Alles geht in großen Schwankungen, bald auf und bald ab, die reaktive Ansprechbarkeit erscheint ungewöhnlich groß, und wenn er früher vielleicht auch nicht der gleichmäßigste Mensch war, seit der Erkrankung ist es erst recht schlimm geworden. Die Bedeutung einer rechtzeitigen und regelrechten Entwicklung der Genitaldrüsen für die Charakterentwicklung hat vor nicht langer Zeit H. Fischer in einer eingehenden Studie geschildert; verzögerte oder qualitativ gestörte „Vergeschlechtlichung“ des Organismus führt zu schweren charakterlichen Abwegigkeiten, insbesondere wieder zu Störungen der Affektivität. H. Fischer hat den Eunuchoidismus in dieser Richtung sehr genau studiert, und wenn ich auch nicht glaube, daß sich ein einheitlicher eunuchoider Charakter wird aufzeigen lassen, wie er meint, da der Faktor der partialkonstitutionell gewiß auch bis zu gewissem Grade selbständig laufenden Hirnstamm- und Cerebrumveranlagung dabei nicht genügend berücksichtigt werden könnte, so kann an der Bedeutung der Genitaldrüsenhormone für den Charakter gar nicht gezweifelt werden. H. Fischer berichtet über jähzornige, moralisch minderwertige, direkt als „epileptoid“ zu bezeichnende eunuchoide Charaktere, Tandler hebt die Ruhe und geringe Mitteilsamkeit und mangelnde Selbständigkeit hervor. Auch neuere Untersuchungen haben diese Uneinheitlichkeit des eunuchoiden Charakters wieder bestätigt, von charakterlichen Abweichungen aber sprechen alle Autoren. Die Nebennieren scheinen für die Affektäußerungen, für die Reizbarkeit und Aggressivität nach Beobachtungen von Asher, Kannon und de la Paz (zit. nach H. Fischer), die sie an Katzen machten, von größter Bedeutung zu sein. Auch bei hypophysären Erkrankungen werden psychische Veränderungen beschrieben; der körperliche Infantilismus ist meist mehr oder weniger deutlich von einem psychischen Infantilismus begleitet, der sich keineswegs nur auf die Intelligenz, sondern gerade wieder auf den Charakter bezieht; kurz, wo man hinsieht, findet man bei endokrinen Störungen auch charakterliche Anomalien[1]).

Von Bedeutung kann es unseres Erachtens weiter sein, wie intensiv die nervöse Substanz auf die im Blute kreisenden Hormone anzusprechen vermag. Es ist nicht einmal gesagt, daß die nervöse Substanz allen Hormonen gleich gut zugänglich ist. Wir erleben es bei Zufuhr exogener Gifte täglich, daß das Nervensystem des einen Menschen z. B. für Coffein und Morphium gleichmäßig stark empfänglich ist, ein anderer aber bekommt auf die Zufuhr der gleichen Menge Morphium tiefen Schlaf, Coffein jedoch hat nur eine sehr geringe Wirkung; wir sehen, daß der eine gleichmäßig bedürftig ist nach Alkohol und Morphium, ein anderer aber das eine Gift bevorzugt, das andere jedoch zurückweist. So kann ein und dasselbe Nervensystem für verschiedene exogene Gifte ungemein verschieden ansprechbar sein, warum nicht auch für verschiedene hormonale Einflüsse? Das wird sich dann wieder auswirken im Charakter und ist ebenfalls als eine qualitativ-funktionelle Differenz aufzufassen.

Aber nicht nur das endokrine System kommt in Betracht, sondern auch die großen drüsigen Organe wie die Leber. Leyser hat erst kürzlich den Beziehungen zwischen Leber und Gehirn seine Aufmerksamkeit zugewandt. Er konnte über Ikterusfälle berichten, bei denen es direkt zu Psychosen kam, in denen die Pat. sich affektiv ungemein reizbar zeigten, und es ist überhaupt eine ganz bekannte Erscheinung, daß Ikterische reaktiv labiler sind als sonst. Auch hier ist es wieder so, daß qualitative Sekretänderungen bedeutsam sind für die Ansprechbarkeit des Nervensystems, für die charakterliche Entäußerung. Wir haben keinen Grund, anzunehmen, daß das normale Sekret nicht auch auf die Reizbarkeit des Nervensystems innerhalb normaler Breite einen Einfluß hat.

Und endlich könnte der gesamte hämatopoëtische Apparat eine gewisse Bedeutung für die Ansprechbarkeit des Nervensystems besitzen; darüber wissen wir nichts Sicheres. Viel bestimmter aber können wir uns ausdrücken bezüglich des Gehaltes an anorganischen Ionen. Der Gehalt des Blutes an Calciumionen ist z. B. von größter Bedeutung für das Nervensystem. Calciummangel scheint für das Nervensystem ein reizsteigernder Faktor zu sein, wie man solches auch für die Tetanie annimmt und durch Calciumverabreichung den Anfällen vorzubeugen sucht. Bromdarreichung setzt ganz zweifellos die Erregbarkeit des Nervensystems herab und erzeugt Beruhigung, auch wenn man nicht allzuviel von der Bromtherapie bei Epilepsie halten mag. Auf die Bedeutung der Isotonie, der Isoionie und der Isothermie hat kürzlich Fauser auf Grund der Schadeschen Darlegungen in einem freilich gleich etwas scharf ins Zeug gehenden Aufsatz sicherlich mit Recht hingewiesen.

So sehen wir eine schier unübersehbare Menge von Faktoren, die als biologische Grundlagen des Charakters in Betracht kommen, und müssen gestehen, daß man nur sehr cum grano salis sich Küppers anschließen darf, wenn er den Charakter in die Thalamusgegend verweist, wenn diese auch sicherlich den Brennpunkt für alle in Betracht kommenden Einflüsse bilden wird. Und wir können Fischer gegenüber gewisse Bedenken nicht unterdrücken, daß es recht aussichtslos

[1]) Vgl. hierzu auch Fischer, H.: Die Rolle der inneren Sekretion in den körperlichen Grundlagen für das normale und kranke Seelenleben. Zentralbl. f. d. ges. Neurol. u. Psych. Bd. 34, S. 233. 1923.

erscheinen muß, eine biologische Charakterforschung aufzubauen. Wir können die in Betracht kommenden Einflüsse zu wenig übersehen, um hier mit Aussicht auf Erfolg zu arbeiten. Das soll nicht rundweg heißen, daß wir gewisse große Gemeinsamkeiten nicht herausfinden könnten und bestimmte körperliche Symptomgruppierungen aufzuweisen vermögen, die sich besonders gern mit bestimmten charakterologischen Eigenarten bzw. Grundfunktionen paaren; aber eine tiefere Charakterforschung wird uns auf diesem Wege wohl niemals gelingen. Wir haben das Material, die Bausteine, aber der Möglichkeiten ihrer Zusammenfügung sind unendliche.

Wir besinnen uns, daß wir die biologischen Grundlagen von Charakter und Temperament erforschen wollten. Die biologischen Grundlagen des Charakters haben wir erörtert, wo sind aber nun die für das Temperament? „Die Welt ist weggegeben", möchte man rufen, und so muß es in der Tat scheinen. Sehen wir näher zu: Wir haben gesprochen von zwei getrennt laufenden biologischen Reihen, dem Biotonus und der Konstruktion. Die konstruktiven Grundlagen, die zwar im wesentlichen anatomisch faßbar waren, aber doch auch humorale Einflüsse nicht vermissen lassen, haben wir eben besprochen. Man hätte hoffen können, in den humoralen Anteilen die biologischen Grundlagen des Temperamentes zu finden. Bleiben wir zunächst bei ihnen. Wir haben eingangs das Schwanken des Biotonus abhängig sein lassen von dem flotten oder weniger flotten Ablauf der Stoffwechselumsatzprozesse, um uns des anschaulichen Bildes der Beheizung einer Maschine bedienen zu können. Wir wollen diesem Gedankengang weiter folgen und unterscheiden zwischen einem Eiweiß-, Kohlenhydrat- und Fettstoffwechsel. Von welchen Faktoren hängt der Stoffwechsel denn nun ab? Am Eiweißstoffwechsel ist insbesondere die Schilddrüse beteiligt, den Kohlenhydratstoffwechsel beherrschen Pankreas, chromaffines Gewebe und Hypophyse sowie die Leber, der Fettstoffwechsel hängt weitgehend ab von Schilddrüse und Genitalorganen, aber auch die Hypophyse ist an ihm beteiligt. Wenn man dem vorläufigen Faltaschen Schema folgt, so kann man allgemein als auf den Stoffwechsel dissimilatorisch wirkende Drüsen bezeichnen die Schilddrüse, den Hypophysenhinterlappen, das chromaffine Gewebe und die Generationsdrüsen; assimilatorisch scheinen zu wirken Epithelkörperchen, Hypophysenvorderlappen, Nebennierenrinde und interstitielle Drüse. Wir finden also durchaus die gleichen Organe, die wir unter anderem als grundlegende Faktoren des Charakters angenommen hatten. Eine Scheidung der Temperaments- und Charaktergrundlagen nach verschiedenen Organen kann man also offenbar nicht gut vornehmen.

Nun haben neueste Forschungen ergeben, daß der Stoffwechsel nach seinen einzelnen Komponenten, Eiweiß-, Zucker-, Fettstoffwechsel, eigene zentrale Vertretungen hat [Toeniessen[1])], ja es hat den Anschein, als ob diesen Zentren schließlich noch ein allgemeines Stoffwechselzentrum übergeordnet wäre, das die anderen Zentren wiederum beeinflußt. Daß dieses Zentrum mit dem Wärme- und Kühlzentrum [Isenschmid, H. H. Meyer u. a.[1])], die pharmakologisch und experimentell nachgewiesen wurden, identisch ist, ist zwar nicht wahrscheinlich, es steht diesen aber sicherlich außerordentlich nahe und in innigsten Wechselbeziehungen mit denselben. Ferner haben genaue neurologische Unter-

[1]) Genauere Literatur bei L. R. Müller: Das vegetative Nervensystem. 2. Aufl. 1924.

suchungen gezeigt, daß für alle vegetativ innervierten Drüsen eine doppelte Innervation vorliegt, eine die Sekretion fördernde und eine die Sekretion hemmende; auf solche Weise werden die Drüsen dauernd in einer Art Gleichgewicht gehalten. Wir dürfen daher mit einem gewissen Recht annehmen, daß auch das noch hypothetische Stoffwechselzentrum oder, wie wir es jetzt, um nichts Spezielleres vorwegzunehmen, nennen wollen, das biotonische Zentrum, eine doppelte Vertretung habe, daß es ein biotonusförderndes und ein biotonushemmendes Zentrum gibt. Von diesen Zentren hängt also die Schnelligkeit und Güte der Stoffwechselprozesse, der assimilatorischen und dissimilatorischen Vorgänge ab, durch das antagonistische, äquilibrierende Zusammenarbeiten dieser beiden Zentren wird gewährleistet, daß der Biotonus aller Organe zeitlebens auf einer erbbiologisch festgelegten Höhe fixiert bleibt. Dadurch sind die quantitativen Maße dem Stoffwechsel und dem Biotonus ein für allemal vorgeschrieben. Wie sich die qualitative Zusammenarbeit der tieferen Zentren und Organe gestaltet, das hängt von der obersten Instanz nicht mehr ab, das ist dann Sache der Veranlagung der untergeordneten Instanzen. Der Sitz dieser biotonischen Zentren wäre ebenso wie der ihnen aufs nächste verwandten Wärmeregulationszentren im Höhlengrau des III. Ventrikels zu suchen. Wir mögen uns aber drehen und wenden, wie wir wollen, wir kommen nicht davon los, daß auch diese biotonischen Zentren ihre Struktur, ihre Konstruktion besitzen, nach der der Regulationsmechanismus funktioniert, und ihren eigenen Biotonus. Wir kommen darauf noch zurück.

Wir sehen daher den einzigen Ausweg aus diesem Dilemma darin, daß wir uns zu der Annahme entschließen, daß die gleichen Organe des Organismus sowohl dem Temperament als auch dem Charakter zur Grundlage dienen, daß für das Temperament aber lediglich die quantitativen, von einer bestimmten Gehirnstelle aus geregelten, biotonischen Verhältnisse, für den Charakter hingegen die qualitativen, in der Konstruktion der einzelnen Organelemente gelegenen Faktoren ausschlaggebend sind. Wir kommen dabei zu folgender Auffassung der biologischen Grundlagen der Temperamente: Wir haben im Organismus zwei große Organdrüsengruppen zu unterscheiden, die beherrscht werden von zwei einander entgegengesetzt wirkenden, ständig ein bestimmtes Gleichgewicht erstrebenden vegetativen Zentren, von denen das eine stoffwechselfördernd, das andere stoffwechselhemmend wirkt. Von diesen Zentren gehen ständig Impulse aus, die die beiden großen Organgruppen so regulieren, daß sie durch Abgabe ihrer Sekrete den Stoffwechsel ständig in bestimmten Bahnen halten und dem Organismus auf solche Weise einen ganz bestimmten Biotonus vermitteln. Bei idealem Gleichgewichtszutsand werden wir auf diese Weise zu einem idealen Stoffumsatz und zu einem idealen Biotonus kommen oder, um nunmehr wieder psychologisch zu sprechen, zu einem normalen, besonnenen Temperament. Dieses ideale Gleichgewicht, das auf einem harmonischen Zusammenarbeiten aller drüsigen Organe (nicht nur des endokrinen Systems im engeren Sinne) mit dem Gehirnmechanismus beruht, kann nun nach zwei Richtungen gestört werden. Es kann infolge eines erbbiologisch bestimmten Überwiegens des stoffwechsel- oder biotonusfördernden Zentrums zu einem quantitativen Überwiegen der fördernden Organgruppe kommen, es wird sich dann Stoffumsatz und Biotonus dauernd auf ein etwas höheres Niveau einstellen, es werden sich die Vitalgefühle heben bis zu einer deutlichen Lustbetonung, es werden sich alle Funktionen nach Tempo und Intensität steigern, und wir kommen damit zum sanguinischen oder hypomanischen Temperament und bei exzessiver Steigerung zur Erkrankung Manie. Hat aber das stoffwechsel- oder biotonushemmende Zentrum dauernd die Führung, so kommt es zum quantitativen Überwiegen der hemmenden Organgruppe, es wird sich Stoffumsatz und Biotonus dauernd auf ein niedrigeres Niveau einstellen, wir kommen zu einer Unlustbetonung der Vitalgefühle, zu einer Verlangsamung des psychischen Tempos, zu einem Sinken der Funktionsintensität, zum melancholischen Temperament und bei exzessiver Steigerung zur Erkrankung Melancholie.

Nun zur Charaktergrundlage: Das ideale Gleichgewicht des Gehirndrüsenapparates, das zum besonnenen Temperament führt, führt aber bei normal gebautem Drüsen- und Gehirnapparat gleichzeitig auch zu einem ideal-harmonischen Charakter. Durch die eben gezeichnete quantitative Verschiebung im Gleichgewicht des fördernden und hemmenden Zentrums, wie wir sie bei Manie und Melancholie ins Krankhafte gesteigert finden, wird dieser harmonische Charakter nicht nennenswert gestört. Anders wird es erst — und damit kommen wir zu der zweiten Richtung, in der das gesamte System, von dem wir oben sprachen, verändert sein kann —, wenn sich eine qualitative Änderung einer einzigen oder mehrerer drüsigen Organe innerhalb der fördernden oder hemmenden Organgruppe findet oder einstellt, oder natürlich auch, wenn in der Gehirnstruktur etwas nicht stimmt. Es kann die eine oder andere Drüse so veranlagt sein, daß sie gegenüber ihren zur Gruppe zusammengeschlossenen Genossen stark überwiegt und so das harmonische Gleichgewicht stört, es kann die eine oder andere Drüse dysfunktionieren und auf solche Weise erst recht das Gleichgewicht stören, es kann aber auch so sein, daß infolge konstruktiv ererbter Anormalität das Zentralnervensystem, soweit es für die Rezeptivität sensibler und sensorischer Reize in Betracht kommt und mit der reaktiven Affektlabilität in engerer Beziehung steht, also besonders die vegetativen Zentren in der Umgebung oder im Thalamus, zu stark anspricht, so daß z. B. ein leichter Schrecken schon ein heftiges Auffahren, ein Erblassen oder Zittern hervorruft, das aber bald wieder zurückgeht. Von allen diesen Möglichkeiten werden die noch weiter zentral, gleichsam im Lebensknoten gelegenen Zentren des Biotonus nicht stärker berührt, jedenfalls nicht länger aus dem Gleichgewicht gebracht, solange ihnen nicht eine erbbiologische Labilität mitgegeben ist, die die Möglichkeit einer länger anhaltenden biotonischen Gleichgewichtsverschiebung in sich schließt.

Diese in der Struktur des vegetativen Systems, ebenso aber auch in der Struktur der einzelnen Drüsen gegebenen qualitativen Verschiedenheiten werden sich nun auch auf dem Gebiet der Körperformen bemerkbar machen. Mögen auch die Körperformen und die drüsigen Organe eine eigene sich dauernd forterbende partialkonstitutionelle Komponente besitzen, die ihnen gewisse Maße von vornherein vorschreibt, so sind doch in Grenzen leichtere Abwandlungen möglich. Solche Abwandlungen im Drüsensystem werden nun auch wieder einen bildenden Einfluß haben auf die äußeren Körperformen. Experimentelle Untersuchungen über einseitige Fütterung heranwachsender Tiere, z. B. von Kaulquappen usw. mit drüsigen Organen, wie Schilddrüse oder Genitalorganen, haben gezeigt, daß auf solche Weise sehr bedeutende Änderungen in der Entwicklung von Körperformen erzeugt werden können. Die Pathologie lehrt uns das Entstehen einer Dystrophia adiposogenitalis bei Hypophysenmangel, das Entstehen einer Akromegalie bei Hypophysenhyper- oder -dysfunktion, das Entstehen kretinoider oder myxödematöser Körperbildungen bei Schilddrüsenmangel, das Auftreten eunuchoiden Hochwuchses bei Frühkastraten, Steinach und Lichtenstern konnten bei Meerschweinchen durch Genitaldrüsenexstirpationen und -transplantationen eine Entwicklung der körperlichen Merkmale des anderen, aufgepfropften Geschlechtes erzielen, und wenn auch beim Menschen mit Überzeugung Ähnliches bisher nicht gelungen ist, so ist doch an der Möglichkeit einer konstruktiv gegebenen Entstehung der Homosexualität nicht mehr zu zweifeln (konstruktive Triebeinstellung!). Hypertrophie der Nebennierenrinde erzeugt ungewöhnliche Körperbehaarung („Haarmenschen"), und ähnliche Einflüsse kommen wahrscheinlich auch der Epiphyse zu. So kann an einer Beeinflussung der Ausbildung und Gestaltung der Körperoberfläche durch solche besondere hormonale Einflüsse nicht mehr gezweifelt werden, und auf der Seite der Psyche springen charakterliche Veränderungen, besonders studiert an Basedowikern, Myxödematösen und Eunuchoiden — auch die freilich recht seltenen Hermaphroditen bieten körperlich und charakterlich sehr deutliche Abweichungen — sofort in die Augen.

Handelt es sich hier vielfach um schwere Dys- oder gar Afunktionen bestimmter Drüsen, so sehen wir doch keinen Gegengrund, warum man nicht annehmen sollte, daß die besondere qualitative Organgruppenzusammensetzung bei normalen Individuen auch einen solchen plastischen Einfluß auf die Körperoberfläche ausübt. Gemeinsam mit den partialkonstitutionell gegebenen Vorbedingungen für die Körperformentwicklung (z. B. Rasseeigentümlichkeiten) — in denen freilich vielfach schon die besondere abweichende qualitative Funktionstüchtigkeit einzelner oder mehrerer drüsiger Organe beschlossen liegt — werden leichte Abwandlungen noch dazu beitragen, daß es bald zu einem stärkeren Hochwuchs oder zu einem Zurückbleiben im Längenwachstum, zu einer besonderen Haarverteilung oder zu besonderer Fettverteilung, zu einer besonderen Gesichtsbildung etwa im Sinne akromegaler Einschläge, zu Änderungen der Hautbeschaffenheit, ihrer Durchblutung und ihrer Schweiß- und Talgabsonderung, zu Änderungen in der Knochen- und in der Muskelbildung u. a. m. kommt, kurz, es werden sich unter dem Einfluß bestimmter Dysfunktionssyndrome die von Kretschmer herausgestellten verschiedenen Körperbautypen — wir kommen gleich noch einmal auf sie zurück — entwickeln, der asthenische, der athletische und der dyplastische Typ mit all ihren besonderen Variationsmöglichkeiten und Eigenheiten.

Und von seite der Psyche finden wir, eine Besonderheit in der Reaktionsweise des Individuums, eine Änderung in seinem Charakter, eine Änderung in seinem Triebleben, eine Änderung in der „psychästhetischen Proportion", wie Kretschmer sich ausdrückt, eine Unausgeglichenheit im Charakter, würden wir sagen, ein Auftreten reaktiver Affektlabilität oder ungewöhnlicher affektiver Torpidität, kurz, wir finden das, was Kretschmer ein „schizoides Temperament" nennt, und was wir als abnormen Charakter bezeichnen.

Diese offenbare Identität von dem „schizoiden Temperament" Kretschmers und unserem Begriff des abnormen Charakters zwingt uns, hier kurz zu den Vorstellungen Stellung zu nehmen, die Kretschmer sich von den biologischen Grundlagen seines schizoiden Temperamentes macht. Auf die psychologische und psychiatrische Seite wird später einzugehen sein. Kretschmer konnte bekanntlich feststellen, daß ein sehr hoher Prozentsatz seiner manisch-depressiven Kranken einen „pyknischen“ Körperbau, dicken Schädel, weiches, welliges Haar, ovale, weiche Gesichtsform, kurzen Hals, mehr untersetzte Statur, stärkeren Fettansatz besonders in der Bauchgegend usw. zeigte, während das bei seinen schizophrenen Kranken nur ganz ausnahmsweise zur Beobachtung kam; bei diesen war der Körperbau „asthenisch“, „athletisch“ oder „dysplastisch“. Um so häufiger sah er bei diesen Schizophrenen Anzeichen, die an innersekretorisch bedingte Änderungen der Körperbeschaffenheit erinnerten, Anzeichen, die auf innerhalb normaler Breite liegende Keimdrüsenanomalien, thyreogene oder hypophysäre Anomalien schließen ließen, und bei diesen beobachtete er auf psychischem Gebiet Änderungen besonders im Bereich der affektiven Ansprechbarkeit, Änderungen, die sich vorwiegend auf der „psychästhetischen Skala“ bewegen, also nach unserer Nomenklatur „auffallende oder absonderliche Charaktere“. Bei den Manisch-Depressiven aber mit ihren weichen und weniger ausgeprägten, einfachen, unkomplizierten Charakteren sah er körperlich allenfalls Beziehungen zum allgemeinen Körperhaushalt, zum Körpergewicht und Fettstoffwechsel. So schloß er weiter, daß er für die Verschiedenheit des körperlichen Habitus und des manisch-depressiven Temperamentes einerseits gegenüber dem körperlichen Habitus und dem „schizoiden Temperament“ andererseits auch verschiedene Teile der drüsigen Körperorgane und des Blutchemismus verantwortlich machen müsse und versuchte einzuteilen: Hier große Eingeweidedrüsen und manisch-depressives oder cyclothymes Temperament und dort endokrines System und „schizoides“ oder „schizothymes“ Temperament. Allein bei solcher Einteilung kommt man unausweichlich zu dem Schluß, daß jeder Mensch zwei biologisch verschieden fundierte Temperamente in sich tragen müsse, und ich halte das für eine ziemliche Zumutung.

Uns will es viel einleuchtender erscheinen, daß jeder Mensch eine Temperamentsanlage und eine Charakteranlage habe, und unsere Theorie gibt uns noch dazu die Möglichkeit an die Hand, die Schwierigkeit, die jedem biologisch Eingestellteren die offensichtlich grobe und künstliche Trennung zwischen endokrinem System und großen Eingeweidedrüsen bezüglich des Stoffwechselhaushaltes bereiten muß, zu umgehen, indem wir das quantitative (zentral regulierte) Zusammenarbeiten der gesamten Körperorgane bestimmend sein lassen für die Temperamente, die qualitative Zusammensetzung und Zusammenarbeit der gleichen gesamten Körperorgane aber bestimmend sein lassen für den Charakter. So auch verstehen wir am besten, wie ein geringes Mehr an Produktivität des einen oder anderen Organes, z. B. bei der Schilddrüse, sich nicht nur leicht bemerkbar machen kann am Charakter, sondern vielfach auch am Temperament. Das soll im Anschluß an die Besprechung der folgenden Tabelle noch deutlich gemacht werden, die sich an das von Falta aufgestellte Schema anschließt.

Überwiegen der fördernden Gruppe unter dem Einfluß eines andauernden zentralnervösen Reizes führt zu einer Verschiebung des gesamten Stoffwechsels nach der positiven Seite, zu einem sanguinischen Temperament; Überwiegen der hemmenden Gruppe bedingt das melancholische Temperament. Bei bester Äquilibrierung beider Systeme resultiert das besonnene, wenig hervortretende Durchschnittstemperament.

Vegetative Stoffwechselzentra

↙ ↘

Isoliert reizsteigernd wirkende Organe	Fördernde Gruppe	Hemmende Gruppe	Isoliert reizmindernd wirkende Organe
	Schilddrüse	Epithelkörperchen	
	Hypophysen-Hinterlappen	Hypophysen-Vorderlappen	
	Chromaffines Gewebe	Nebennierenrinde	
	Generationsdrüse	Interstitielle Drüse	

Sind die gesamten Drüsen „normal" veranlagt (und ist das Nervensystem in seiner Gesamtstruktur „normal"), so wird ein harmonischer Charakter resultieren; bei Störungen der einzelnen Drüsen (oder intracerebralen Disharmonien oder Störungen) aber wird es zu qualitativen Änderungen und damit zu Charakteranomalien kommen: Schilddrüsenhyper- oder -dysfunktion führt zu der den Basedowikern eigenen reaktiven Affektlabilität. Umgekehrt liegt es beim Myxödem mit seiner affektiven Torpidität und seinem „Phlegma". In der Pubertät tritt eine ganz gewaltige charakterliche Umwälzung ein infolge der allmählich erfolgenden und das bestehende Gleichgewicht bis zur vollendeten „Vergeschlechtlichung" des Organismus aufs schärfste irritierenden Geschlechtsdrüsenentwicklung. Daß Geschlechtsdrüsenausfall sehr erhebliche Bedeutung für die Charakterentwicklung hat, ist vom Eunuchoidismus her bekannt.

Nun haben wir bei Basedowischen oft Schwierigkeit, auseinanderzuhalten, ob es sich um einen reaktiv-affektlabilen oder um einen endogen-affektlabilen Zustand handelt. Das kommt wohl daher, daß mit der isolierten Hyperfunktion der Schilddrüse, die eine Steigerung der Reizbarkeit zur Folge hat, auch meist ein quantitatives Überwiegen der fördernden Organgruppe zusammenfällt, so daß man sagen möchte, der Basedowiker habe mit seiner reaktiven Affektlabilität auch gleichzeitig ein hypomanisches oder sanguinisches Temperament erworben. Ähnlich liegt es beim Myxödem, bei dem sich zu der reaktiven Torpidität gern ein depressiver Gemütszustand, ein melancholisches Temperament gesellt. Da wir uns hier nun nicht mehr innerhalb normaler Grenzen bewegen, muß man mit dem Ausdruck „Temperament" freilich anfangen vorsichtig umzugehen. Auch können in solchen pathologischen Fällen durch vikariierende Hyper- oder Hypotrophie in korrelativ verbundenen Organen — für die Schilddrüse ist dies bezüglich der Hypophyse von der endokrinen Forschung direkt nachgewiesen — derartige Ausgleichungen und Verschiebungen eintreten, so daß es ganz unmöglich erscheint, im einzelnen hier durchzufinden; die Verhältnisse sind dazu noch viel zu wenig, ganz besonders von psychiatrisch-psychologischer Seite, durchforscht oder geklärt. Aber daß wir gerade für die eigenartigen Mischungen bei Basedowikern und Myxödematösen ein gewisses Verständnis bei Annahme der von uns ausgeführten Grundmechanismen gewinnen, läßt sich doch wohl nicht ableugnen.

Sind unsere Vorstellungen über die von zwei Zentren über zwei Organsysteme in die Blutbahn sich auswirkenden Grundlagen des Temperamentes richtig, so sollte man annehmen, daß es abgesehen von einem sanguinischen (hypertonischen), besonnenen (durchschnittlichen) und melancholischen (hypotonischen) Temperament irgendwelche Mischungen nicht gäbe. Allein da hält uns Klages entgegen, daß die Erfahrung die Möglichkeit des Verbundenseins von freudloser Unrast mit temperamentvoller Strebsamkeit und umgekehrt von phlegmatischer Indolenz mit ruhigem Frohsinn zeige. Ja, ins Psychiatrische hinübergreifend weist er auf die Mischzustände des manisch-melancholischen Irreseins hin, wo sich Euphorie mit erschwertem und melancholische Verstimmung mit erleichtertem Reaktionsvermögen paare[1]). Wir können es daher nicht umgehen, hier einige Bemerkungen über die Pathogenese der Mischzustände einzuflechten, um von dort aus auf die Klagesschen Einwände antworten zu können.

Den Beginn einer manischen Erregung haben wir uns so vorzustellen, daß aus irgendeinem hier nicht näher zu erörternden Grunde das biotonusfördernde Zentrum in Erregung gerät und über die fördernde Organgruppe der gesamte Blutchemismus in einsinniger Weise verschoben wird. Das hemmende Gegenzentrum wird nun bestrebt sein, diese Störung wieder auszugleichen, wird seine Impulse auf das hemmende Organsystem übertragen, und dieses wird nun versuchen, durch Abgabe seiner Stoffe an das Blut die erregenden Wirkungen der fördernden Gruppe auszugleichen. Nun kann man sich ohne größere Schwierigkeiten vorstellen, daß manche Hirngebiete auf die hemmenden Substanzen, die auch in vermehrtem Maße im Blut zirkulieren, stärker ansprechen als auf die fördernden, so daß es auf solche Weise zu unreinen Zuständen oder zu richtigen Mischbildern kommt, zu einem manischen Stupor, bei dem die Affektivität beherrscht wird von den erregenden Einflüssen, das Psychomotorium aber von den hemmenden. Oder aber umgekehrt, es kann die Affektivität den erregenden Einflüssen weniger zugänglich sein als den hemmenden, es kommt dann zu herabgestimmten Vitalgefühlen mit erregtem Psychomotorium, was vielleicht mitunter zur Angstmelancholie führen kann. Es soll diese Arbeitshypothese hier nicht weiter ausgesponnen werden, das ist schon an anderem Orte geschehen; ich sehe aber von biologischem Standpunkt aus keinen stichhaltigen Gegengrund, den man diesen

[1]) Klages lehnt auch unter Hinweis auf Kraepelin bzw. auf Aschaffenburgs experimentell-psychologische Versuche es ab, daß die sog. Ideenflucht zeuge von einer Beschleunigung des Vorstellungsablaufes. Das muß richtiggestellt werden. Nach Versuchen von Aschaffenburg schien es allerdings so, als ob die Assoziationszeiten bei manischen Kranken keineswegs immer beschleunigt, öfters sogar geradezu verlangsamt seien. Allein Isserlin konnte wiederum feststellen, daß sich die Dauer der einzelnen Vorstellung im Bewußtsein auf Grund phonographischer Aufschreibungen bei der untersuchten manischen Kranken auf eine Sekunde berechnete, während sie für zwei Gesunde zwischen 1,2 und 1,4 Sekunden schwankte. Wenn trotzdem hier keine Beschleunigung im Vorstellungsablauf vorgelegen haben sollte, was ist dann in der Zwischenzeit zwischen diesen nur 1 Sekunde im Bewußtsein verharrenden Vorstellungen geschehen? Weiter bezeichnet Kraepelin die Denkhemmung der Melancholischen sicher mit Recht als das genaue Gegenstück zur Ideenflucht, bei jener aber wird wohl jeder eine Verlangsamung des Vorstellungsablaufes zugeben, und nicht eine Beschleunigung annehmen wollen (wir reden natürlich von klassisch reinen Fällen). Wenn Kraepelin trotzdem darauf hinweist, daß man nicht ganz selten Ideenflucht bei ganz langsamem Reden beobachten könne, so ist das eben eine gehirnstrukturelle Eigenschaft der betreffenden Persönlichkeit (vgl. S. 16) und nicht eine mit der manischen Ideenflucht irgendwie verschwisterte Erscheinung, wie es nach Klages' Verallgemeinerung erscheinen möchte. Auf die strukturellen (charakterlichen) Eigenarten hat man eben früher nicht geachtet; daher die widersprechenden experimentell-psychologischen Ergebnisse von Aschaffenburg und Isserlin.

Gedankengängen, die manchem zunächst etwas spekulativ erscheinen werden, entgegenstellen könnte. Ich betone, daß das Auftreten eines solchen Mischzustandes abhängig sein müßte von der individuell verschiedenen Ansprechbarkeit bestimmter Gehirngebiete, z. B. der affektiven Erregbarkeit, der der intrapsychischen Verarbeitung, der den zentrifugalen Funktionen zugeordneten Hirnelemente. Nun, eine verschieden starke Ansprechbarkeit für psychische Reize hatten wir ohne Bedenken angenommen bei der Besprechung der biologischen Grundlagen des Charakters, und eine solche demonstriert uns das Leben immerfort in unseren verschiedenen Charakteren. Ich sehe keinen hinreichenden Grund, warum wir für chemische Reize nicht ebenso gelegentlich eine verschiedene Ansprechbarkeit sollten erwarten dürfen.

Und gehen wir nun in die normale Breite, so sehen wir auch ständig beide „Temperamentszentren", wenn der Ausdruck erlaubt ist, in Tätigkeit, sich ständig die Wage haltend; ständig werden beide Organsysteme zur Sekretion angeregt. So könnte es sehr wohl bei besonders „konstruierten", bei besonders veranlagten Naturen so sein, daß die emotiven Substrate auch im normalen Leben schon überwiegend dem fördernden Einfluß unterliegen, die psychomotorischen aber vorwiegend dem hemmenden; dann hätten wir Klages Beobachtung einer Kombination von „phlegmatischer Indolenz mit ruhigem Frohsinn" biologisch fundiert. Und umgekehrt wird innerhalb normaler Grenzen sich eine für fördernde Einflüsse zu geringe Emotivität (bzw. deren Substrate) gepaart mit einem fördernden Einflüssen sehr viel zugänglicheren Psychomotorium (bzw. dessen Substraten) äußern in einer „freudlosen Unrast mit temperamentvollem Streben". Es kann natürlich auch anders sein und wird sich in vielen Fällen gewiß auch anders leichter erklären lassen, ich wollte nur zeigen, daß wir vor diesen Einwänden Klages' die Segel nicht zu streichen brauchen und sehr wohl eine Erklärung aus unserer Auffassung von Temperament und Charakter und ihren biologischen Grundlagen heraus geben können.

L. R. Müller meint, daß die antagonistische Innervation des vegetativen Nervensystems so arbeite, daß die Innervationen, die aus dem sympathischen oder parasympathischen System in wechselnder Art kommen, funktionieren wie die Schale einer Wage, daß also vermehrte sympathische Aktion immer verbunden sei mit verminderter parasympathischer Aktion. Das mag bei den relativ groben pharmakologischen Reizversuchen im großen und ganzen zutreffen; daß es in physiologischer Breite auch so ist, erscheint mir zweifelhaft, wenigstens soweit es sich um die Tonisierung des Gesamtorganismus und nicht um eine plötzliche Reizwirkung, wie bei akutem Schreck usw., handelt, wo sich die Stöße nach der einen Richtung durch darauffolgende Innervation der Gegenseite nacheinander auszugleichen trachten (Blässe des Gesichtes wechselt mit lebhafter Röte oder umgekehrt). Gerade die Tatsache der doch recht häufigen Mischzustände scheint mir biologisch nur verständlich, wenn wir uns beide Systeme gleichzeitig an der Arbeit denken. Die hypomanische Nachschwankung nach einer Depression und umgekehrt kann man zum Gegenbeweis nicht heranziehen; denn auch diese findet unseres Erachtens eine zwanglose Erklärung durch die Annahme, daß das stramm gegen das krankhaft erregte System arbeitende Gegensystem bei Nachlassen der krankhaften Erregung des ersteren nun zunächst einmal seinerseits das Übergewicht bekommt, bis sich das Gleichgewicht wieder langsam einstellt.

Wir sprachen von einer „endogenen“ Entstehung der Temperamente und einem endogen bedingten Biotonus und meinen damit, daß diese Faktoren nach ihrer quantitativen Seite hin ein für allemal erbbiologisch festgelegt sind. Durch äußere Reize gelingt es im allgemeinen nur für kurze Zeit, eine Änderung hervorzurufen. So erzeugen Alkoholzufuhr und Cocaininjektionen wohl vorübergehend ein manisches Zustandsbild mit gesteigertem Biotonus, gesteigerter Wärme und gesteigertem Stoffumsatz, aber nach Ausscheidung der Mittel stellt sich der Biotonus wieder auf seine frühere Höhe ein. Etwas anders liegen die Dinge, wenn mit einer gewissen Wahrscheinlichkeit angenommen werden darf, daß sich im Umkreis oder in den „Biotonuszentren“ selbst ein veränderter Dauerzustand eingestellt hat, wie z. B. bei einem encephalitischen Prozeß. Wir sahen bei den Encephalitiskranken der letzten Jahre zwar vorwiegend Charakterveränderungen auftreten, hin und wieder aber auch einmal ausgesprochene Temperamentsverschiebungen. Insbesondere bei Kindern wurden schwer manische Zustände neben den ethischen Defekten nicht selten beobachtet, aber auch bei Erwachsenen kam dies gelegentlich vor. Bei solchen Prozeßvorgängen kommt also eine solche exogene und dauernde Temperamentsverschiebung infolge der Läsion des Regulationsmechanismus wohl zur Beobachtung, bei allen vorübergehenden Einflüssen ist die Verschiebung keine dauernde.

Wir sehen, daß Infektionskrankheiten im Beginn einer symptomatischen Psychose nicht selten manische oder depressive oder paranoische Zustandsbilder erzeugen, daß leichtere Infektionspsychosen überhaupt unter solchen Zustandsbildern verlaufen können; sie sind dabei aber immer gefärbt durch das toxische Etwas, das sich in einer leichten Bewußtseinsumnebelung, einer der Reizung der Zellen folgenden Narkose, also beginnendem Ausfall, äußert. Auch sind konstruktive oder charakterliche Besonderheiten, wie große Reizbarkeit, Neigung zu Angst usw., dabei fast regelmäßig mitgegeben. Es wird aber von kaum einem Psychiater geleugnet werden, daß echte Manien oder Melancholien „ausgelöst“ werden können durch Infektionen, durch Intoxikationen, gelegentlich auch durch Traumen oder stark affektbetonte psychische Erlebnisse; die klinische Psychiatrie fordert hierfür eine in der Veranlagung gegebene Bereitschaft zu diesen Erkrankungen. Das paßt vollkommen zu unserer Auffassung: Wird der biotonische Regulationsmechanismus von irgendwelchen exogenen Reizen, sei es eine Infektion oder ein Trauma (Commotio, Basisbruch usw.) oder eine schwere psychische Schockwirkung, in Mitleidenschaft gezogen, so wird sich nur eine vorübergehende Temperamentsschwankung mit deutlich exogen modifizierten Zügen einstellen; nur wenn diese Zentren aus erbbiologisch gegebenem Anlaß die Neigung haben, bald nach der einen, bald nach der anderen Seite hin langdauernde Verschiebungen zu erleiden (sanguinisches oder melancholisches Temperament, zirkuläre Veranlagung), wird ein solcher exogener Reiz der Anlaß werden können zum Ausbruch einer Manie oder Melancholie, deren Dauer durch die exogene Noxe nicht bestimmt wird, sondern lediglich abhängt von der erbbiologischen Labilität, bei der wir über die anregenden oder bremsenden ätiologischen Faktoren nichts wissen; sie liegen wohl meist innerhalb der Breite physiologischen Geschehens, treten deshalb nicht in Erscheinung und können nicht oder nur willkürlich als ursächliche Faktoren bewertet werden.

Das gleiche lehren uns pharmakologische Experimente. Vorübergehend wird ein Stuporöser durch Cocain, ein leicht Gedrückter durch Coffeingaben aus seinem Hemmungszustand gerissen, allein die Wirkung ist rasch vorüber. Es gelang uns auch oft nicht, durch Cocain einen deutlichen Umschlag der gedrückten Stimmung der Melancholischen in heitere Stimmung zu erzeugen. Da uns diese Gifte nicht zentral genug anzugreifen schienen, so versuchten wir es mit dem Tetra-hydro-β-naphthylamin, das direkt im Höhlengrau angreifen soll. Wir konnten gelegentlich die Beobachtung machen, daß eine zirkuläre Kranke nach halbjähriger Dauer eines schweren melancholischen Stupors nach viermaliger intravenöser Verabfolgung von 1,0 bis 2,0 ccm einer 1proz. Lösung dieses Stoffes innerhalb von 8 Tagen aus ihrem melancholischen Stupor erwachte und in eine flotte Manie überging. Eine andere Kranke verlor schon nach drei Injektionen ihren ängstlich-depressiven Zustand, der sie seit 6 Monaten plagte. Andere depressive Kranke wurden gebessert, zum Teil freilich nur vorübergehend oder langsam, so daß wir den Eindruck hatten, daß bei den beiden ersten Kranken nur der bereits bestehenden Umschlagsbereitschaft entgegengekommen wurde, ähnlich wie es bei krampfbereiten Epileptikern gelingt, durch Cocaininjektionen oder Alkoholgaben einen Krampfanfall auszulösen. Darüber wird an anderer Stelle ausführlich zu berichten sein.

Wir müssen nun aber noch einen Punkt von fast prinzipieller Wichtigkeit berühren. Wir waren im Verlauf unserer Überlegungen zu dem Schluß gekommen, daß wir das Temperament in gewissem Sinne lokalisieren können und den „Sitz" nach unseren heutigen Kenntnissen am zweckmäßigsten verlegen müssen in das Höhlengrau des dritten Ventrikels. Die Untersuchungen von L. R. Müller und anderen waren für diese Annahme mitbestimmend. Wir begegnen uns in dieser biologisch geforderten Annahme mit den neuesten Anschauungen von Küppers, der eben dorthin den Sitz des Temperamentes verlegt, ohne allerdings unseres Wissens den Temperamentsbegriff schärfer umrissen zu haben. Damit kommen wir aber zu einer gewissen Schwierigkeit: Die den Temperamenten zugeordneten Zentra müssen ihrerseits doch auch wieder Tonus und Funktion besitzen, und wenn ihre Tätigkeit den allgemeinen Biotonus regelt, so tut dies eben doch ihre Reaktion, ihre Funktion. An der Richtigkeit dieses Schlusses kann gar nicht gerüttelt werden. Und nun kann man fortfahren: Also ist schließlich das Temperament doch reaktiv, also charakterlich bedingt, geht in den Charakter ein! Wir kommen damit wieder zu dem Punkt, den wir schon im ersten Kapitel anläßlich der Erwägung, daß alles psychische Geschehen reaktiv sei, berührten. Wir kamen zu letzten Gegebenheiten, über die wir nicht hinaus können. Wo eine lebende Zelle, wo überhaupt Leben ist, da ist auch Funktion und Biotonus. Eines ohne das andere existiert nicht, es gibt keine Funktion ohne einen bestimmten Biotonus, und es gibt keinen Biotonus ohne die Möglichkeit einer Funktion. Nimmt man das eine an, so setzt man das andere mit, um den bekannten mathematischen Begriff der „Mitsetzung" zu gebrauchen. Wo ich nichts zum Teilen habe, da kann ich auch nicht von einer Mittellinie reden; oder wenn ich von einer Mittellinie rede, so setze ich etwas Teilbares mit. Wenn ich ein Dreieck habe, so setze ich mit, daß in diesem drei Mittellinien existieren, die sich in einem Punkte schneiden. Wenn ich zugebe, daß $2 \times 2 = 4$ ist, so setze ich mit, daß $3 + 1 = 4$ ist usw. Ebenso ist das auch bei unseren biotonischen Stoffwechselzentren.

Auch sie haben Biotonus und Konstruktion, das ist ebenso etwas Untrennbares, wie das Psychische an sich untrennbar ist und immer als Ganzes erlebt wird; und wie in der Psyche Temperament und Charakter zur Einheit der psychischen Entäußerung der Persönlichkeit verschmelzen, verschmelzen auch die beiden biologischen Reihen des Biotonus und der Konstruktion zu einer Einheit der phänotypischen Funktion; dort Produkt aus dem Faktor Temperament und dem Faktor Charakter, hier Produkt aus dem Faktor Biotonus und dem Faktor Konstruktion.

Die Schwierigkeit, die zu entstehen scheint, löst sich folgendermaßen: Wir sagten, der Regulationsmechanismus des Biotonus hat selbst auch wieder Konstruktion und Biotonus; der Mechanismus selbst ist nicht die Grundlage des Temperamentes, sondern er greift nur regulierend ein, wenn äußere Faktoren oder Vorgänge im Organismus den Ton des erbbiologisch festgelegten Biotonus zu ändern bestrebt sind. Das Temperament entspricht dem Ton, aber nicht der gespannten Saite. Der Ton des Biotonus, das Maß der Lebensenergie, die Höhe des Lebenselans, man könnte auch sagen die Stärke des Lebenstriebes, die Kraft der ständig vorhandenen potentiellen Energie ist uns einfach gegeben, das ist kein Mechanismus mehr, sondern eine Eigenschaft oder eine im Organismus wirkende Kraft und als solche lokalisatorisch nicht faßbar. Wenn wir also sagten, das Temperament sei in das Höhlengrau des dritten Ventrikels zu lokalisieren, so meinen wir damit nur den Regulationsmechanismus jenes biologischen oder psychischen Kraftmaßes, aber nicht die Kraft selbst. Diese kann von uns nicht lokalisiert werden, kann auch in letzter Linie durch äußere Eingriffe weder vermehrt noch vermindert werden. Wir vermögen den Regulationsmechanismus wohl vorübergehend anzuregen oder zu dämpfen, mehr aber nicht.

Das manisch-melancholische Irresein wäre demnach aufzufassen als eine erbbiologisch gegebene Labilität des Regulationsmechanismus für Biotonus und Temperament, der bald durch psychogene Schockwirkungen, bald durch exogene Einflüsse, zumeist aber durch uns nicht erkennbare Ursachen aus dem Gleichgewicht gebracht wird und zu einer ganz unverhältnismäßig lange dauernden und gewaltigen Verschiebung der Temperaments- oder Biotonuskomponente führt, ohne daß dadurch die konstruktiven Teile des Organismus für später nachweisbar geschädigt werden. Diese enge Verschwisterung des Biotonus und des Temperamentes mit dem dem Individuum innewohnenden Lebenselan erklärt es weiter, daß wir bei dem überwiegenden Teil der Kinder hypomanische Komponenten, ein sanguinisches Temperament finden, vielleicht auch, daß bei Encephalitiskindern die manischen Bilder so überwiegen, und endlich bekommen wir ein gewisses Verständnis für die Tatsache, daß mit zunehmendem Lebensalter die Depressionen immer häufiger werden.

Wenn wir nun noch einmal einen Blick werfen auf den Klagesschen Temperamentsbegriff, so sehen wir deutlicher die Beziehungen unseres Systems zu dem seinen. Für Klages setzt sich das Temperament eines Menschen zusammen aus dem Quotienten $\frac{T = \text{Triebkraft}}{W = \text{Widerstand}}$. Für uns ist das Temperament ungefähr gleichbedeutend mit Triebkraft; der modulierende Widerstand aber ist uns gegeben in der Konstruktion, im Charakter[1]).

[1]) Vgl. auch Paul Schilders Erörterungen über die „Antriebsenergie“ in seinem Aufsatz im Archiv f. Psych. Bd. 70. S. 4/5. 1923, die offenbar in gleicher Richtung zielen.

Die beiden biologischen Reihen des Biotonus und der Konstruktion stehen aber empirisch absolut fest und müssen uns für eine naturwissenschaftliche Psychologie die Leitmotive bleiben: hier Biotonus und Temperament, dort Konstruktion und Charakter.

IV. Der Charakter.

Wir gehen von unserer naturwissenschaftlich-psychologischen Auffassung des Charakters aus, nach der „Charakter" psychisches Reagieren ist, soweit es abhängig ist von der durch die verschiedenen Teilkonstitutionen gegebenen Reaktionsbereitschaft des Nerven- und Zentralnervensystems. Nicht zum Begriff des Charakters gehören die Komponenten des psychischen Lebens, die durch die Temperamente bedingt sind, also der (ohne äußere Erlebnisse) gegebene Stimmungshintergrund und der größte Teil dessen, was wir psychisches Tempo nennen. Man könnte einwenden, daß wir eine scharfe Trennung auf solche Weise nicht vornehmen können, und es ist auch zuzugeben, daß dies vollkommen niemals gelingen wird. Wir sind dabei aber ganz in der gleichen Lage, in der sich auch sonst der Charakterologe befinden muß. Auch bei einer anderen, nicht biologisch fundierten Umgrenzung des Begriffes Charakter sehen wir alle anderen Komponenten des Seelenlebens mit hineinspielen, wir können nicht ganz von der intellektuellen Qualität abstrahieren, wenn wir, wie Kretschmer es tut, die psychische Gesamtpersönlichkeit nach ihrer Affekt- und Willensseite hin als Charakter nehmen und das, was wir Temperament nannten, nun mit in den Charakter eingehen lassen. Wir können noch weniger von einer scharfen Grenze sprechen, wenn wir mit Wundt die Affektseite der Persönlichkeit den Temperamenten, die Willensseite dem Charakter zuweisen. Wie wollten wir die Willensqualitäten isoliert ohne Gefühlsqualitäten studieren, wo jene doch von diesen so ungemein abhängig sind, wie wollten wir diese Willensseite trennen von den Trieben oder von der intrapsychischen, gedanklichen Verarbeitung von Erlebnissen? Weiter, wie wissen wir, welches erst die im Laufe des Lebens unter Einfluß von Milieu und Erlebnis erworbenen Reaktionsweisen sind? Denn darüber müssen wir uns klar sein, daß wir alle unsere Untersuchungen an durch Lebensschicksale in ihren Reaktionsweisen umgemodelten und veränderten Individuen vornehmen. Unsere Umgrenzungen müssen also notwendigerweise immer sehr relativ bleiben.

Trotzdem lehrt uns die Erfahrung, daß wir bei hinreichender Kenntnis der Lebensschicksale und bei hinreichend langer Beobachtung doch immer wieder die ursprünglich gegebene Veranlagung durchschlagen sehen, ja, daß wir aus der Art der Verarbeitung bestimmter Lebensschicksale und aus ihnen resultierenden Charakterverbiegungen auf die ursprüngliche reaktive, charakterliche Veranlagung schließen können. Uns Psychiater interessiert die Charakterlehre ganz besonders nach der Seite der angeborenen Reaktionsbereitschaften. Wir werden nach ihrer Kenntnis unser therapeutisches Handeln einrichten, werden, um ein Beispiel anzuführen, dafür Sorge tragen, daß der „Haltlose" nicht in verantwortungsvolle Stellung kommt, sondern unter sicherer Führung bleibt, daß der Hitzige nicht in einer Umgebung bleibt, in der unnötig viel Reibungsflächen gegeben sind, daß der Querulatorische nicht durch unverständige Vorgesetzte immer von neuem bedrängt und immer tiefer in seine Querelen hineingetrieben wird, daß der Initiativlose stets einer Leitung unterstellt ist, die ihn nicht in seiner Tatenlosigkeit versinken läßt, ganz abgesehen von der diagnostischen Bedeutung bestimmter Charakterzüge, die uns vielfach ein Bild erst verstehen lehren. Das alles ist Grund genug, daß auch in einer psychiatrischen Abhandlung der Charakterologie ein breiterer Raum gegönnt wird.

Wir werden also versuchen müssen, uns eine Grundlage für die verschiedenen Nuancierungen der angeborenen Charaktere zu schaffen, obwohl wir uns bewußt sind, daß es sich nur um Rahmen handelt, in die die einzelnen Individuen bis zu gewissem Grade hineingepreßt werden müssen, und daß wir nur nach den Grundpfeilern suchen wollen, auf denen sich der Bau des später unter den Lebenseinflüssen erworbenen Charakters und der Gesamtpersönlichkeit erhebt.

Was Wundt uns über die Charaktereinteilungen sagt, reicht bei weitem nicht aus. Selbst wenn wir seine Temperamentseinteilungen mit zu Hilfe nehmen, kommen wir nicht damit zurecht. Eine gewisse Einteilung ist uns nur in seiner Unterscheidung zwischen festen und schwankenden Charakteren gegeben. Aber wenn wir dann weiter mit ihm trennen wollten zwischen „gutem" und „bösem" Charakter, so würden wir einen Choleriker, der einem ins Wasser gefallenen Kind infolge rasch aufflammenden Affektes nachspringt und ihm das Leben rettet, wohl wertend als guten Charakter bezeichnen müssen, bei dem gleichen Choleriker aber würde ein schlechter Charakter zutage treten, wenn er am anderen Tage ein Kind um einer Kleinigkeit willen schwer züchtigt. Und ebenso kann uns eine Einteilung nach Eigenschaften, wie Treue, Zuverlässigkeit, Verschlagenheit oder Verschlossenheit, um nichts weiter bringen, wir kommen zu einem großen Mosaik der einzelnen Charaktere, das uns praktisch gar nichts nützt, und von einem systematischen Aufbau einer Charakterlehre sind wir weiter entfernt denn je.

Einen ersten Versuch aufbauender Charakterlehre hat Ribot gemacht, indem er zwischen den aktiven und den sensitiven Naturen, besonders nach der Willensseite verschiedenen Kategorien, unterschied und ihnen die Apathischen, die affektiv wenig Ansprechbaren, an die Seite stellte. Aber auch er verfiel dem Schicksal, daß seiner Schilderung Naturen zugrunde lagen, die ganz vorwiegend auf dem Gebiete der Temperamente in unserem Sinne etwas abnorm veranlagt waren, wir begegneten z. B. dem Sanguiniker oder Hypomanicus als besonderer Charakterform („aktive Charaktere mit mittlerer Intelligenz") in unverkennbarer Wiedergabe (S. 30/31).

Vor $1^1/_2$ Jahrzehnt erschien die Charakterlehre von Klages, die heute immer mehr Anhänger gewinnt. Klages lehnt sich dabei deutlich an die an Beobachtungen ungemein reiche Charakterologie Bahnsens an, geht aber zu einer großzügigen Charaktersynthese über. Wir haben schon darauf hingewiesen, daß sie uns in ihrer Art ganz ausgezeichnet durchdacht erscheint, daß wir aber fürchten, sie werde im praktischen Leben versagen müssen, da sie ohne jede Fühlung mit den Naturwissenschaften bleibt und daher auch ein Zusammenarbeiten mit der Psychiatrie fast unmöglich macht. Ich glaube nicht, daß dies an einem persönlichen Unvermögen liegt, sondern an der Fremdheit der naturwissenschaftlichen und Klages' psychologischer Betrachtungsweise, und letztlich begründet ist in den verschiedenen erkenntnistheoretischen Standpunkten, von denen aus die psychischen Funktionen von der Naturwissenschaft und seiner Psychologie gesehen werden, von der verschiedenartigen Betrachtungsweise beider Disziplinen, dort der analytisch-synthetischen und hier der vorzugsweise erschauten. Wir müssen aber, um für unsere klinisch psychiatrischen Erfahrungen und Kenntnisse eine geeignete gemeinsame Operationsbasis zu gewinnen, danach trachten, auch die Charaktere mit naturwissenschaftlich-psychologischen Augen zu sehen, d. h. an die Ergebnisse der Naturwissenschaft, der Biologie und Physiologie bei unserer psychologischen Betrachtung uns anzulehnen.

Einen wesentlichen Schritt vorwärts in dieser Richtung brachte uns Kretschmer durch seine Ausführungen zur psychiatrischen Charakterlehre in seinem Buch über den sensitiven Beziehungswahn, und zwar dadurch, daß er nicht bei der gewohnten Einteilung nach stärkerer oder geringerer Affektivität und nach stärkerer oder geringerer Willensfestigkeit stehenbleibt, sondern den Durchgang eines Erlebnisses durch den ganzen Mechanismus des Seelenlebens zur Grundlage macht. Die Hauptstützen seines Gebäudes sind die Begriffe der Eindrucksfähigkeit für Erlebnisse, der Retentionsfähigkeit für Erlebnisse, der intrapsychischen Verarbeitung oder Aktivität und der Leitungsfähigkeit[1]) von Erlebnissen. Die Eindrucksfähigkeit hat starke Beziehungen zur Affekthöhe, die Retentionsfähigkeit zur Affektdauer, die Leitungsfähigkeit zur Affektäußerung und ganz allgemein zur psychischen Entäußerung, zum Willens- und Triebleben.

Kretschmer bezeichnet es als einen Fortschritt seiner Charakterlehre, daß sie die bisher übliche statische und materialisierende Betrachtungsweise ersetzt durch eine genetische und dynamische, und da er auf das Studium der Reaktionsweisen im praktischen Leben hinaus will, so muß er auch die Beziehungen zum Erlebnis mit in Ansatz bringen, er bleibt durch das tiefere Eindringen in die Reaktionsweisen im Anschluß an Erlebnisse nicht beim angeborenen Charakter stehen, sondern zieht den Bereich des erworbenen Charakters durch Heranholung der Charaktergewöhnungen zu den in der Anlage gegebenen Charakterfähigkeiten mit in seine Untersuchungen hinein. Er hat dies in ausgezeichneter Weise getan und hat uns in bestimmte Reaktionsweisen besonders auch psychopathischer Individuen hineinblicken lassen, wie man es selten geboten bekommt.

Wir hoffen, nicht mißverstanden zu werden, wenn wir uns jetzt die gegebenen Charakterfähigkeiten im Anschluß an die vier von Kretschmer gegebenen Grundbegriffe etwas schematisch in allen möglichen Kombinationen einmal vor Augen führen. Gewiß bleibt ein Schema immer etwas Gezwungenes, in das sich die Buntheit seelischen Lebens nur mit einer gewissen Gewalt einzwängen läßt; das wissen wir wohl. Wir bleiben uns auch dabei bewußt, daß die Eigenschaften nur richtig gewertet werden können in Beziehung mit den im Leben an das Individuum herangetragenen Reizen und Erlebnissen, versprechen uns aber doch einiges von einem systematischen Überblick über die gegebenen, angeborenen Charaktermöglichkeiten. Auf Grund der angeführten vier Grundbegriffe sind 16 Kombinationen denkbar, die wir im folgenden zusammenstellen:

[1]) Wir ziehen den Ausdruck „Ableitungsfähigkeit" der Deutlichkeit halber vor.

A. Affektiv Erregbare („Aufgeregte“, „Eindrucksfähige“, „Gefühlsmenschen“).

I. Eindrucksfähige Stheniker (handelnde, aktive Naturen).

1	Starke Eindrucksfähigkeit (empfindsam)	gute Retentionsfähigkeit (belehrbar)	gute intraps. Aktivität (beweglichen Geistes)	starke Ableitungsfähigkeit (sich durchsetzend)
2	Starke Eindrucksfähigkeit (empfindsam)	schlechte Retentionsfähigkeit (unbelehrbar)	gute intraps. Aktivität (beweglichen Geistes)	starke Ableitungsfähigkeit (sich durchsetzend)
3	Starke Eindrucksfähigkeit (empfindsam)	gute Retentionsfähigkeit (belehrbar)	schlechte intraps. Aktivität (trägen Geistes)	starke Ableitungsfähigkeit (sich durchsetzend)
4	Starke Eindrucksfähigkeit (empfindsam)	schlechte Retentionsfähigkeit (unbelehrbar)	schlechte intraps. Aktivität (trägen Geistes)	starke Ableitungsfähigkeit (sich durchsetzend)

II. Eindrucksfähige Astheniker (ausweichende, passive Naturen).

5	Starke Eindrucksfähigkeit (empfindsam)	gute Retentionsfähigkeit (belehrbar)	gute intraps. Aktivität (beweglichen Geistes)	schlechte Ableitungsfähigkeit (nachgebend oder ausweichend)
6	Starke Eindrucksfähigkeit (empfindsam)	schlechte Retentionsfähigkeit (unbelehrbar)	gute intraps. Aktivität (beweglichen Geistes)	schlechte Ableitungsfähigkeit (nachgebend oder ausweichend)
7	Starke Eindrucksfähigkeit (empfindsam)	gute Retentionsfähigkeit (belehrbar)	schlechte intraps. Aktivität (trägen Geistes)	schlechte Ableitungsfähigkeit (nachgebend oder ausweichend)
8	Starke Eindrucksfähigkeit (empfindsam)	schlechte Retentionsfähigkeit (unbelehrbar)	schlechte intraps. Aktivität (trägen Geistes)	schlechte Ableitungsfähigkeit (nachgebend oder ausweichend)

B. Affektiv wenig Ansprechbare („Gleichgültige", „Verstandesmenschen").

III. Gefühlskalte Stheniker (handelnde, aktive Naturen).

9	Geringe Eindrucksfähigkeit (gleichgültig)	gute Retentionsfähigkeit (belehrbar)	gute intraps. Aktivität (beweglichen Geistes)	starke Ableitungsfähigkeit (sich durchsetzend)
10	Geringe Eindrucksfähigkeit (gleichgültig)	schlechte Retentionsfähigkeit (unbelehrbar)	gute intraps. Aktivität (beweglichen Geistes)	starke Ableitungsfähigkeit (sich durchsetzend)
11	Geringe Eindrucksfähigkeit (gleichgültig)	gute Retentionsfähigkeit (belehrbar)	schlechte intraps. Aktivität (trägen Geistes)	starke Ableitungsfähigkeit (sich durchsetzend)
12	Geringe Eindrucksfähigkeit (gleichgültig)	schlechte Retentionsfähigkeit (unbelehrbar)	schlechte intraps. Aktivität (trägen Geistes)	starke Ableitungsfähigkeit (sich durchsetzend)

IV. Gefühlskalte Astheniker (initiativlose, passive Naturen).

13	Geringe Eindrucksfähigkeit (gleichgültig)	gute Retentionsfähigkeit (belehrbar)	gute intraps. Aktivität (beweglichen Geistes)	schlechte Ableitungsfähigkeit (nachgebend oder ausweichend)
14	Geringe Eindrucksfähigkeit (gleichgültig)	schlechte Retentionsfähigkeit (unbelehrbar)	gute intraps. Aktivität (beweglichen Geistes)	schlechte Ableitungsfähigkeit (nachgebend oder ausweichend)
15	Geringe Eindrucksfähigkeit (gleichgültig)	gute Retentionsfähigkeit (belehrbar)	schlechte intraps. Aktivität (trägen Geistes)	schlechte Ableitungsfähigkeit (nachgebend oder ausweichend)
16	Geringe Eindrucksfähigkeit (gleichgültig)	schlechte Retentionsfähigkeit (unbelehrbar)	schlechte intraps. Aktivität (trägen Geistes)	schlechte Ableitungsfähigkeit (nachgebend oder ausweichend)

Ehe wir nun an die nähere Skizzierung der einzelnen Typen herangehen, müssen wir uns klar darüber werden, was die Intelligenz, die zu einem Teil als intrapsychische Aktivität, Verarbeitung und Steuerung sich am Aufbau des Charakters mit beteiligt, für eine Bedeutung in dem von uns aufgestellten Rahmen hat. Daß wir nicht ganz von ihr abstrahieren können, wenn wir eine Charaktereinteilung vornehmen, da wir ja unsere Charaktere an heranwachsenden oder erwachsenen Individuen ablesen, bei denen die intellektuelle intrapsychische Verarbeitung von Erlebnissen beim Umsetzen in Willenshandlungen immer eine Rolle spielt, hat schon Ribot richtig erkannt. Die Gefühle und Triebe, als phylogenetisch ältere Funktionen sitzen aber gleichsam an der Wurzel der Seele, und erst über ihnen baut sich das intellektuelle Leben auf. Ribot vergleicht daher das Einwirken der Gefühle auf die Intelligenz mit einer Wirkung von unten nach oben, die, aus der Wurzel kommend, stark und dauerhaft ist, während die Intelligenz nur von oben nach unten wirken kann, unbeständig, wankend, veränderlich, schwach und von zweifelhaftem Erfolg sein wird. Und doch kann ein Überwuchern der Intelligenz geradezu „eine Atrophie des Charakters" hervorrufen, wie Ribot sich ausdrückt. Einen gar so bedeutungslosen Faktor bildet die Intelligenz also im Charakteraufbau gewiß nicht; dabei sprechen wir hier nicht von den anerzogenen Doktrinen und ethischen Normen, sondern von der angeborenen Intelligenz, insbesondere auch von der angeborenen Art intellektueller, intrapsychischer Verarbeitung (logisches oder wirklichkeitsfernes, phantastisches Denken). Die Intelligenz wird also auf die Gefühle und Triebe regulierend einwirken, sie bald mäßigend, bald ihnen freien Lauf lassend; und doch wird es gar zu oft so sein, daß ihr diese Regulierung, diese Steuerung nicht gelingt, entweder weil die Affektivität oder das Triebleben eine ganz überwältigende eigene Kraft hat und sich immer wieder durchsetzt, oder weil die Intelligenz, bzw. die intrapsychische Aktivität hinter der Norm zurückbleibt und so Affektivität und Triebe notwendig wuchern. Man darf nicht einwenden, daß das keine Charakterforschung mehr sei, sondern daß damit die Analyse der Gesamtpersönlichkeit begonnen habe, die sich ja aus Intelligenz und Charakter erst konstituieren soll. Es ist ganz unmöglich, eine schärfere Trennungslinie zu ziehen, und wir können ohne Zuhilfenahme intellektueller Faktoren niemals von Willenshandlungen auf Charakterzüge schließen. Es bleibt trotzdem noch ein reiches Gebiet, das man als Gebiet der reinen Intelligenz (Talente, Begabungen) bezeichnen kann; allerdings würden wir auch bei ihr ein Hineinspielen affektiver Faktoren bei näherem Zusehen niemals ganz vermissen. Müssen wir doch auch bei jeder Intelligenzprüfung die Faktoren der Aufmerksamkeit, des Interesses, der Befangenheit und Schüchternheit mit in Rechnung stellen; wir werden freilich versuchen, soweit wie möglich von diesen Faktoren zu abstrahieren, und ich meine, dies wird immer noch leichter gelingen, als von den intellektuellen Faktoren bei der Charakteranalyse abzusehen. Wir können uns drehen und wenden wie wir wollen, von der Notwendigkeit der Berücksichtigung der Intelligenz und der intrapsychischen Aktivität oder Verarbeitung kommen wir nicht los.

Die Intelligenz hat weiter die Aufgabe, die Affekte und die Triebe zu steuern, in unserem Schema also eine Wirkung nach links und nach rechts, in Richtung der Eindrucksfähigkeit und des Handelns; denn daß unser Triebleben auch ein sehr wesentlicher Faktor unseres Handelns ist, daran wird wohl niemand zweifeln wollen. Der Faktor der Intelligenz erschwert uns in praxi die Beurteilung eines Charakters erheblich. Liegt eine starke intellektuelle Steuerung vor, so wird uns ein Mensch selbst in schwierigen Situationen noch beherrscht und ruhig erscheinen, und die wirkliche Stärke seiner Affektivität, seines Gefühlslebens und seines Trieblebens würde uns erst unter Verhältnissen deutlich werden, die experimentell herbeizuführen wir uns mit Recht scheuen müßten. Wir können daher die Charaktermöglichkeiten der Menschen mit am besten studieren in der Zeit des Heranwachsens, wo die Intelligenz noch nicht ein so ausschlaggebender Faktor geworden ist, und weiter anläßlich stark affektbetonter Erlebnisse, obwohl auch hier wieder an den Menschen herangebrachte ethische Normen (z. B. religiöse Gebote, Verbote und Tröstungen) den wahren Sachverhalt zu verschleiern vermögen. Abnorme Charaktere, krankhafte Steigerungen der in normaler Breite liegenden Affektregungen und Triebhandlungen, werden sich allerdings schon unter Alltagsverhältnissen erkennen lassen, und sie werden auch für unsere Systematik die besten Beispiele liefern. Hier erleben wir dann immer das Durchschlagen der Affektivität und der Triebe durch den Schleier der Intelligenz, und für sie ganz besonders kann uns unsere Systematik dienlich sein.

Die Stärke des Trieblebens ist von größter Bedeutung für das, was wir egoistisches oder altruistisches Handeln nennen. Betonter Egoismus deutet immer auf eine Unbeherrschtheit der Triebe, deren Befriedigung immer mit Lustgefühlen, und zwar meist mit der niedrigsten Kategorie, den sinnlichen Gefühlen, verbunden ist, mag es sich nun um das Begehren von Nahrungs- oder Genußmitteln oder sexueller Wollust u. dgl. m. handeln. In sublimierter Form treffen wir bei komplizierteren und höherstehenden Individuen die Triebe als verkappten Egoismus in Form von Ehrgeiz, Ehrsucht, Herrschbegierde usw. Das niedere triebhafte Begehren tritt vielfach erst beim Anblick der begehrten Dinge auf; dann handelt es sich deutlich um ein Erlebnis, das die ganze Seele durchläuft, aber auch wenn es im Innern des Körpers entstehend (z. B. sexuelles Begehren) auf dem zentripetalen Wege der sensiblen Nerven aufwärts steigt, hat es seinen mehr oder weniger bewußten, mehr oder weniger von Vorstellungen begleiteten Weg durch die Seele, bleibt dabei allerdings total verschieden von den höheren Gefühlsregungen, deren Eindrucksfähigkeit wir auch studieren müssen. Wir werden daher später die Eindrucksfähigkeit für Erlebnisse, die den Trieben konform laufen, trennen von der Eindrucksfähigkeit für höhere gefühlsbetonte Erlebnisse. Vielfach, wenn auch nicht immer, wird es so liegen, daß dem Überwuchern sinnlicher Triebregungen eine Abstumpfung der Eindrucksfähigkeit für höhere psychische Erlebnisreize parallel geht; wir haben es dann mit Individuen zu tun, die gleichsam auf einer phylogenetisch älteren Stufe des Seelenlebens stehengeblieben sind, auf einer Stufe, die der Tierseele noch am nächsten steht.

Wir kommen nun zur detaillierten Besprechung der oben gegebenen Einteilung:

A. Affektiv Erregbare.

I. Eindrucksfähige Stheniker.

1. Gruppe: Die Ausgeglichenen.

In der ersten Gruppe finden sich die vollkommen Ausgeglichenen. Einer mittelstarken Affektivität, mittelstarken Affektdauer, mittelstarken Ableitungsfähigkeit und Triebhaftigkeit steht eine ganz entsprechende Affektsteuerung durch die Intelligenz gegenüber. Aber auch stärker entwickelte Affektivitäten finden hier ihren Platz, wenn nur die nötige intellektuelle Steuerung gegeben ist. Es wird mit einer gewissen Affektstärke erlebt, die Erlebnisse schwingen eine angemessene Zeit in der Seele nach, sie werden intrapsychisch gut verarbeitet, intellektuell gesteuert und der Gesamtpersönlichkeit eingegliedert und führen zu entsprechendem Reden und Handeln, evtl. zu einer entsprechenden, nicht übertriebenen Affektäußerung. Dabei erinnern wir uns, daß der Charakter sich unter dem Einfluß von Milieu und Erlebnis insofern ändern kann, als durch einseitige soziale oder andere Fremdsuggestion Denken und Handeln in besondere Bahnen geleitet, evtl. für bestimmte Lebenslagen eine gewisse Hemmungslosigkeit erzeugt werden, auch der normale Charakter überreizt oder „verhetzt" werden kann, oder insofern, als durch wiederholte einseitige Gefühlsbetonung von übermächtigen Erlebnissen die Intelligenzsteuerung geschädigt werden kann, so daß durch Kumulierung der Affektbegleitung solcher Erlebnisse ein Übermaß an Affektivität entsteht, das zur Veränderung der gesamten Stimmungslage (z. B. Verbitterung) führt, immer für das gleiche Übel eine gewisse erwartungsvolle Spannung entsteht und in solchem Zustand kurzschlüssige, ungesteuerte Handlungen in Erscheinung treten können („Es kann der Frömmste nicht in Frieden leben, wenn es dem bösen Nachbarn nicht gefällt"), daß sich Charaktergewöhnungen und -verbiegungen auch bei ursprünglich normal veranlagten Individuen unter besonderer Konstellation oder besonderem Milieu entwickeln können. Doch darf man mit großer Sicherheit annehmen, daß solche Verbiegungen, die durch äußere Einflüsse entstanden sind, sich wieder ausgleichen, sobald die Individuen den einseitig wirkenden Einflüssen entzogen werden, und solange das Seelenleben infolge des Alterns noch nicht allzusehr erstarrt ist.

Wir müssen uns eben vor Augen halten, daß eine mittelstarke Intelligenz und intrapsychische Aktivität auch nur auf die Steuerung von Erlebnissen mittelstarker Affektbetonung eingestellt ist, daß zwar einzelne übermäßig stark affektbetonte Erlebnisse nur vorübergehend ihr das Steuer entreißen werden, daß aber bei häufiger Wiederholung sich ein Bewußtsein von gelegentlicher Insuffizienz herausbilden kann, das zur Unsicherheit und einseitigen Beurteilung gewisser Lebenslagen zu führen vermag. Dann aber wird es immer häufiger zu Reaktionsweisen kommen, denen wir z. B. bei der dritten Gruppe (Überwertigkeitsreaktion) begegnen werden. Wir werden also hier wie auch in allen anderen ähnlichen Fällen daran zu denken haben, daß die Möglichkeit einer konstellativ bedingten „Erschöpfung" oder Charakterverbiegung vorliegen kann, und werden versuchen müssen, von solchen Faktoren zu abstrahieren, um so dem „wahren" angeborenen Charakter auf den Grund zu kommen. Es würde sich in solchem Falle um relativ leicht ausgleichbare Veränderungen, nicht aber um eine eigentliche Charakteranomalie handeln.

Wir finden also den „normalen" Charakter in rechtem Maße eindrucksfähig, finden bei ihm Verständnis für alles Schöne und Verehrungswürdige, finden ihn gelegentlich hingebungs- und aufopferungsvoll, wir finden auch unter gegebenen Umständen einen gesunden Egoismus, der den normalen Einfluß der Triebe zum Ausdruck kommen läßt, wir finden ihn aber mitunter auch scheinbar weniger eindrucksfähig, zurückhaltend, streng, genau, und wenn es das eigene, noch mehr aber das Allgemeininteresse erfordert, in einzelnen Reaktionen fast hart oder mitleidlos (z. B. Notwendigkeit der Todesstrafe). Wir finden die notwendige Retentionsfähigkeit, sich äußernd in der notwendigen Vorsicht im Umgang mit Menschen, gelegentlich einmal eine kurze Reihe von Beziehungs- oder Überwertigkeitsgedanken, eine vorübergehende, leicht korrigierbare Einseitigkeit, bei stärkerer Ichbedrohung durch äußere Umstände oder Mitmenschen auch gelegentlich ein gewisses Vergeltungsbedürfnis und eine dem Gerechtigkeitsgefühl entspringende Schadenfreude (Vernichtung eines notorischen Verbrechers oder Schädlings). Nicht aber wird er sich an Kleinigkeiten hängen, sie schwinden bald wieder reguliert und eingeordnet dem Bewußtsein und der Bewußtheit, ein Verbohrtsein kommt nicht vor, man wird immer mit ihm reden können, ohne daß er sich in unvorsichtiger, achtloser oder gar leichtsinniger Weise umstimmen ließe, obwohl er unter günstigen Bedingungen sorglos und arglos dahinleben kann. Dabei wird aber von ihm nicht nur rein verstandesmäßig alles beherrscht, sondern Gefühl und Mitgefühl kommen auch zu ihrem Recht. Bezüglich der intrapsychischen Verarbeitung finden wir eine gute Sachlichkeit und Wirklichkeitssinn, Pflichtgefühl, das nicht in Kleinlichkeit oder Strebertum ausartet, dabei eine gewisse Liebe zur Sache, zur Schönheit, zur Menschheit, einen nicht das Gefühlsmäßige überwuchernden Erkenntnistrieb, Vorsicht und Umsicht, aber ohne Mißtrauen, trotz allem jedoch eine gute gefühlsmäßige, nicht verstandesmäßig unterdrückte Ansprechbarkeit. Es kommt wohl schließlich einmal zu etwas subjektiv eingestellten Anschauungen, zu einem etwas ungerechten Aburteilen, aber nach Abklingen des Affektes wird korrigiert, auch einmal zu einem kurzen phantastischen Träumen, das jedoch praktisch, d. h. im Handeln, in der Wirklichkeit, keine Bedeutung gewinnt, unter bestimmten besonders verführerischen Konstellationen einmal zu einer vorübergehenden Nachlässigkeit oder Unzuverlässigkeit in der Arbeit, die jedoch niemals in Pflichtvergessenheit oder Gewissenlosigkeit ausarten wird. Und im Handeln finden wir maßvolle Zurückhaltung, selten und nur unter ganz besonderen Umständen eine kurzschlüssige Reaktion, eine nicht ins Leidenschaftliche, ins „Gehabtwerden", gehende Neigung zum Genießen, nur bei Existenzwertbedrohungen ein rücksichtsloses Handeln; eine gewisse Hingebungsfähigkeit und Hinreißungsfähigkeit mit aktiver Beteiligung, ohne daß man ganz in solcher aufgeht, gelegentlich mutiges oder edelmütiges, gelegentlich aber auch vorsichtiges Handeln, ein Streben, das Grenzen kennt, das Unerreichbares nicht besinnungslos verlangt, das mehr mit einer gewissen Resignation — ohne größere Nachhaltigkeit —, mit einem Bedauern, das noch nicht Neid zu nennen ist, verzichtet. Vielleicht einmal eine kurze hysterische Verdrängung oder Ausweichung, aber wieder ohne Dauer; die Harmonie ist bald wiedergewonnen. Lust und Schmerz, Begierde und Entsagung sind dem normalen Charakter nicht fremd, gewinnen aber nie eine bestimmende Macht. Will man solche maßvollen Charaktere als langweilig bezeichnen, so mag man es immerhin tun; dem Heißsporn wird der Normale als lau erscheinen, dem Schwachen aber immer noch als zu hart und gefühllos. Das liegt in der Relativität der zu besprechenden Verhältnisse. Wir erinnern uns der Worte Antonios aus Goethes Tasso:

„Der Mäßige wird öfters kalt genannt
Von Menschen, die sich warm vor andern glauben,
Weil sie die Hitze fliegend überfällt."

Ein Werturteil ist nicht am Platz; will man aber bewerten, so wird man sagen, daß der „Normale“ den Verhältnissen des Alltaglebens am besten angepaßt erscheint, daß aber die größeren Persönlichkeiten seltener in dieser Mitte zu finden sein werden, sondern öfter auf Seite der einseitig Verschobenen, die unter ihrer Veranlagung günstigen Bedingungen zu größeren Leistungen befähigt sind als der „langweilig Normale“.

In gewisser Breite wird der normale Charakter noch variieren können, je nachdem die Triebhaftigkeit eine stärkere oder geringere Ausprägung zeigt. Im ersteren Falle wird sich eine Neigung zur Ichbezüglichkeit, ein zwar noch nicht abnormer, aber immerhin doch schon pointierter gesunder Egoismus zeigen, zuweilen eine gewissen Vorliebe für Genüsse und Freuden aller Art, ohne daß dabei Verletzungen der Interessen anderer vorkämen, ein stärkeres sexuelles Bedürfnis, ein betonteres Vergeltungsbedürfnis, ein etwas starreres Festhalten beim Verfolgen eigener Ziele, ohne daß es zur Unnachgiebigkeit und Unmöglichkeit rechtzeitigen Korrigierens führte. Im zweiten Falle wird eine größere Liebefähigkeit, eine größere Hingebung an Ideale sich finden, ohne daß darüber Wirklichkeitssinn und Lebensbedürfnisse zu leiden hätten. Das Ich in seiner primitiven Form tritt etwas mehr in den Hintergrund, ein nicht ungesunder, nicht lebensferner Altruismus oder Tuismus leuchtet heller.

Wir hatten gesagt, daß das harmonische Verhältnis, das Ausgeglichene zwischen den fünf Komponenten, Trieb, Eindrucksfähigkeit, Retentionsfähigkeit, intrapsychische Aktivität und Verarbeitung, bzw. Steuerung, und Ableitungsfähigkeit das Maßgebende für diese Gruppe sein soll. Wir müssen hier also auch die Menschen mit betrachten, bei denen die sämtlichen Komponenten, unter sich zwar harmonisch eingestellt, absolut aber eine ungewöhnliche Höhe haben. Wir kommen damit zu einem der schönsten, wenn nicht zum schönsten Charaktertyp überhaupt, zu jenen jedem schönen und großen Eindruck zugänglichen Menschen, in denen ihr großes Erleben lange nachschwingt und reich verarbeitet wird, um in harmonisch geleiteter Tätigkeit segensreich zurückzuströmen auf ihre Mitmenschen, mit denen sie leben als mit ihresgleichen. Jeder wird den einen oder anderen solch glücklichen und beneidenswerten Menschen kennen, den die Natur mit all ihren guten Gaben bedacht hat, mit einer großen Hingebung an alles Schöne und Gute gepaart ein fröhlicher Schaffensdrang, bald mehr aufs praktische Wirken, bald auch aufs theoretische Wirken gerichtet, dabei wohl auch eines gerechten und tiefen Grolles fähig oder einer tiefgehenden schmerzvollen Trauer und eines echten und warmen Mitgefühls mit großzügiger, tätiger Hilfsbereitschaft.

Nicht selten wird man nun beobachten können, daß sich diesen Eigenschaften noch eine besondere Note zugesellt, daß das ganze Wesen eines solchen Menschen eine ungewöhnliche Sonnigkeit und Frische und Fröhlichkeit durchzieht, die auf die ganze Umgebung abfärbt, daß der fröhliche Schaffensdrang fast besser noch zu bezeichnen wäre als himmelstürmender Betätigungsdrang, daß eine schier nicht niederzuzwingende Leistungsfähigkeit, körperlich und psychisch, besteht. Fragen wir nach dem Grund dieser besonderen Note, so bleibt nur eine Antwort, es ist das sanguinische, das hypomanische Temperament, das hinter all jenen schönen Eigenschaften steht und ihnen besonderen Glanz und Nachdruck verleiht. Wir können aber die gleichen Eigenschaften höchster Eindrucksfähigkeit mit entsprechender Retentionsfähigkeit, glänzender intrapsychischer Verarbeitung, Steuerung und Einordnung und ausgezeichneter Ableitungsfähigkeit („er weiß, was er will" im besten Sinne) finden bei stillen und ernsten Menschen, die nicht viel lachen, das Leben ernst nehmen, ohne deshalb humorlos zu sein, sich ihrer Verantwortungen stets bewußt, die gleichen prächtigen Charaktere, im Umgang ebenso erfreulich, nur stiller, nicht laut, und das sind dann die, denen ein mehr melancholisches Temperament eignet. Es ist also der „normale Charakter" an sich nicht an ein bestimmtes Temperament gebunden; es geben die Temperamente nur den Untergrund für die charakterlichen Eigenschaften ab.

Eines der schönsten Beispiele dieses harmonischen Charaktertyps auf höchster Stufe liefert uns Goethe[1]). Eine Tiefe des Erlebens eignete seiner Seele, wie sie nur wenig Menschen geschenkt sein dürfte, eine Tiefe des Erlebens, die sich zu gefühlsmäßig hingebender Gestaltung drängt, bei ihm gepaart mit höchster Intelligenz — hier auch im Sinne der Talente, des „Materials", genommen — und mit einem nie gekannten Ausdrucksvermögen, das eben einzig, genial war, eine Tiefe des Erlebens, die ihn durch alle Höhen und Tiefen der Menschheit schon in jungen Jahren trug, aber verbunden mit einer lebensbejahenden Lebensenergie, die ihn auch in tiefstem Schicksalsdunkel, wo jeder andere versagt hätte, nicht versinken, sondern immer wieder zu harmonischem Zusammenklang zurückkehren ließ unter dem Ausströmen der Affekte in Form gewordener Schönheit dichterischer Arbeit. Ein Ringen der mächtigen Triebe mit der steuernden Intelligenz das ganze Leben hindurch, aber niemals ein völliges Unterliegen, immer wieder ein Aufgehen in Schönheit und Harmonie. Erst in den späteren Jahren ein Zurückebben der früher vielleicht etwas überwiegenden (und also in etwas das Gleichgewicht störenden) Eindrucksfähigkeit, nach der italienischen Reise ein geringes Abflauen und Ruhigerwerden, nicht mehr das den Olymp stürmende Titanische, sondern das intellektuell vollkommen Gesteuerte, Gemäßigte, der große Verstandesheld, dem biologischen Gesetz gehorchend, das in fast jedem Menschen die Psychästhesie sich verschieben, die Überempfindsamkeit der Jugendjahre zurücktreten, und die Verstandesherrschaft zu ihrem Rechte kommen läßt, bis er am Ende seines Lebens nach dem letzten Liebessturm in der Marienbader Elegie sein immer noch übergewaltiges Erleben wieder ausklingen lassend zur vollkommenen Harmonie zurückkehrt in dem seinem Tasso entnommenen Motto: „Und wenn der Mensch in seiner Qual verstummt, gab mir ein Gott zu sagen, was ich leide", das schönste Zeugnis eines größten Erlebens fähigen, aber auch alles bis zur Allharmonie bewältigenden Charakters.

Eine Ausgeglichenheit der fünf Komponenten (Trieb, Eindrucksfähigkeit, Retentionsfähigkeit, intrapsychische Verarbeitung und Ableitungsfähigkeit) unter sich finden wir nun aber nicht nur bei mittleren und stärksten Graden der Ausprägung dieser Komponenten, sondern natürlich auch bei den niedersten Graden der fünf Komponenten, also auch bei jenen Individuen mit geringster Eindrucksfähigkeit, Retentionsfähigkeit, intrapsychischer Verarbeitung und Ableitungsfähigkeit, die wir in unserer Tabelle unter Nr. 16 führen, und am Ende besprechen werden.

Diese Tatsache, daß wir als „Ausgeglichene" bezeichnen müssen sowohl Menschen, die auf den höchsten Höhen der Menschheit wandeln, als auch solche,

[1]) Ich lasse ihn mir nicht zum Neurotiker stempeln, wie es auf Grund kleiner Einzelzüge in einseitiger Bewertung versucht wurde.

die infolge der gleichmäßig mangelhaften Ausbildung all ihrer charakterlichen Qualitäten überall im Leben versagen, enthüllt mit einem Schlage die Schwäche, die unserer, wie aber auch jeder anderen systematischen und nicht mosaikartig nach Eigenschaften gruppierenden Charaktereinteilung zugrunde liegen muß. Wir haben nämlich niemals einen absoluten Maßstab für die Größe irgendeiner unserer Qualitäten; wo sollen wir den normalen Charakter aufhören, wo den nach allen Qualitäten zu schwachen oder übermächtigen beginnen lassen? Eine Antwort darauf vermag uns nur die tägliche Erfahrung zu geben. Im allgemeinen werden wir uns wohl alle einig sein, was wir noch als normalen Charakter bezeichnen wollen, etwa einen solchen, den weder eine zu geringe Eindrucksfähigkeit noch ein zu geringes Ableitungsvermögen unter den Erlebnissen des Alltags den Mitmenschen gegenüber in Nachteil bringt; anders läßt es sich kaum fassen. Da mag nun der eine diesen oder jenen noch für normal halten, der andere schon nicht mehr, das läßt sich nicht vermeiden. Eine gewisse Schwankungsbreite haben wir zugegeben, und müssen wir einräumen. Daß es trotzdem ein für jeden deutliches Darüber und Darunter und eine deutliche Mittellage gibt, wird durch diese Konzession nicht berührt.

Gleichzeitig erhellt aber aus dieser Relativität noch ein weiteres. Ein Charakter, der unter günstigen Milieuverhältnissen noch durchaus normal erscheint, kann in widriger Umgebung sich als völlig unzureichend erweisen, er kann für ein bestimmtes Milieu und für bestimmte Erlebnisse eine zu hohe Eindrucksfähigkeit zeigen, oder eine zu geringe, eine mangelhafte intrapsychische Steuerung, Verarbeitung oder Eingliederungsfähigkeit oder ein zu großes oder zu kleines Ableitungsvermögen. Es spielt eben auch die absolute Stärke der Erlebnisreize eine Rolle. Weiter ist folgendes zu bedenken: Ein starkes Erlebnis, z. B. der Tod des Bräutigams oder Ehegatten kann für zwei Personen, die unter normalen Verhältnissen ganz normale Charaktere zu besitzen schienen, von sehr verschiedener Bedeutung sein. Auf die eine macht es einen ganz gewaltigen Eindruck, der sie für lange Zeit aus dem Gleichgewicht bringt, die andere findet sich schnell zurecht; die eine reagiert mit einem ganz gewaltigen Gefühlsausbruch, die andere weit stiller. Beide aber schienen vorher ganz „normale" Naturen. Gewiß lesen wir gerade aus solchen Erlebnissen und Reaktionen viel für einen anormalen Charakter heraus, aber das Beispiel zeigt uns, wie ungemein vorsichtig man mit der Beurteilung von Charakteren sein muß, wie ein Einzelerlebnis von besonderer Schwere eine latente Schwäche offenbaren kann, und wie wichtig es ist, große Lebensstrecken zu überblicken und von bedeutsamen Erlebnissen Kenntnis zu erhalten; denn ein einzelnes sehr schweres Erlebnis kann nicht nur mitunter ein bedeutsames Streiflicht auf die Höhe der Eindrucksfähigkeit eines Individuums und die Kraft intrapsychischer Verarbeitung werfen, es kann darüber hinaus der Anlaß gewesen sein, zu einer Charakterverbiegung. Wenn man dem auch mit Recht entgegenhalten mag, es erlebt eben jeder das, was er ist, und ein nicht übermäßig retentionsfähiger Charakter würde nicht mit einer Charakterverbiegung antworten, und nur ein stark eindrucksfähiger Charakter würde wirklich tief zu erschüttern sein, so ist eben auch der absolute Wert von Erlebnissen ein verschiedener, der Tod eines nahen Angehörigen etwas Gewaltigeres als eine Erkrankung, oder gar das Herunterstürzen eines Tintenfasses. Und endlich ist es von großer Wichtigkeit, zu beachten, daß die augenblickliche Konstellation, der inneren sowohl, wie der äußeren, unter der ein Erlebnis auf den Menschen einwirkt, von größter Bedeutung ist, daß unterbewußte Regungen, Neigungen und Abneigungen, von ausschlaggebendem Wert sein können, so daß schließlich ein an sich eindrucksfähigeres Individuum aus ohne weiteres nicht ersichtlichen Gründen auf ein objektiv einschneidendes Ereignis geringer reagiert, als ein sicher eindrucksschwächeres (der Tod eines schon lange nicht mehr wahr geliebten Ehegatten erschüttert das eindrucksfähige Individuum weniger, als der des tiefgeliebten Gemahls, die weniger eindrucksfähige Gattin), daß ein relativ Asthenischer plötzlich aktiv kurzschlüssig reagiert, während ein relativ Sthenischer auffallend zurückhaltend, ja ängstlich erscheinen kann. Niemand ist eben absolut stark eindrucksfähig oder absolut eindrucksunfähig, niemand absolut sthenisch und niemand absolut asthenisch, und namentlich niemand ist triebfrei. Was ein Erlebnis aber für das Ich des anderen bedeutet, können wir mit Sicherheit niemals ermessen, und deshalb werden Täuschungen und Überraschungen niemals ganz ausbleiben.

Trotzdem glaube ich, daß wir gewisse Schlüsse bezüglich des angeborenen Charakters bei hinreichender Anamnese und namentlich auch bei hinreichend langer Beobachtung doch ziehen dürfen, und daß uns die obige Einteilung wertvolle Dienste leisten kann, so daß wir bei fürsorgenden Maßnahmen oder Beratungen in einem relativ hohen Prozentsatze das Richtige treffen können. Ein solches Eingreifen zu erleichtern, dazu sollen uns unsere Untersuchungen und Darlegungen mit behilflich sein.

Aber noch mehr Schwierigkeiten erheben sich. Das Fehlen eines absoluten Maßstabes für die Höhe der einzelnen Qualitäten bringt es mit sich, daß wir nicht imstande sind, auch nur mit einiger Bestimmtheit zu sagen, ob bei relativer Schwäche einer unserer Komponenten, die anderen einigermaßen einen unter sich gleichen Intensitätswert besitzen. So besagt eine deutlich relativ zu geringe intrapsychische Aktivität noch lange nicht, daß die anderen Qualitäten eine normale Höhe besitzen. Es kann ja Eindrucks- und Retentionsfähigkeit übergroß sein, die Ableitungsfähigkeit nur normale Stärke haben, zahlenmäßig ausgedrückt, — wenn wir die Normalhöhe aller Qualitäten als 10 bezeichnen wollen, — kann die Eindrucksfähigkeit 15 sein, die Retentionsfähigkeit 13, die intrapsychische Aktivität nur 5 und die Ableitungsfähigkeit 10; es könnte aber auch die Eindrucksfähigkeit 12 sein, die Retentionsfähigkeit 15, die intrapsychische Aktivität 3 und die Leitfähigkeit 12. In beiden Fällen würde die Schwäche der intrapsychischen Aktivität besonders deutlich in die Augen springen, und doch würde es sich um ganz verschiedene Charaktere handeln, es würde sich im ersten Falle noch ein Einschlag von übergroßer Eindrucks- und Retentionsfähigkeit gegenüber der Ableitungsfähigkeit bemerkbar machen, im zweiten Falle würden stärkere Retentionsreaktionen die ausgeprägte intrapsychische Schwäche besonders färben. Ja, es kann z. B. eine r e l a t i v mangelhafte Retentionsfähigkeit für bestimmte Erlebnisse scheinbar in ihr Gegenteil verkehrt sein. Nehmen wir an, daß unsere Formel lautete $E = 15$, $R = 9$, $I. A. = 16$, $L = 15$[1]), so könnten insbesondere stärkere Triebeindrücke von dem $R = 9$ sehr stark retiniert, sehr intensiv intrapsychisch verarbeitet werden, und so zu der dem Retentionsmangel

[1]) L = Leitfähigkeit oder Ableitungsfähigkeit.

scheinbar gänzlich fremden Reaktion einer überwertigen Idee von nicht unbeträchtlicher Dauer führen. Dabei würden zahllose andere Erlebnisse doch in der dem Retentionsmangel entsprechenden Weise schon vor intrapsychischer Eingliederung entschwinden; wir hätten das Bild eines sorglos heiteren, geistig lebhaften Menschen, der vielerlei im Leben einfach nicht lernt und nicht klug wird (Retentionsmangel), und der doch dabei für gewisse, eben die triebhaften Erlebnisse, ein für allemal überempfindlich ist, der diese Erlebnisse doch retiniert hat, und auf sie reagiert, wie wenn ein Stier mit dem roten Tuch gereizt wird; hier besteht eine Art überwertiger Idee, die in fast bis zur Wahnbildung einseitiger intrapsychischer Weise verarbeitet wurde, und auf den ersten Blick mit einem Retentionsmangel unvereinbar scheint. All diese Dinge müssen wir bei jedem Versuch einer aufs Praktische zugeschnittenen Charakterologie bedenken und in Kauf nehmen. Es muß eben im Prinzip jeder Charakter einzeln analysiert und von konstellativen Schlacken und passageren Milieuverbiegungen gereinigt werden. Mit einem Schema allein ist noch nichts gewonnen, und wer sich auf ein einfaches Schema verlassen und unüberlegt damit arbeiten wollte, würde schwer enttäuscht werden. Mit einem gewissen Recht kann man behaupten, daß jeder Mensch seinen besonderen Charakter habe, wie er auch besondere Erlebnisse und ein spezifisches Milieu hat.

Wir werden im folgenden den Versuch machen, in der eben angeführten Weise die einzelnen Charaktere gleichsam zu „zensieren". Wir setzen dabei den Durchschnitt auf die Zahl 10 fest, was über dem Durchschnitt ist, kann unbegrenzt nach oben steigen, was unter dem Durchschnitt, findet natürlich eine Grenze noch oberhalb 0; denn völlig fehlen die einzelnen Qualitäten keinem Charakter. Es ist wohl unnötig, nochmals zu betonen, daß wir nicht daran denken, durch diese Art der „Zensierung" irgendwelche charakterlichen Feinheiten zum Ausdruck bringen zu können, die Analyse der Charakterzüge soll dadurch nicht ersetzt werden und bleibt nach wie vor im Einzelfall Hauptaufgabe; wir wollen auch keineswegs schon ein Definitivum geben, wir gewinnen jedoch auf diese Weise vorläufig ein freilich immer von dem subjektiven Ermessen des einzelnen Autors abhängiges, aber nach der Stärke und dem Verhältnis der einzelnen Komponenten anschaulich zu machendes Gerüst der Charakterstruktur. Es mag auch sein, daß manchem eine solche Zensierung unsympathisch ist, und er sie von vornherein ablehnt; das kann man auch ruhig tun, ohne daß deshalb die folgenden Beobachtungen dadurch entwertet würden. Uns hat sich jedenfalls diese Art der Zensierung bei der Untersuchung psychopathischer Kinder hundertfach bewährt, man bekommt sofort einen Einblick in die Charakterstruktur der einzelnen Individuen und die zu erwartenden Eigenschaften und Reaktionsweisen[1]). Nur hat es sich gezeigt, daß es unbedingt notwendig ist, die Triebkomponente von der Eindrucksfähigkeit getrennt als Faktor mit einzusetzen und zwischen der Retentionsfähigkeit für höher gefühlsmäßiges Erleben und triebbetontes Erleben zu unterscheiden. Die Idealstruktur des normalen Charakters sieht also folgendermaßen aus:

[1]) Auch wird man durch diese Aufstellung von Strukturformeln gezwungen, sich intensiv über den Aufbau der einzelnen beobachteten Eigenschaften und Reaktionsweisen zu besinnen.

Idealer Normalcharakter: $\begin{matrix} E_{10}-R_{10} \\ Tr_{10}-R_{10} \end{matrix} > I.\,A._{10}-L_{10}$ [1]).

Hinzuzufügen ist eine Bemerkung über Temperament und Intelligenz, hier also „besonnenes Temperament“ und „normale Intelligenz“.

Wir werden im folgenden bei Besprechung der einzelnen Charaktertypen bei jedem Charakter die ungefähre Strukturformel hinzufügen und hoffen, uns auf diese Weise das Verständnis zu erleichtern.

Völlig fließend gehen die noch um die normale Breite herum schwingenden Charaktere über in die psychopathischen Persönlichkeiten dadurch, daß die Differenzen zwischen den einzelnen Komponenten eine ungewöhnliche Spannweite bekommen (im allgemeinen eine Differenz über 10, z. B. $E_{25}-R_{8}$ = Differenz von 17, oder $E_{25}-R_{28}-I.\,A._{12}-L_{5}$ = Differenzen von 13 und 20, von 16 und 23, und durch die größtmögliche Disharmonie der Stärke aller einzelnen Komponenten untereinander. Endlich müssen als Psychopathen bezeichnet werden Menschen, bei denen einzelne Komponenten weit unter die Normalzahl 10 sinken, also z. B. E_{5} oder R_{4} oder L_{6}. So würde der explosive Primitivcharakter etwa die Formel haben: $\begin{matrix} E_{20}-R_{8} \\ Tr_{25}-R_{13} \end{matrix} > I.\,A._{5}-L_{22}$ und der sensitiv paranoische Charakter: $\begin{matrix} E_{20}-R_{24} \\ Tr_{15}-R_{25} \end{matrix} > I.\,A._{12}-L_{5}$. Nicht zum Ausdruck bringen kann man in der Strukturformel, in welcher Richtung sich das Triebleben bewegt, oder ob die Triebe evtl. in abnorme Bahnen pervertiert sind. Das betrifft im wesentlichen Inhalte, und muß einer besonderen Bemerkung vorbehalten bleiben. Wir können auf solche Weise immerhin mit einem Blick übersehen, ob es sich um einen triebhaften oder weniger triebhaften, um einen aktiven oder mehr asthenischen Psychopathen mit viel oder wenig Eindrucksfähigkeit, mit großer oder geringer intrapsychischer Aktivität, um relativ hochstehende oder mehr minderwertige Individuen handelt. Wir können lesen, ob eine mehr torpid-triebhafte, oder mehr rein sensitive Psychopathie vorliegt, oder gar beides, wie bei jenem merkwürdigen Päderasten, den Birnbaum nach Liman zitiert, der neben seiner scheußlichen sexuellen und ihn zu schwerstem Verbrechen hinreißenden Triebhaftigkeit eine ungewöhnliche Eindrucksfähigkeit, Begeisterungs- und Hinreißungsfähigkeit besaß, so daß er von sich selbst sagte: „Ich besaß von Jugend auf ein leicht erregbares, tief fühlendes, zärtliches Gemüt, das sich für Natur- und Menschenschönheit, für Menschenwert und Menschenglück, für alles Edle und Schöne enthusiastisch schnell erwärmte.“ Seine Strukturformel stelle ich mir (genaueres kann ich mangels näherer Kenntnis seiner Persönlichkeit natürlich nicht sagen) etwa so vor: $\begin{matrix} E_{25}-R_{10} \\ Tr_{35}-R_{25} \end{matrix} > I.\,A._{15}-L_{20}$.

Wir fahren nunmehr fort mit der Besprechung unserer einzelnen Charaktertypen, wie sie uns unsere Tabelle zuweist. Den Normaltyp der Ausgeglichenen (Gruppe 1) haben wir besprochen und kommen zu dem 2. Typ.

[1]) L ist immer die Abkürzung für „Ableitungsfähigkeit“, R = Retentionsfähigkeit für höher gefühlsbetonte Eindrücke (E) bzw. für Trieberlebnisse (Tr), $I.A.$ = Intrapsychische Verarbeitung und intellektuelle Steuerung. Die Normalzahl ist 10.

2. Gruppe. Stark eindrucksfähige, intrapsychisch aktive, ableitungsfähige Naturen mit mehr oder weniger ausgesprochenem Triebleben, bald auf höherer, bald auf niederer Stufe, **aber mit Retentionsdefekt** (relativer Retentionsunfähigkeit).

Ungefähre Hauptstrukturformeln.

	wenig triebhaft	triebbetont
Höhere Stufe:	A.) $\genfrac{}{}{0pt}{}{E_{16}-R_7}{Tr_{10}-R_8}\!>\! I.\,A._{16}-L_{16}.$	B.) $\genfrac{}{}{0pt}{}{E_{16}-R_7}{Tr_{20}-R_{13}}\!>\! I.\,A._{16}-L_{17}.$
Tiefere Stufe:	C.) $\genfrac{}{}{0pt}{}{E_{10}-R_4}{Tr_{10}-R_6}\!>\! I.\,A._{10}-L_{10}.$	D.) $\genfrac{}{}{0pt}{}{E_{10}-R_4}{Tr_{15}-R_7}\!>\! I.\,A._{10}-L_{11}.$

Das Charakteristische dieser Gruppe liegt darin, daß die in die Seele eintretenden Erlebnisse nicht normal lange nachschwingen. Es wird zwar mit normaler Eindrucksfähigkeit erlebt (C.) oder sogar mit übermäßiger (A.), allein das Erlebnis geht gleichsam „zum einen Ohr hinein, zum andern wieder hinaus". Die Trieberlebnisse pflegen besonders bei den stärker triebhaft veranlagten Naturen etwas besser retiniert zu werden, als die übrigen Eindrücke. Die Affekte werden im allgemeinen gesteuert werden, so daß Kurzschlußakte nicht direkt zum Bild gehören. Besonders in die Augen springt aber die Unfähigkeit, Erfahrungen, Lebensklugheit zu sammeln; die Wiederholung gleicher oder das Auftreten ähnlicher Erlebniskonstellationen findet den Träger dieser Veranlagung immer wieder gleichsam als Anfänger, er wird niemals gescheit, er lernt nichts, und es bedarf sehr starker Erlebnisreize oder häufigster Wiederholung, bis er sich einmal etwas merkt, bis so retiniert wurde, daß eine wirkliche intrapsychische Verarbeitung und Eingliederung in die Persönlichkeit stattfindet.

Solche Menschen leben meist harmlos und arglos dahin, sie kennen wenig Gefahren, alles diesbezüglich Erlebte ist über sie hinweggegangen; wohl denken sie etwas bei ihren Handlungen; denn ihr Geist ist ganz lebhaft, intrapsychisch aktiv — und das unterscheidet sie von den beiden folgenden, besonders der 4. Gruppe —, aber es wird nichts Bleibendes daraus, es wirkt nicht wandelnd auf die Persönlichkeit, und die Erziehung sieht sich oft vor schweren Aufgaben. Da kommt so ein junger Bursch von der Schule in die Ferien heim mit einem schlechten Zeugnis in der Tasche, höchst vergnügt, denn er hat dies auf dem Heimweg längst vergessen. Nun muß er es dem Vater zeigen, und die Tränen fließen, und sie sind auch ganz ehrlich gemeint; nach 10 Minuten aber springt er draußen schon wieder unter großem Gelächter mit dem kleinen Bruder umher und spielt Räuber und Gendarm oder sonst etwas Schönes, was er sich mit viel Phantasie ausgedacht hat, der Schmerz und die Standpauke sind längst vergessen. Leichtsinn und Flatterhaftigkeit kennzeichnet solche Charaktere, sie sind unbeständig und sprunghaft, fixieren sich bald da, bald dort; die Eindrucksfähigkeit ist da, aber nirgends ist Bestand. Bei jungen Backfischen sieht man das nicht selten, bald wird für den geschwärmt, bald für jenen, bald ist dieser Sport entzückend, bald ein anderer, heute wird das bewundert und verehrt, morgen etwas Neues, sie sind „novarum rerum cupidi (oder cupidae)" in des Wortes wahrster Bedeutung. Mag bei dem Beispiel der Backfische eine überwuchernde Eindrucksfähigkeit noch mitspielen (z. B. $E_{25}-R_5-I.\,A._{10}-L_{10}$), der Retentionsmangel ist bei ihnen nur zu deutlich. Aber auch im späteren Leben begegnet man solchen Naturen. Stehen sie auf höherer Stufe, so ist eine Neigung zu kurzdauernden Träumen und Phantastereien nichts Seltenes; denn die lebhafte intrapsychische Aktivität knüpft an alle möglichen Erlebnisse sofort ganze Gedankenketten an. Eine junge Frau, deren ganzes Wesen neben vielen guten Eigenschaften doch durchzogen ist von einer gewissen Unbedachtheit und Voreiligkeit, hört von einer Freundin, die schon viel im Ausland war, von neuen etwas abenteuerlichen Plänen, von einer Fahrt auf einem kleinen Boot die Donau hinunter, von Plänen, die auf einen Aufenthalt in Japan hinzielen usw.; sie ist sofort Feuer und Flamme und träumt einen Tag lang von dem objektiv immer etwas fragwürdigen Glück solch abenteuerlichen Wanderns und Lebens, und malt sich mit glühender Phantasie alle nur denkbaren Schönheiten aus, und ist unglücklich über ihr im Vergleich mit solchem Überschwang „spießbürgerliches" Dasein in ihrer eigenen Familie. Sie hat es längst vergessen, daß sie schon oft in ähnlicher Weise geträumt, und daß sie nach kurzer Zeit eines besseren belehrt wurde, sei es, daß sie die weniger guten Seiten solcher Pläne eingesehen oder erlebt hatte, sei es, daß diese, wie so oft in Nichts zerrannen. Ihrer Phantasie ist solche Zukunft im Moment Realität — und am andern Tage ist alles verflogen, sie findet sich ruhig in ihre Häuslichkeit zurück; allein bei der nächsten Gelegenheit beginnt das gleiche Spiel von neuem. Auch hier ein schnelles Kommen und Gehen von lebhaft verarbeiteten Eindrücken, aber ohne Nachhaltigkeit weder in gutem noch in schlechtem Sinne. Immer wieder bricht das Unbedachte, Vorschnelle, Voreilige im Reden und Handeln bei ihnen durch, immer wieder stoßen sie, ohne die geringste böse Absicht, an, treten ins Fettnäpfchen, setzen sich zwischen zwei Stühle. Sie sind unverständig und leichtsinnig, zuweilen bis zur Unzuverlässigkeit; man weiß nie, ob ihnen nicht etwas dazwischen kommt, so daß sie all ihre Absichten und ihre Pläne ändern. Sie sind unglücklich über ihre Mißgriffe, bereuen sie schmerzlich und aufrichtig, aber die Reue hält eben auch nicht vor, schafft keinen rechten Wandel und früher oder später kommt es zum gleichen oder zu ähnlichen Mißgeschicken. Dabei können sie sehr liebenswerte Menschen sein, von reichem Gefühlsleben und lebhaftem Geiste, aber ihre Unbeständigkeit, die bis zur Haltlosigkeit gehen kann, macht sie gelegentlich immer wieder zum Spielball äußerer Umstände.

Stehen solche Individuen auf hoher Stufe, d. h. ist die Retentionsfähigkeit relativ zwar gering, absolut aber immer noch gute Mitte, nur Eindrucksfähigkeit, intrapsychische Aktivität und Ableitungsfähigkeit ungewöhnlich hoch (z. B. E_{25}—R_{12}—$I. A._{22}$—L_{20}), so wird ein guter Teil der Eindrücke immer noch festgehalten werden und weiter zur Verarbeitung kommen, ja es kann dazu kommen, daß sich gelegentlich eine Reaktionsart entwickelt, die mit einer Retentionsschwäche schlechthin unvereinbar scheint, da ihre Vorbedingung gerade eine bedeutende Retentionsfähigkeit (Gruppe 3) ist, nämlich eine Bildung von überwertigen Ideen, z. B. von Beziehungsgedanken, die allerdings meist vorübergehender Natur bleiben (vgl. S. 69). Insbesondere Erlebnisse ichbedrohender Art können infolge ihrer starken Affektbetonung, zumal bei etwas stärker triebhaften Naturen, zu solchen vorübergehenden Konstellationen und Reaktionen führen. Kommt dann vielleicht noch ein Leitfähigkeitsdefekt hinzu, der zur Affektverhaltung führt, so kann die einzelne Reaktion himmelweit entfernt erscheinen von der hier diskutierten Charaktertype. Den wahren Sachverhalt hier aufzuklären, ist gerade die Aufgabe und gleichzeitig der Reiz der Charakteranalyse. So war es auch bei jener oben angeführten jungen Frau, die bei etwas betontem Triebeinschlag gelegentlich zu paranoisch-überwertigen Ideen neigte, und bei der infolge relativ mangelhafter Ableitungsfähigkeit Affektverhaltungen mit Verdrängungen und gelegentlichen Affektexplosionen des öfteren vorkamen. Ihre Strukturformel macht dies ohne weiteres verständlich: $\begin{matrix} E_{18}-R_{8} \\ Tr_{20}-R_{14} \end{matrix} \rangle I.\,A._{11}-L_{12}$, bei sehr guter Intelligenz und leicht hypomanischem Temperament. Das Hervorstechendste an ihrem Charakter blieb aber immer der Retentionsdefekt.

Es sei hier gleich darauf hingewiesen, daß dieser Charaktertyp nahe Beziehungen zum sanguinischen Temperament hat. Wir lesen den Retentionsmangel ja natürlich, wie jede Eigenschaft, ab an den Reaktionen der Gesamtpersönlichkeit, die Charakter und Temperament enthält. Wir erkennen bei leicht manisch Erkrankten diese Beziehungen vielleicht besonders deutlich. Das Überangebot von Wahrnehmungen bedeutet eine Disposition zu geringer Nachhaltigkeit, da ein Erlebnis das andere förmlich jagt, die zahlreich aufschießenden Assoziationen und Nebenassoziationen wirken in gleicher Weise vom Einzelerlebnis ablenkend, die gehobene Grundstimmung ist nicht der geeignete Boden für das Einwirken belehrender, Hemmungen erzeugender Erfahrungen, kurz die ganzen Gesamtbedingungen des manischen Geschehens und ebenso des sanguinischen Temperaments kommen den Bedingungen mangelhafter Retentionsfähigkeit entgegen. Hier heißt es dann erkennen, wieviel von dem Retentionsmangel auf Rechnung des sanguinischen Temperamentes zu setzen ist, auf Rechnung der hypomanischen Grundverfassung; das wird sich an dem gesamten Gehaben zeigen, insbesondere an der dauernd unmotiviert gehobenen Grundstimmung, an dem bis zur Ideenflucht sich steigernden Tempo ungewöhnlicher Gedanken- und Assoziationsfülle, an der über das Normale hinausgehenden Beschäftigungs- und Bewegungsunruhe.

Bei stärkerer Ausprägung des Trieblebens kann bei diesen Individuen eine ganz besondere Form der Haltlosigkeit resultieren. Sind schon die weniger triebhaften Naturen etwas der Gefahr ausgesetzt, ein Spielball ihrer momentanen Eindrücke, der Einflüsse der Umwelt zu werden, so ist dies in doppeltem Maße der Fall bei lebhafter Triebhaftigkeit. Trotz bester und ernstlicher Vorsätze fällt ein junges Mädchen immer wieder, aus Leichtsinn, weil sie im geeigneten Augenblick die schmerzlichen Folgen früherer Erlebnisse nicht präsent, vergessen hat, und wieder in Bewunderung des momentanen Verführers vergeht, der sich um kein Haar als besser und verlässiger legitimierte, wie frühere Ehrenmänner. Trotz bester Vorsätze läßt sich ein junger Bursche durch Kameraden oder durch eine günstige Gelegenheit immer wieder zu einer Unehrlichkeit, zu Trunk und Spiel hinreißen, weil die vorangegangenen Strafen nicht als bessernde Hilfen eingegangen sind in seine Persönlichkeit; er ist dabei sonst ein ganz guter und netter Kerl und alles andere als „unbegabt", hat seine eigenen Ideen und kann über vielerlei nachdenken und phantasieren. Aber aus Unüberlegtheit tappt er doch immer wieder in seine alten Fehler hinein. Folgendes Beispiel mag das illustrieren:

Ernst Wohlfahrt ist das 15jährige einzige Kind achtbarer Eltern und erblich nicht belastet; der Vater ist ein etwas jähzorniger, dabei gutmütiger Mensch, die Mutter früh gestorben. Er hat eine Stiefmutter, mit der er sich nicht steht. Er ist ein graziles Kind mit durchscheinender Haut, aber frischen Farben, starker Vasomotoriker, ziemlich empfindlich gegen äußere Reize, aber auch bei Tadel leicht gekränkt. Er lernte gut, hatte eine lebhafte Phantasie, las viel Indianer- und Räubergeschichten und schwärmte für das Theater, wollte eine Zeitlang sogar selbst Schauspieler werden, liebte aber auch Geschichte und Geographie und hatte großes Interesse für Elektrotechnik. Seine Stimmung war im allgemeinen sorglos und heiter, obwohl es zu Hause mancherlei Anstände gab, und seine Unaufmerksamkeit und Unstetheit ihm manche Schulstrafe eintrug. Seine Erziehung stieß auf große Schwierigkeiten (er stand besonders mit der Wahrheit immer auf schlechtem Fuße), weil eben alles „zum einen Ohr hinein, zum andern wieder hinausging". Seit dem 12. Lebensjahr zunehmend Eigentumsdelikte, erst Näschereien, dann Gelddiebstähle zu Hause, später auch bei Fremden. Keine Ermahnung, keine Strafe fruchtete. Er weinte zwar furchtbar, versprach jedesmal Besserung, und schien wirklich aufrichtig zu bereuen, aber, wie er selbst sagt, es hält eben niemals vor, und im geeigneten Augenblick hat er alle Vorsätze wieder vergessen. In der Erziehungsanstalt ging es ziemlich gut, er wurde bald wieder entlassen, nach neuen Delikten jedoch wieder eingeliefert. Auch diesmal wieder ordentliche Führung, bei kleinen Vergehen tief geknickt, aber schnell wieder obenauf. Sprunghaft in seinen Neigungen und Zuneigungen, immer vertrauensselig, obwohl er selbst schon mehrfach bestohlen wurde. Er trug nie etwas nach, wurde nur selten heftig, dann aber sehr explosiv. Zwischendurch immer wieder kleine Näschereien und Eigentumsdelikte. Im großen und ganzen hatte man ihn gern, wegen seines aufgeweckten Wesens. Seine Strukturformel war die folgende: $\frac{E_{12}—R_4}{Tr_{18}—R_9} > I.\ A._{12}—L_{13}$; sein Temperament war durchschnittlich, die Intelligenz gut.

Es ist natürlich nicht ganz leicht, etwas höherstehende, triebhafte Retentionsunfähige von solchen zu unterscheiden, die gleichzeitig einen Defekt der intrapsychischen Aktivität und Steuerung besitzen (vgl. Gruppe 4, hochstehende explosive Primitivcharaktere), da das Erfahrungsmaterial ja bei beiden infolge des vorhandenen Retentionsdefektes nur bruchstückweise zur Verarbeitung der intellektuell einordnenden Instanz kommt, und gelegentliche Kurzschlußreaktionen bei Triebreizung auch in unserer Gruppe, wenigstens bei angeborener Triebbetonung, vorkommen. Aber einmal gehören diese Explosivreaktionen nicht eigentlich zu dem hier geschilderten Typ, und dann tritt die Höhe der intrapsychischen Aktivität in der Aufgewecktheit und häufigen Neigung zu Träumereien und Phantastereien bei unserem Typ doch recht deutlich in Erscheinung. Bei Gruppe 4 werden wir die Explosivreaktionen durchaus im Vordergrunde stehen sehen. Die Charaktererziehung ist, wenn auch sehr viel Geduld verlangend, doch bei unserem Typ erfolgversprechender als bei jener Gruppe, da in der lebhaften intrapsychischen Aktivität ein bedeutsamer Faktor für die Ausbildung ethischer Regulative mitgegeben ist.

Wahrscheinlich muß man zu den triebbetonten, retentionsdefekten, aber mit blühender intrapsychischer Aktivität ausgestatteten Naturen dieser Gruppe auch manche phantastische Pseudologisten und Hochstapler rechnen, die trotz aller Strafen und Reinfälle immer wieder auf ihre Lügen und Betrügereien zurückkommen und alle Erfahrungen in den Wind schlagen. Sehr häufig findet man bei ihnen neben einem hypomanischen Temperament auch noch eine überdurchschnittliche Intelligenz, so daß sie der Strafjustiz zuweilen ganz gewaltig zu schaffen machen können (vgl. den von Weinberger auf der bayerischen Psychiatertagung 1923 in München mitgeteilten Fall von Pseudologia phantastica).

3. Gruppe: Stark eindrucksfähige, gut retentionsfähige, ableitungsfähige Naturen mit mehr oder weniger ausgesprochenem Triebleben, bald auf höherer, bald auf tieferer Stufe, aber **mit unzureichender intrapsychischer Verarbeitung und Steuerung** (insbesondere **„Retentionsstarke"**).

Ungefähre Hauptstrukturformel.

	wenig triebhaft	triebbetont
Höhere Stufe:	$\left.\begin{matrix}E_{16}—R_{18}\\Tr_{10}—R_{13}\end{matrix}\right\rangle I.\,A._{10}—L_{16}.$	$\left.\begin{matrix}E_{16}—R_{18}\\Tr_{20}—R_{25}\end{matrix}\right\rangle I.\,A._{10}—L_{18}.$
Tiefere Stufe:	$\left.\begin{matrix}E_{10}—R_{12}\\Tr_{10}—R_{13}\end{matrix}\right\rangle I.\,A._{5}—L_{10}.$	$\left.\begin{matrix}E_{10}—R_{12}\\Tr_{16}—R_{18}\end{matrix}\right\rangle I.\,A._{5}—L_{12}.$

Die Individuen dieser Gruppe erleben gleichfalls alles mit lebhafter Gefühlsbetonung, das Erlebte wird auch als Erfahrung gebucht, aber es wird, zumal bei starker Ausprägung der intrapsychischen Schwäche nicht recht assoziativ weiter verarbeitet, oder es wird nicht objektiv und logisch in den allgemeinen Erfahrungsschatz eingegliedert und aufgelöst. So kommt es im ersteren Falle mehr zu einem mechanischen Ansammeln einzelner Erfahrungen, ohne daß eine rechte Zusammenschmelzung zu einer neuen Einheit von Vorstellungsgruppen eintritt, die die Gesamtpersönlichkeit auf ein höheres Niveau heben würde. Im anderen Falle aber kommt es zu einer einseitigen Verschiebung der Wirklichkeit, die im Reden und Handeln ihren Ausdruck finden wird (Retentionsstarke). Gleichzeitig sind Affektausbrüche nichts Seltenes; denn die mangelhafte intrapsychische Affektivität und Steuerung wird bei der guten Ableitungsfähigkeit den Affekten und Triebregungen die Zügel schießen lassen. Dabei schafft aber die einzelne Affektentladung noch nicht hinreichende Befreiung in der Seele, sondern die starke Retentionsfähigkeit sorgt für das Wachbleiben der einmal entstandenen Erregungen und drängt immer von neuem nach außen.

Das ist das Charakteristische dieses Typs, daß alle, angenehme wie unangenehme Erlebnisse ungewöhnlich lange nachschwingen, nicht vergessen werden können, bei unlustbetonten Erlebnissen sich in ausgesprochener Nachträgerei äußernd. Wir finden unter solchen Naturen bei niedrigem Allgemeinniveau eine gewisse Sorte Klatschsüchtiger, die von den kleinsten Erlebnissen, die sie mit Eindrucksfähigkeit aufgenommen haben, nicht recht loskommen, sie infolge ihrer geringen intrapsychischen Aktivität in unverdautem, nicht selten bei ihrer einseitigen affektiven Stellungnahme auch retrospektiv gefälschtem Zustand weitergeben müssen, die sich zwar für alles interessieren, sich aber innerlich nur wenig und unter kleinlichen Gesichtspunkten damit beschäftigen, ohne für ihre eigene Persönlichkeit einen rechten Nutzen daraus zu ziehen, die nicht unter ihren Erlebnissen nach höheren Gesichtspunkten zu sieben vermögen, so daß der größere

Teil, wie es natürlich wäre, überhaupt dem Gedächtnis entschwände, sondern die ihre eigenen von einem gewissen Daueraffekt getragenen Erlebnisse in Reden und Handlungen immer wieder ausströmen lassen müssen, ohne daß etwas Eigenes hinzugekommen wäre. Handelt es sich um Erlebnisse, die ihr Ich unangenehm berühren, so werden sie schmälen, eifern und zanken, können nicht davon loskommen, und zerren immer wieder die alten Ladenhüter ans Licht. In ungerechter Einstellung gegenüber gewissen Personen und Situationen kommen sie bald in eine unangebrachte Lobhudelei oder in eine ungerechtfertigte Hetzerei und Streiterei hinein; denn die intrapsychische Aktivität sichtet und steuert unzureichend. Sie „können es“ mit manchen Menschen einfach nicht, und bleiben ihnen gegenüber dauernd schief eingestellt, sie kommen meist auch von bestimmten eingewöhnten Normen nicht los.

Als Beispiel diene folgender Charakter: Eine Frau in mittleren Jahren, aus gutem Hause, mit sehr guter Schulbildung, deren Mann sich in angesehener Stellung befindet, so daß sie auch, zumal in einer Großstadt lebend, mit Gelehrten- und Künstlerkreisen in Berührung kommen könnte und in Vorträgen, Konzerten und Theatern viel Anregung auch für höhere Persönlichkeitsbildung finden würde, beschäftigt sich trotz an sich fast mehr als durchschnittlicher Intelligenz, die sie bei fehlender Affektbetonung zu sachlichem und sicherem Urteil befähigt, in ihren Gedanken ganz überwiegend mit dem Kleinkram des Alltags, hat glühendes Interesse für die Haushalte ihrer Mitmenschen, für Kinderzahl und Kinderzeugung, trotz ihres vorgeschrittenen Alters noch immer für studentisches Korporationswesen, deren Farben und Geschichte sie genau kennt. weiß immer von neuem in ermüdender Weise von Erlebnissen aus ihrer Ballzeit zu berichten, hat Namen, Orte, sogar Daten, wo dies und jenes sie brennend Interessierende begegnet ist, ganz genau im Kopf, weiß überhaupt tausend Kleinigkeiten immer „ganz genau“, und dank ihrer guten Retentionsfähigkeit für all jene affektbetonten Kleinigkeiten in der Tat meist viel präziser als andere. Aber all das liegt beieinander in ihrem Kopf, ohne je recht verdaut zu sein. Trifft sie auf Wider stand, so kann sie recht ungemütlich werden, und in sehr aktiver Weise gegen ihren Gegner mit ihrem Mundwerk vorgehen, und immer von neuem um den „alten Zimt“, der für sie stets wieder neu und affektgetragen ist, in Eifer und Streit geraten. Sie trägt solche Erlebnisse lange nach, und der oder die Betreffende ist dann für sie fast unwiederbringlich „erledigt“. Sie ist auch ganz in den starren Normen und Formen ihres Standes erstarrt, die sie selbst trefflich beherrscht und anzubringen weiß, von größter Einseitigkeit, ohne Verständnis für andere oder freiere Lebensart, dabei streng kirchlich gesonnen, und betätigt diese Gesinnung in einer ziemlich schematischen, erstarrten, geregelten Form, obwohl ihre Umgebung nur sehr zum Teil danach angetan ist, ihr in dieser Richtung den Rücken zu stärken. Auch sonst ist sie gelegentlich von einem Starrsinn und Eigensinn, der an Verbohrtheit grenzt. Auf der anderen Seite aber hat sie auch wieder ein weiches Herz, nicht nur für ihre Kinder, die sie trotz mancher ungerecht harten, kurzschlüssigen Züchtigung im Grunde vergöttert, sondern auch für fernere Anverwandte und Freundinnen, mit denen sie „sich versteht“, und die sie bereits aus ihrer Jugendzeit in die späteren Jahre mit hinüber genommen hat, wie sie eben auch im Guten „nachtragend“ ist, von dankbarer Anhänglichkeit, und Treue und Verlässigkeit im täglichen Leben nicht vermissen läßt. Was sie als recht erkannt hat, führt sie mit steter Hingebung und Pflichtgefühl, ja mit fast pedantischer Gewissenhaftigkeit durch. Ihre Strukturformel ist ungefähr die folgende: $\begin{matrix} E_{16}-R_{18} \\ Tr_{11}-R_{13} \end{matrix} > I.\,A._7 - L_{11}$; Temperament normal, Intelligenz recht gut.

Wir sehen hier in naturgemäßer Folgerichtigkeit scheinbar ganz gegensätzliche Charaktereigenschaften, auf der einen Seite Treue bis zur Hingebung, und auf der anderen Seite ein Nachtragen bis zur Gehässigkeit (besonders bei stärkerer Triebbetonung, die hier nicht vorlag) beim gleichen Individuum sich manifestieren, da diese Charaktereigenschaften sämtlich einer starken Retentionsfähigkeit entspringen. Wie denn überhaupt der Mensch im allgemeinen weder „gut" noch „böse" schlechthin zu sein pflegt, sondern nur die durch die Konstellation hervorgelockte mehr oder weniger beherrschte oder unbeherrschte Triebhaftigkeit ein solch wertendes Prädikat herausfordert.

Ist die intrapsychische Aktivität aber nur relativ gering, absolut genommen immer noch recht hoch, wie man das nicht selten erlebt, so resultiert daraus fortgesetzt eine Konstellation, die den Träger solcher Veranlagung mit unabweislicher Notwendigkeit in die Richtung der überwertigen Idee drängt. Sehr hohe Eindrucksfähigkeit und sehr starke Retentionsfähigkeit bei immer noch gut durchschnittlicher intrapsychischer Aktivität muß es mit sich bringen, daß allen erheblicheren Eindrücken ein unverhältnismäßig hoher und unverhältnismäßig nachdauernder Wert beigemessen wird. Spricht die Triebkomponente im Charakter des Betreffenden nicht allzusehr mit, so wird er sich an alle möglichen Subjekte oder Objekte mit zäher Neigung anhängen, wenn sie ihn nur einmal recht erfaßt haben. So entstehen manche einseitige Sammler und die aktiven Naturfreunde, die Sportwütigen, und die einseitigen Politiker, die im aktiven Liebesdienst sich aufopfernden Frauen und Sozialfanatikerinnen, die Märtyrer, soweit sie Kampfnaturen sind, die aktiven Jesuiten, die Vorkämpfer des Okkultismus u. a. m. Aber auch extrem einseitige wissenschaftliche Stellungnahmen gehören hierher, wenn sich der Autor an seinen vermeintlichen oder wirklichen Entdeckungen berauscht und nun mit großem intellektuellem Aufwand, aber doch einseitig verschobener Kritik seine Ziele verfolgt, mitunter vielleicht auch einmal in verzeihlicher Eitelkeit und Selbstbespiegelung leicht triebhaft verankert. Mutige, edelmütige, große Taten können so entstehen, je nach dem Inhalt, dem Subjekt oder Objekt, von dem der einzelne ergriffen wird, aber immer doch im Sinne abwägender Objektivität einseitige Taten, herrührend von der die hohe intrapsychische Aktivität und Steuerung immer noch weit überragenden Eindrucks- und Retentionsfähigkeit. Gekennzeichnet bleiben diese Naturen alle durch ihre Einseitigkeit, die nicht selten ausartet in Verbohrtheit. Eine so glückliche und für die Persönlichkeitsentwicklung notwendige Gabe eine gute Retentionsfähigkeit sein mag, so wird sie zum Verhängnis werden, wenn die intrapsychische Aktivität und Steuerung allzusehr nachhinkt; sie führt dann zu unkritischem Denken und Handeln und vielfach unschöner Voreingenommenheit.

Ein mir gut bekannter Privatgelehrter im Rheinischen ist ein Mensch von absolut hoher, aber relativ doch unzureichender intrapsychischer Aktivität, der in seiner Arbeit ganz als Außenseiter abwegs von den Bahnen seiner Fachgenossen geht, sich in seine einseitige Stellungnahme ungemein zäh verbissen hat und allen Einwendungen gegenüber sich absolut ablehnend verhält, so daß er direkt als Sonderling genommen wird, der dauernd gegen den Strom schwimmt. Seiner Arbeit ist er ganz hingegeben, geht in ihr völlig auf, begeistert sich an ihr immer von neuem, und arbeitet mit einer ans Pedantische grenzenden Präzision. Trotz seiner naturwissenschaftlichen Spezialdisziplin hat ihn seine Eindrucksfähigkeit und Retentionsfähigkeit in die Kreise der Okkultisten geführt — vielleicht daß bei dieser starken Beeindruckung festgehaltene religiöse Jugendgefühle mitsprachen —, um deren Probleme er sich nun auch mit zähem Eifer annimmt, und denen gegenüber er trotz seiner naturwissenschaftlichen Durchbildung nicht kritisch bleiben kann. Im persönlichen Leben hat er eine ausgesprochene normative Einstellung, überall Prinzipien und prinzipielle Stellungnahmen; so läßt er z. B. weibliche Arbeiter nur mit größtem Widerwillen in seinem Privatinstitut zu, hat seine ausgesprochenen Lieblinge und andere, die er absolut nicht leiden kann, ist leicht parteiisch und ungerecht. Ja, er neigt sogar zu Beziehungsideen und denkt zuweilen an eine bewußt persönliche Anfeindung von seiten seiner Gegner, obwohl eine stärkere Triebkomponente bei ihm im allgemeinen nicht zum Durchbruch kommt. Außerdem besitzt er ein ausgesprochen hypomanisches Temperament, das in der Eile all seines psychischen Geschehens insbesondere auch in seinem mächtigen Beschäftigungsdrang und seiner allzeit fröhlichen Selbstsicherheit wundervoll zum Ausdruck kommt. Seine charakterliche Strukturformel lautet: $\genfrac{}{}{0pt}{}{E_{15}—R_{20}}{Tr_{12}—R_{13}} > I.\,A._{12}—L_{15}$. Intellektuell steht er sehr hoch.

Je mehr sich nun die Triebeinschläge in dem Charakter breit machen, um so mehr pflegen die Charaktereigenschaften ihrer Träger eine unerfreuliche Tönung anzunehmen. Der Egoismus, *der der ständige Begleiter stärkerer Triebhaftigkeit ist*, tritt immer unverhüllter zutage. Die Erlebnisse, in denen dem lieben Ich zu nahe getreten wird, scheinen sich allmählich zu jagen, das Nachtragen beschränkt sich fast lediglich auf solche unlustbetonte Erlebnisse, das Vergeltungsbedürfnis steht auf, und steigert sich bis zum Rachetrieb, der, sein Opfer immer wieder von neuem anfällt, bald mit der Tat, bald mit dem Wort, da der festverankerte Affekt so leicht eine definitive Ableitung nicht findet; immer wird von neuem gehäkelt, immer wieder auf Vergangenes zurückgegriffen, immer wieder die alten Erlebnisse zur Schürung neuen Streites zum Anlaß genommen. Aber auch die mannigfachsten Begierden und Suchten verdanken dieser Struktur ihre Entstehung. Eindrücke, die dem Triebleben entgegenkommen, werden besonders zähe festgehalten, und die schwache intrapsychische Aktivität und Steuerung vermag nur allzu wenig gegen sie. Bald ist es ein nicht zurückzudämmendes sexuelles Begehren, bald eine Sucht nach berauschenden Mitteln, wie Alkohol, Morphium oder Cocain, — vielleicht gehört auch in Grenzen der Nikotinismus hierher, — bald ist es der Besitz, der die Seele des Menschen mit Beschlag belegt, und ihn über den natürlichen und gesunden Erwerbssinn und die Sparsamkeit hinausführt zu Geiz und Habsucht, oder auch zur Spielsucht, ja ihn aus diesen Motiven heraus zum notorischen Dieb werden läßt, wenn auch die Entwicklung der höheren Gefühle diese Triebeinschläge meistens nicht allzu nackt in Erscheinung treten läßt. Mitunter schleichen sich die Triebe in verkappter, sublimierter Gestalt in der Form der Ehrsucht ein, oder man kann sich gewisse „höhere Genüsse" nicht versagen, man muß seine Reisen, seine Geselligkeiten, seine Feste, seine Schmöker haben, oder es kommt zu einer Sammelwut, die alle

Grenzen übersteigt, so daß der Träger solcher Gier geradezu zum Verschwender wird. So entsteht die merkwürdige Tatsache, daß Menschen, die in vielen Punkten sparsam und knauserig bis zum Geiz sind, auf der anderen Seite sich völlig verausgaben für irgendeine überflüssige oder unnütze Liebhaberei, die einer im Grunde triebhaft gespeisten überwertigen Idee ihre Entstehung verdankt. Daneben wird man auch eine Schwäche gegenüber niederen Genüssen, gegenüber gutem Essen und Trinken oder gegenüber schönen Kleidern selten vermissen. Natürlich kann ein solches Verhalten nur bei starker Ausprägung verwertet werden, da kein Mensch triebfrei ist, und eine etwas vermehrte Retentionsfähigkeit gegenüber Trieberlebnissen die Regel ist; sie haften am ehesten im Gedächtnis, und so kann es nicht wundernehmen, wenn wir diesen auf retinierte Trieberlebnisse zurückzuführenden Eigenschaften nicht selten auch bei anderen Charakterstrukturen in mehr oder weniger deutlicher Ausprägung begegnen.

Haben wir es mit Menschen zu tun, die auf höherem Niveau stehen, also eine relativ zu geringe, absolut aber recht erhebliche intrapsychische Aktivität und intellektuelle Verarbeitung besitzen, so werden wir bei starkem Vorwalten der Triebhaftigkeit die dieser Disposition liegenden überwertigen Ideen ganz vorherrschend in Richtung egoistischer Ichbezüglichkeit gehen sehen. Die Erlebnisse, durch die dem Ich in irgendeiner Form etwa zu nahe getreten werden könnte, werden als affektbetonteste, weil das Triebleben am meisten mobilisierende am zähesten festgehalten. So bildet sich bei diesen Individuen eine chronische Neigung zum Persönlichnehmen aller möglichen, auch nur entfernt Anlaß zur Ichbezüglichkeit gebenden Erlebnisse aus. Sie erscheinen fortgesetzt mißtrauisch und argwöhnisch, sind immer zum Sprung bereit, befinden sich ständig in Verteidigungsstellung, sind dauernd in gespannter und explosiver Stimmungslage, und gehen immer wieder zum Angriff über, weil sie sich angegriffen glauben. All die vielen kleinen Mißhelligkeiten des täglichen Lebens, nicht nur die vermeintliche Tücke des Subjekts, sondern auch die Tücke des Objekts sind für sie Erlebnisse, die von ihnen festgehalten und nach Möglichkeit intrapsychisch durch kombinatorische Verarbeitung in einen Zusammenhang gebracht werden. Meist sind es spezifische äußere Konstellationen, die in der Seele derartig Disponierter mit besonderer Vorliebe eine feindselige Stellungnahme hervorrufen: Ein Lehrer kann nicht in eine beliebige Schülerklasse kommen, ohne sich sofort umstrickt zu wähnen von Komplotts, und antwortet auf jede harmlose Verfehlung mit maßlosen Strafen, eine Gouvernante kann keiner Herrschaft gegenüber mehr frei von Argwohn sein und explodiert beim geringsten Anlaß. Diese scheinbar konstellativ hochgezüchteten Charakterverbiegungen, die sich aber nur auf Grund einer angeborenen allzu hohen Eindrucksfähigkeit und Retentionsfähigkeit für alltägliche affektbetonte Erlebnisse in solchem Ausmaß entwickeln konnten, kennzeichnen sich dann auch im übrigen Leben durch eine stets gereizte und angriffsfreudige, ja gehässige Stimmungslage, sie zeigen eine große Selbstgerechtigkeit, die das Zusammenleben mit solchen Individuen ungemein erschwert und mitunter direkt zur Qual macht. Insbesondere gilt das auch für die Ehe, wo der leidende Teil, Mann oder Frau, oft ein wahres Martyrium durchzumachen hat. Die Querulanten gehören hierher, die mit ihrer verbohrten Hartnäckigkeit und ihrer unnachgiebigen Widerspenstigkeit die Geduld der Behörden und aller derer, die mit ihnen zu tun haben, auf eine harte Probe stellen.

Den zu Beziehungsideen neigenden Typ findet man zwar überall im Leben, am reinsten gezüchtet aber wohl im Lehrerstande, da die dauernden Schabernacks von seiten der Schüler, die gewiß, wenigstens anfangs, über sehr harmlose und dumme Lausbubenstreiche nicht hinauszugehen pflegen, dieser Veranlagung ungemein entgegenkommen und sie vielfach zu ständig zunehmender Stärke überreizen. Ist ein Lehrer gut intrapsychisch gesteuert, und lebt daher nicht in beständiger Sorge, daß seiner Würde zu nahe getreten werden möchte, so nimmt er die Lausbubenstreiche als das, was sie sind, und der gelegentliche Ärger wird bald vergessen. Anders bei der zu starken Retentionsfähigkeit: Kleine Ärger halten vor und werden mit aus der Schule hinausgenommen; draußen gibt es neuen Ärger, und auch am andern Tage ist der Ärger des Vortages noch nicht überwunden. Gereizt beginnt man, neue Reizungen bleiben nicht aus, werden infolge der schlecht verhehlten Erregung sogar provoziert; ungerechtfertigt schwere Strafen für kleine Vergehen fordern die Widersetzlichkeit der Klasse aus natürlichem Gerechtigkeitsgefühl der Jugend heraus, und so steigert man sich tagaus tagein gegenseitig in ein gespannteres Verhältnis hinein, eine Explosion folgt der anderen, und so geht es schließlich Jahr für Jahr; kein Wunder, daß dieser Circulus vitiosus nicht selten zu ungewöhnlichem Nervenverbrauch führt, daß die Zahl der „nervös erschöpften“ Lehrer gar so groß ist. Dieser Schilderung liegt ein Selbsterlebnis mit einem Lehrer zugrunde, der ungemein eindrucksfähig veranlagt, für alles Große und Schöne zu haben, doch der „nervöseste“ von allen blieb, die mir begegneten. Es war ein ständiger Kampf, der Lehrer, verbissen und mißtrauisch, direkt mit verzerrten Zügen, suchte in peinlicher Gewissenhaftigkeit nach dem schuldigen Schüler, den er natürlich niemals fand, schließlich doch den falschen vornehmend und exemplarisch strafend. Die harmlosesten Ungezogenheiten wurden persönlich genommen und als grobe Rüpeleien gestempelt, ja selbst das Husten eines besonders von ihm gehaßten Schülers schien ihm zu gelten und hatte Ahndung zur Folge. Er fürchtete sich auf der Straße vor den Schülern, glaubte sich nicht achtungsvoll genug gegrüßt, ja, fürchtete sogar einmal ein Attentat, was zu einer scharfen Untersuchung führte, die resultatlos verlief. Dabei war er von unverkennbarer Eitelkeit und Selbstgerechtigkeit. Als später einer seiner Musterschüler eine Arbeit aus Dankbarkeit einem anderen Lehrer widmete, schrieb er dem ehemaligen Schüler einen kurzen empörten Brief, in dem er diesen zur Rede stellte, warum nicht ihm die Arbeit gewidmet sei. Daraus schon erhellt seine Stellung zu seinen Kollegen, die er mit Eifersüchteleien und querulatorischen Streitereien ständig quälte. In seiner Familie war er gefürchtet, von ausgesprochener Herrschsucht. Ich habe ihn nach vielen Jahren in einem Sanatorium wiedergesehen, er war noch ganz der alte, war aber nicht, wie ausdrücklich bemerkt sei, Paranoiker im psychiatrischen Sinne geworden, zwar nach wie vor in extremem Ausmaß zu Beziehungsideen neigend, ein stabiles kombinatorisches Wahnsystem bestand aber nicht. Wenn die hier gezeichnete Charakterveranlagung im Verein mit Milieu und Erlebnis allein schon zur echten Paranoia führen könnte, so hätte es in diesem Fall zur systematisierten Wahnkrankheit kommen müssen. Seine Strukturformel lautet: $\begin{matrix} E_{20}-R_{25} \\ Tr_{22}-R_{30} \end{matrix} > I.\ A._{14}-L_{20}$. Sein Temperament war durchschnittlich, die Intelligenz gut.

Einen besonderen Zug bekommen solche Charaktere noch, wenn das liebe Ich nicht nur immer in Sorge ist um die rechte Einschätzung der Persönlichkeit von seiten anderer, sondern auch ständig in Angst schwebt um das körperliche Wohlergehen. Nun sind zwar Ängstlichkeit und Sorglichkeit im allgemeinen nicht gerade Eigenschaften von Sthenikern, mit denen wir es hier zu tun haben, und der Hypochonder pflegt auch nicht gerade zu den sthenischen Charakteren gerechnet zu werden. Tatsächlich finden wir aber diese Eigenschaften gar nicht selten bei sonst sehr aktiven Naturen, was wohl auf die Machtlosigkeit zurückzuführen ist, mit der der Mensch vor einer solchen vis maior, wie seiner Gesundheit, steht. Die sthenische Aktivität zeigt sich dann in der Art, wie sich ein solcher Stheniker seiner Umgebung gegenüber verhält, er ist mißtrauisch gegenüber dem Arzt, zweifelt an dessen Kunst, läuft von einem zum andern, weiß alles besser und doktert ständig an sich selbst herum.

Auch hierfür noch ein Beispiel: Es handelt sich um einen höheren Verwaltungsbeamten in mittleren Jahren, der erblich mit manisch-melancholischem Irresein belastet ist und selbst einen leicht hypomanischen Einschlag, zum mindesten ein deutlich sanguinisches Temperament hat. Er war von jeher ein empfindliches Kind, das körperliche Schmerzen nicht gut ertrug. Dabei auch schon immer reizbar und empfindlich, konnte Maßregelungen lange nicht vergessen. Er befindet sich in angesehener Stellung, ohne bis zu höchster Stellung aufgestiegen zu sein, was er im wesentlichen seiner charakterlichen Eigenart zu verdanken hat, die ihn mit keinem Kollegen recht auskommen ließ. Wo er hinkam, gab es alsbald Häkeleien und Streitigkeiten, Rivalitäten, denen er immer in seiner ungehemmten Art Ausdruck zu geben pflegte, und bei denen er sich durch sein ungezügeltes Vergeltungsbedürfnis unbeliebt machte. Dabei neigte er ausgesprochen zu Beeinträchtigungsideen, fühlte sich überall zurückgesetzt, glaubte, anfangs wohl nicht mit Recht, später mitunter nicht ohne Grund, daß ihm andere vorgezogen würden, sah überall Ränke, die gegen ihn gesponnen würden, sah, daß da und dort bald verwandtschaftliche Beziehungen geknüpft werden würden, um ihn langsam abzudrängen. Zu Hause war er ein gefürchteter Tyrann, kleine Differenzen führten zu lange dauernden Konflikten, er konnte ungerecht, gehässig, ja geradezu brutal werden, wenn ihm sein Wille nicht geschah; hinten und vorne sah der Egoismus in verkappter Form heraus. Die Frau hielt er sehr kurz, für ihn selbst aber war immer Geld da, insbesondere auch zu Erholungsreisen, deren er mehrere im Jahre dringend zu bedürfen meinte. Denn um sein liebes Leben war er aufs äußerste besorgt. Da saß er daheim in Decken gewickelt, bei einem steifen Hals schlang er sich ein dickes Tuch um denselben, bald lag er im Krankenhaus, bald zu Hause wegen einer Kleinigkeit zu Bett, kaum ein Arzt war in der Stadt, den er nicht schon gelegentlich konsultiert hätte, und nur wenige hatten seine Zufriedenheit erwerben können. War er wirklich krank, so doktorierte er selbst eifrig mit, indem er sich oft recht abenteuerliche Theorien seiner Krankheit und des notwendigen Heilplanes zurecht legte, so daß es fast an Quacksalberei grenzte. Einwendungen gegenüber war er nicht zugänglich, eigensinnig und starrköpfig blieb er bei seinen vorgefaßten Meinungen. In seinem Beruf war er sehr rührig, als Sachverständiger geschätzt, pedantisch und genau, pflichteifrig und treu. Den Kindern war er ein liebevoller Vater, für Kunst und Musik hatte er nach seiner Ansicht viel übrig, in der Tat aber nicht gerade viel Verständnis. Politisch schwamm er meist gegen den Strom. Wenn seine Wege nicht gekreuzt wurden, konnte er auch freundlich und bis zu gewissem Grade anhänglich sein; er war gastfrei und liebte muntere Gespräche und eine gewisse Geselligkeit. In seinem Urteil über Menschen und Dinge blieb er aber immer aufs äußerste einseitig. In seinen Reden neigte er — und hier kommt sein hypomanisches Temperament zum Ausdruck — ausgesprochen zum Abschweifen und in der Konversation zur Oberflächlichkeit. Dabei war ein Beschäftigungsdrang unverkennbar, nicht nur innerhalb seines Berufes, sondern auch außerhalb desselben, wo er direkt etwas „Schußliches" hatte, bald dies, bald jenes anfing, um nur die Hälfte durchzuführen. Seine Grundstimmung war, solange er nicht in paranoische und hypochondrische Gedankengänge verstrickt war, keineswegs eine gedrückte, sondern zweifellos eine leicht gehobene. Seine Strukturformel ist: $\begin{matrix} E_{12}—R_{14} \\ Tr_{18}—R_{22} \end{matrix} > I.\ A._{11}—L_{16}$.

Wir fügen zum Schluß noch hinzu, daß diese zur sthenischen Obergruppe gehörigen Retentionsfähigen bei absoluter Unmöglichkeit, sich durchzusetzen, natürlich auch wie Astheniker reagieren werden, nicht nur wie in diesem letzten Falle bei der Hypochondrie, sondern auch in anderen Fällen auf den Umwegen der Heuchelei und Intrigue, vielleicht auch einmal mit hysterischer Reaktion die endliche Realisierung ihrer Wünsche anzustreben versuchen werden, wie Bismarck bei jenem bekannten seelischen Zusammenbruch vor dem Frieden von Nikolsburg von geradezu hysterisch anmutendem, krampfhaftem Weinen geschüttelt wurde. Deswegen sind solche Naturen selbstverständlich nicht Astheniker, noch weniger „Hysteriker", auch nicht gemischt sthenisch-asthenische Naturen, sondern doch reine Stheniker, die zu einer asthenischen Reaktionsform greifen müssen infolge einer absoluten in der Konstellation oder Situation gegebenen Unmöglichkeit, sich durchzusetzen.

4. Gruppe: Stark eindrucksfähige und stark ableitungsfähige Naturen **mit Retentionsdefekt und intrapsychischer Schwäche.**

Ungefähre Hauptstrukturformeln.

	wenig triebhaft	triebbetont
Höhere Stufe:	$\begin{matrix} E_{25}—R_{8} \\ Tr_{10}—R_{9} \end{matrix} > I.\ A._{10}—L_{25}$.	$\begin{matrix} E_{25}—R_{8} \\ Tr_{30}—R_{18} \end{matrix} > I.\ A._{10}—L_{28}$.
Tiefere Stufe:	$\begin{matrix} E_{12}—R_{4} \\ Tr_{10}—R_{9} \end{matrix} > I.\ A._{6}—L_{12}$.	$\begin{matrix} E_{12}—R_{4} \\ Tr_{25}—R_{12} \end{matrix} > I.\ A._{6}—L_{18}$.

Wir kommen zu den sog. Primitivcharakteren oder Explosiven, bei denen sowohl die Retentionsfähigkeit als auch die intrapsychische Aktivität eine zu geringe ist, und bei denen die intellektuelle Steuerung versagt. In ausgeprägten Fällen kommt es bei ihnen gar nicht zur Ausbildung von Charaktergewöhnungen und ethischen Regulativen, es zerfällt bei ihnen, wie Kretschmer sich treffend ausdrückt, ihr Lebenslauf in mehr oder weniger zusammenhangslose Einzelhandlungen, die durch die jeweilige Situation gegeben sind; sie werden vielfach ein Spielball äußerer Anregungen, Anreize, Verlockungen und Verführungen (Birnbaum), vorwiegend unter Leitung ihrer Triebregungen. Ähnliches sahen wir ja schon bei Gruppe 2 mit dem reinen Retentionsdefekt; doch zeigten diese daneben eine lebhafte intrapsychische Aktivität, waren nachdenklich, träumerisch oder phantastisch, Eigenschaften, die dem primitiven Charakter nicht zugehören. Beim Primitivcharakter schlagen auch die von keiner intrapsychischen Steuerung regulierten Erlebnisse viel intensiver in Richtung des Handelns durch, entsprechend den alten phylogenetisch bestimmten Primitivmechanismen, lustbetonte Erlebnisse lösen hemmungslose Freude- oder Heiterkeitsausbrüche aus, unlustbetonte die heftigsten Zornreaktionen, Schmähfluten oder sinnloses Darauflosgehen, Zuschlagen oder Zerschlagen; mit reflexartiger Schnelligkeit folgt die Handlung ohne jede Überlegung dem Eintritt des affektbetonten Erlebnisses. Hier haben wir „das cholerische Temperament" wohl in reinster Form; allerdings würde mancher Kampfhahn der vorigen Gruppe nach dem heutigen Sprachgebrauch ebenfalls als „Choleriker" zu bezeichnen sein, obwohl sein heftiges Reagieren eine ganz andere Genese hat. Es ist eben der Begriff des cholerischen „Temperamentes" oder Charakters ein viel zu umfassender, und umschließt durchaus verschieden strukturierte Charaktere. Der charakterlich primitive Vorgesetzte straft auch ein lächerliches Vorkommnis mit sinnloser Härte, aber er trägt nicht nach wie der Retentionsstarke, im Moment ist alles vorbei. Jach flammt der Affekt auf, aber fast ebenso schnell ist er vorüber, Jähzorn ist eine der Haupteigenschaften der Primitivcharaktere. Der primitive Untergebene explodiert bei der geringsten Zurechtweisung (und nicht nur, wie etwa ein Retentionsfähiger bei Berührung eines alten Komplexes). Beim Militär haben solche Affektmenschen als Vorgesetzte und Untergebene den schwersten Schaden angerichtet und die größten Schwierigkeiten bereitet. Kann sich unter dem Druck äußerer Verhältnisse ein solcher Affektsturm aktiv nicht entladen, so kommt es wohl zu einem sinnlosen Trotzen, das zunächst durch Zuspruch und Vernunftgründe nicht gebrochen werden kann. Es ist im ersten Augenblick absolut nichts zu machen; oft schon nach wenigen Stunden ist der Affekt bei dem wenig retentionsfähigen Menschen wieder geschwunden. Aber irgendeine nachhaltige Reue kennt er wiederum nicht, das Resultat ist: „ich kann eben nicht anders", „ich bin nun einmal so", „wenn man mich aufregt, dann kenne ich mich einfach nicht mehr". Wenn er ruhig geworden ist, kann man über alles mit ihm reden, er sieht sein Unrecht intellektuell ganz wohl ein, aber zu einer Besserung führt es nicht, da die Retentionsfähigkeit mangelt und die allzu große intrapsychische Schwäche die Ausbildung ethischer Regulative hindert. Triebarme Formen dieses Typs gibt es praktisch kaum, das liegt in der Primitivität ihrer Struktur, in der die phylogenetisch alten Triebe immer stark überwiegen müssen.

Bei starkem Vorherrschen des Trieblebens wird die Unmöglichkeit der Ausbildung auch der einfachsten ethischen Normen besonders deutlich. Ein großer Teil der sog. moralischen Idioten oder moralisch Schwachsinnigen gehört deshalb hierher; doch nur diejenigen, denen eine lebhafte Eindrucksfähigkeit auf dem Gebiete des höheren Gefühlslebens noch zukommt, nicht die torpiden, gleichgültigen Formen, auf die später einzugehen sein wird (Gruppe 12). Es sind Individuen, die zunächst ganz passabel erscheinen, die sich für alles mögliche momentan erwärmen, ja begeistern können, die ihren augenblicklichen Aufwallungen entsprechend geradezu gutherzig erscheinen können, die keinen Menschen und kein Tier leiden sehen mögen. Beim geringsten aber, was ihnen zuwiderläuft, können sie aufbrausen, schimpfen, schreien und zuschlagen. Man begreift oft zunächst gar nicht, wie es möglich ist, daß ein solcher Zornteufel in ihnen steckt, oder daß sie das Naschen oder Stehlen nicht lassen können. Allein beim Anhören der Angehörigen oder bei längerer Beobachtung da kommen dann die massenhaften kurzschlüssigen Jähzornreaktionen und die Triebhandlungen heraus. Jedem Anreiz für ihre Triebe unterliegen sie sofort. Sie sind dem Alkohol gegenüber hemmungslos und betrinken sich bei jeder Gelegenheit sinnlos, sie sind sexuell begehrlich und geben jeder Reizung sofort nach. Viele Dirnen gehören hierher mit ihrem triebhaften Nachgeben gegenüber jedem Genuß, nicht nur gegenüber Geschlechtsreizungen, auch gegenüber Genüssen anderer Art, seien es nun Leckereien, schöne Kleider oder Schmuckgegenstände, die sie sich skrupellos, auch auf unehrliche Weise, verschaffen, gegenüber Theater- und Kinobesuchen, mitunter auch gegenüber Morphium und Cocain und anderen Narkoticis, wenn sie mit diesen einmal in Berührung kamen und Gelegenheit zu neuen Gaben haben. Was sie reizt, das muß ihnen werden, auf welche Weise, das ist gleichgültig, es regiert der unverhüllteste, ungesteuerte Egoismus. Sie stellen sich nicht, wie der triebhaft-retentionsfähige Typ auf ein bestimmtes, ihnen zum Abgott gewordenes Ziel ein, auf das sie dann mit allen Mitteln lossteuern, sie sind viel abhängiger von der Umgebung, und fassen nach allem und jedem, was ihnen momentan begehrenswert erscheint. Allerdings dürfen wir nicht vergessen, daß auch bei ihnen gerade für triebbetonte Erlebnisse immer noch eine verhältnismäßig gute Retentionsfähigkeit besteht; deshalb werden sie mit ihrer ganzen Persönlichkeit zunehmend die Richtung auf Triebbefriedigung einschlagen und unaufhaltsam weitersinken und verkommen. Darum ist die Prognose dieser Charaktere, die wir sehr häufig in Fürsorgeerziehungsanstalten treffen, stets so trüb. Tun sie auch noch leidlich gut, solange ihnen in der Anstalt die Versuchungen möglichst aus dem Wege geräumt werden, und machen sie sich dort im wesentlichen durch ihre Jähzornreaktionen und ihren Trotz bemerkbar, so straucheln sie doch nur zu oft wieder, wenn sie ins freie Leben hinaustreten, und gehen dann meist rettungslos zugrunde.

Ein Beispiel für viele soll diesen bekannten Charaktertyp illustrieren: Marie M., 16 Jahre, entstammt sehr schlechten Familienverhältnissen. Der Vater starb an Rückenmarksleiden, die Mutter ist schlampig und kümmert sich nicht um die Kinder, hat einen Trinker zum zweiten Mann. Marie hat sich schon als kleines Kind mit ihren Geschwistern viel herumgeschlagen, hatte zwar in der Schule viele Freundinnen, doch hielten die Freundschaften niemals lange, da sie furchtbar heftig war, und es über kurz oder lang zu Schlägereien und Raufereien kam. In der Schule lernte sie schlecht, schwänzte oft. Wenn der Vater sie schlagen wollte, log sie oder lief davon. Wenn man sie tadelte, „machte sie ein Gesicht", „wurde sehr böse", bekam „Schreikrämpfe vor Wut", schimpfte in den häßlichsten Ausdrücken. Sie naschte unausgesetzt, und schließlich konnte niemand mit ihr fertig werden. Deshalb in Fürsorgeerziehung. Dort war sie bald eingewöhnt, schloß sehr schnell Freundschaft, verkrachte sich aber sofort wieder. Bald schwärmte sie für die Hausmutter, bald haßte sie dieselbe, war launisch und jähzornig, dann wieder „furchtbar zutunlich". Das Naschen konnte sie nicht lassen, nahm auch gelegentlich kleine Geldbeträge. Bei Überführung unsagbar trotzig, doch am andern oder am übernächsten Tage wieder gut. Bei strenger Zurechtweisung bekam sie mehrfach Schreikrämpfe und paroxysmale Wutanfälle, in denen sie wild um sich schlug, mit Gegenständen warf und demolierte. Deshalb schließlich in die psychiatrische Klinik. Dort im ganzen dem früheren entsprechendes Verhalten; ihr Liebstes waren Leckereien, hübsche Haarbänder, die sie gelegentlich entwendete, und die Festlichkeiten und Vorführungen im Festsaal. Zuweilen starkes Trotzen, aber nur von kurzer Dauer; bald mit dieser, bald mit jener Patientin dicke Freundschaft. Wenn sie heute mit einer anderen gleichartigen Psychopathin gerauft hatte, wobei sie sich mit den Fäusten ins Gesicht schlugen, an den Haaren zerrten, anspuckten und die besten Kosenamen gaben, konnte sie morgen mit dieser bereits wieder eng umschlungen durch die Gänge ziehen. Dem Arzt gegenüber deutlich erotisch eingestellt, drängte sich an ihn hin, schwärmte ihn den einen Tag an, am andern war sie wieder trotzig, je nach Laune. Sie war leicht imbezill, von hypomanischem Temperament, solange sie nicht trotzte oder raufte ausgesprochen fröhlich, immer vielgeschäftig, bei lebhaftem, psychischem Tempo. Ihr Körperbau war pyknisch. Strukturformel:

$$\left.\begin{matrix} E_{14}—R_4 \\ Tr_{16}—R_{10} \end{matrix}\right\rangle I.\,A._5—L_{15}.$$

Schwieriger wird die Diagnose solcher Charaktere, wenn das Allgemeinniveau ein höheres ist; denn nicht nur in der Hefe des Volkes findet man Primitivcharaktere, sondern bis hinauf in die höchsten Gesellschaftsschichten. Retentionsfähigkeit und intrapsychische Aktivität und Steuerung sind zwar relativ zu gering, absolut aber immer noch von erheblicher, ja überdurchschnittlicher Höhe. Dann resultieren Persönlichkeiten, bei denen man von ethischen Defekten im engeren Sinn nicht mehr gut sprechen kann, und auch der Ausdruck „Primitivcharakter" ist nur cum grano salis zu verstehen. Es sind Persönlichkeiten von höchster Eindrucksfähigkeit für alle höheren Werte, für ethische und ästhetische Gefühle und Genüsse, selbst schwärmerisch und hinreißungsfähig, hingebender und edelmütiger Augenblickshandlungen fähig, aber gleichzeitig aufbrausend bei kleinsten Anlässen und dann unter Leitung ihrer Triebe momentan zu grausamem und brutalem Vorgehen fähig. Im Handumdrehen sind sie mit einem Urteil über einen Menschen oder eine Sache fertig und dokumentieren in dieser Voreiligkeit ihren Retentionsmangel sehr deutlich, bedenken nicht, daß sie sich gar so oft in solch vorschneller Weise geirrt haben, und müssen dann in kürzester Zeit alles widerrufen. Retentionsfähiger zeigen sie sich dagegen bei triebbetonten Eindrücken; da ist ihnen dann jemand ein für allemal zuwider, sie unterliegen Vorurteilen und Voreingenommenheiten, die ihrer Triebrichtung gleichsinnig verlaufen, fast wie Retentionsfähige. Die massenhaften, ungesteuerten, aber schnell wieder verklingenden Jähzornreaktionen und Kurzschlußhandlungen innerhalb ihrer Gesamtpersönlichkeit beweisen immer am besten ihre Zugehörigkeit zur Gruppe der Primitivcharaktere. Folgendes als Beispiel:

Ein höherer Regierungsbeamter, der in seiner Jugend tapfer dem Alkohol zugesprochen hatte, überhaupt mit Leib und Seele ein etwas wilder Student nach jeder Richtung war, machte in mittleren Jahren eine schwere Bauchoperation durch. Im Anschluß daran wurde er Cocainist und kam trotz ernstester Bemühungen nicht mehr von diesem Triebe los. In seinem sonstigen Wesen erscheint er ungemein eindrucksfähig, vielfach interessiert, hängt mit großer Liebe an Kunst und Musik, ist seinen Kindern ein treuer und liebevoller Vater, hat ein mitfühlendes Herz für jedermann, und nimmt in warmer und herzlicher Weise teil, wenn anderen ein Unglück zustößt. Dabei ist seine Außenschale aber sehr rauh;

er ist bei seinen Unterbeamten gefürchtet wegen seiner aufbrausenden Art, wegen seiner Launen- und Sprunghaftigkeit, Eigenschaften, die schon vor jener Operation sehr ausgeprägt waren. Oft ist nichts mit ihm zu machen, er schikaniert und peinigt dann bis zur Grausamkeit und kann momentan direkt brutal werden; nicht selten tut es ihm nach einer halben Stunde schon leid, und er kommt von selbst und bittet um Entschuldigung. Mit seinem Urteil über Menschen ist er in 2 Minuten fertig, für oder wider ist im Augenblick entschieden. Er hat eine ausgesprochene Vorliebe für sthenische Menschentypen, solange sie nicht mit ihm aneinandergeraten, hält sich selbst für einen guten Psychologen und Menschenkenner, und fällt mit diesen Kenntnissen immer wieder auf alle möglichen Menschen herein, die ihm gerade in diesem Punkte über sind und seine nicht zu leugnende Eitelkeit streicheln. Einem asthenischen Menschen gerecht zu werden, würde ihn seine einseitige Stellungnahme (scheinbare Retentionsfähigkeit) stets hindern. In seiner Arbeit hat er keine ausgesprochenen Steckenpferde und ist der jedem geistigen Arbeiter nicht allzu fern liegenden Vereinseitigung nicht zum Opfer gefallen. Vorherrschend in seinem Wesen bleiben Sprunghaftigkeit, Launenhaftigkeit, ungezügelte Affektäußerungen, die schnell wieder abklingen. Seine Strukturformel lautet: $\begin{matrix} E_{25}—R_{10} \\ Tr_{30}—R_{15} \end{matrix} > I.\ A._{14}—L_{28}$. Sein Temperament ist hypomanisch, die Intelligenz ungewöhnlich hoch. Der Körperbau ist am ehesten noch athletisch zu nennen und zeigt dysplastische Einschläge.

II. Eindrucksfähige Astheniker.

Wir kommen zur zweiten größeren Gruppe, zu den affektiv erregbaren Naturen mit mangelhafter Ableitungsfähigkeit, die man daher als asthenische oder passive oder auch sensitive Persönlichkeiten zu bezeichnen pflegt, die den Kampf mit dem Leben nicht gern aufnehmen, sondern ihm durch Ausweichungen verschiedenster Art aus dem Wege zu gehen trachten. Entweder es kommt zu einer einfachen Verhaltung der Affekte, die bis zu einem gewissen Grade ertragen wird, zuweilen abklingt, indem sich das Erlebnis schließlich restlos einordnet, die aber gelegentlich sich auch in einem Affektausbruch, freilich meist nicht aktiver Art, Luft macht, sondern in passiver Form, z. B. in einem Tränenausbruch, sich löst, oder aber zu Verschiebung oder Verdrängung führt, vielfach auf dem Wege der Flucht in die Krankheit, auf dem Wege hysterischer Reaktion. Kommt es aber einmal infolge aufs Höchste gestiegener Affektspannung doch zu einem kurzen aktiven Ableitungsversuch, so folgt unmittelbar darauf die Erschlaffung und das Zurückfallen in passive Reaktionsarten.

5. Gruppe: Stark eindrucksfähige, gut retentionsfähige, intrapsychisch hinreichend aktive, **aber wenig ableitungsfähige Naturen.**

Ungefähre Hauptstrukturformeln.

	wenig triebhaft	triebbetont
Höhere Stufe:	$\begin{matrix} E_{15}—R_{15} \\ Tr_{10}—R_{10} \end{matrix} > I.\ A._{15}—L_{8}.$	$\begin{matrix} E_{15}—R_{15} \\ Tr_{18}—R_{18} \end{matrix} > I.\ A._{16}—L_{10}.$
Tiefere Stufe:	$\begin{matrix} E_{11}—R_{11} \\ Tr_{10}—R_{10} \end{matrix} > I.\ A._{11}—L_{5}.$	$\begin{matrix} E_{11}—R_{11} \\ Tr_{13}—R_{13} \end{matrix} > I.\ A._{12}—L_{7}.$

Es wird mit hoher Empfindsamkeit erlebt, der Affekt schwingt eine entsprechende Zeit in der Seele nach, das Erlebnis wird intrapsychisch verarbeitet, wird infolgedessen als Erfahrung gebucht und dient dem Aufbau der Persönlichkeit. Allein in all den Fällen, in denen das Erlebnis mit seiner Affektbetonung zum Handeln drängt und sich normalerweise im Handeln entladen würde, macht sich der Ableitungsdefekt geltend. Der Affekt flottiert eine Zeitlang frei in der Seele, wird verhalten, schließlich wird man mit ihm fertig, oder aber reagiert in einer ruhigen und bescheidenen Form ab. Je nach dem Maße der Fähigkeit, Erlebnisse zu retinieren und intrapsychisch einzugliedern, erscheint der Träger solcher Veranlagung als befangen, schüchtern, zurückhaltend oder bescheiden. Man muß bei dieser Veranlagung allerdings vorsichtig sein mit der allzu hohen Einschätzung des angeborenen Ableitungsdefektes, da gerade auch nur eine geringe asthenische Komponente, ein minimaler Ableitungsdefekt, besonders dazu geeignet ist, unter dem Einfluß von Milieu und Erlebnis sich zu vergrößern; viele ursprünglich nahezu normal ableitungsfähige Individuen werden unter dem Einfluß eines an Widerständen reichen Schicksals oder Milieus zunehmend asthenisch, verschüchtert, ängstlich oder furchtsam. Freilich wird man selten fehlgehen, wenn man aus dem Vorhandensein dieser Charaktereigenschaften auf ein gewisses Maß von Ableitungsschwäche in der Veranlagung schließt; nur der Grad der augenblicklich vorhandenen Leitungsschwäche muß abgewogen werden gegen Lebensschicksal und Umgebung.

Die hochwertigen Naturen dieses Typs sind Menschen von großer Eindrucksfähigkeit für alles Edle und Schöne, voll Liebefähigkeit und Hingebungsbedürfnis, mitleidig, milde, nachsichtig, pflichttreu und gewissenhaft, all diese schönen Eigenschaften hoher Eindrucksfähigkeit gepaart mit guter Retentionsfähigkeit, reicher intrapsychischer Aktivität und ausgeprägter intrapsychischer Steuerung. Aber was diesen Persönlichkeiten fehlt, und was schon in einigen der genannten Eigenschaften, wie Milde und Nachsicht, mit anklingt, das ist das aktive Sichdurchsetzen. Es fehlt hier an einem gesunden Egoismus, an einem hinreichenden Selbstbewußtsein in schwierigen Lagen mit entsprechendem Handeln. Nur zu oft wird bei ihnen „die frische Farbe des Entschlusses von des Gedankens Blässe angekränkelt“; aber nicht als ob der Gedankenreichtum die Erlebnistiefe übertönte, es sind von Gefühlen getragene Gedanken, Gedanken übertriebener Gerechtigkeitsliebe, übertriebenen Mitgefühls, nur niemandem Unrecht, nur niemandem wehe zu tun, wenn auch vielleicht das Ich darüber zu kurz kommen könnte. Daher nun noch andere Charaktereigenschaften zur Vervollständigung dieses Persönlichkeitstyps hinzukommen müssen: Selbstlosigkeit und Uneigennützigkeit, Duldsamkeit und Anlehnungsbedürfnis, Folgsamkeit und Willfährigkeit, Höflichkeit, Gefälligkeit und Zuvorkommenheit. Und alle diese an sich so guten Eigenschaften werden zur Schwäche, so daß sie das Individuum schädigen im Kampfe ums Dasein. Meist sind es ethisch hochwertige Naturen, die aber im Leben nicht voll zur Geltung kommen, da sie bei ihrem Mangel an Selbstvertrauen sich selbst nicht richtig einschätzen, bescheiden ihr Licht unter den Scheffel stellen und anderen aktiveren und robusteren Naturen, die an sich weniger leisten, aber mehr aufzutreten verstehen, die Vorhand lassen. Sie leiden meist selbst unter dieser allzu großen Nachgiebigkeit gegenüber der Umwelt, von der sie nicht selten ausgenützt werden; zuweilen versinken sie in eine kurze

Resignation, auch wohl in ein asthenisches Weinen, aber bald haben sie sich wieder zurechtgefunden, das Erlebnis innerlich verarbeitet. Sie werden dann womöglich noch vorsichtiger — ein anständiger Ausdruck für ihre gutgesteuerten Selbstschutzinstinkte —, anderen gegenüber noch nachsichtiger und verständnisvoller, aber nur selten und in sehr geringem Maße sthenischer. Nichts trifft sie schwerer, als moralische Niederlagen, aus denen sie am meisten für ihre Persönlichkeit lernen, die sie jedoch noch peinlicher und ängstlich bis zur Verschüchterung machen. Dabei bleiben sie der Außenwelt gegenüber immer gerecht, ja, werden ihr zu gerecht. Sie haben nie mit jemand Streit, leben mit allen gut, werden gern gesehen, treten aber nirgends hervor. Müssen sie aber einmal hervortreten, so gibt sich ihre Asthenie kund in einem zum mindesten subjektiv aufs schwerste empfundenen Insuffizienz- bzw. Unsicherheitsgefühl, das in vorsichtig abwägenden Reden und in der Zaghaftigkeit des Handelns zum Ausdruck kommt. Sie bleiben dabei immer ganze und geschlossene Persönlichkeiten, für ihre Mitmenschen eine Freude, für manche auch ein Halt, die sehen, wie solche wenig aktiven, wenig sthenischen Naturen doch mit dem Leben fertig werden.

Diese Charaktere sind uns allen bekannt. Zur Illustration ein kurzes Beispiel: Irmgard H., 50 Jahre, Rechtsanwaltsgattin. Sie hatte von Jugend auf ein zart empfindendes Gemüt, war für alles Schöne und Gute äußerst empfänglich, hatte viel Freude an Natur und Kunst, und übte die letztere auch mit Geschick und Gefühl selbst aus. Ihr lebhafter Geist interessierte sich für alles, und in der Gesellschaft war sie wegen ihrer Bescheidenheit und Fröhlichkeit bei allen beliebt. Zur Zeit ihrer Verlobung hatte sie viel unter den Launen der etwas egoistischen, noch nicht verlobten älteren Schwester zu leiden, dann starb ihr Vater, und die Mutter bekam im Anschluß daran und unter dem Einfluß des Klimakteriums eine unangenehm reizbare Depression. Sie aber ertrug alles still und gleichmäßig, zuweilen etwas seufzend, daß sie so gar nicht gegen die beiden sthenischeren Naturen aufkommen konnte, und für alles das Aschenpuddel machen mußte. Aber immer wieder fand sie sich in Geduld und steter Gefälligkeit und Freundlichkeit in ihr Schicksal. Ihr späterer Mann war eine ziemlich sthenisch-herrische Natur, zwar auch nicht ohne Eindrucksfähigkeit, aber mit starkem Triebeinschlag und erheblicher Retentionsfähigkeit. Im Laufe der Jahre zeigte sich das Mißverhältnis dieser beiden Charaktere dadurch, daß sie selbst scheinbar immer mehr an eigenem Leben einbüßte, da sie mit ihrer leitungsschwachen Komponente gegen den sthenischen Mann nicht aufkommen konnte. Sie hatte sehr viel unter seinen etwas egoistischen Eigenheiten zu leiden, trug aber alles mit großer Nachsicht und Selbstlosigkeit, seine Fehler immer wieder vor sich und anderen entschuldigend; trotzdem litt sie schwer unter diesen Verhältnissen und reagierte häufig in stiller Stunde mit bitteren Tränen ab. Aber nach kurzer Zeit hatte sie sich wiedergefunden und war ihrem Manne die treue und hingebende Gefährtin wie zuvor. Für andere war sie das Urbild der sich aufopfernden Frau und Mutter, gleichzeitig allgemein geliebt wegen ihres stets freundlichen und teilnehmenden und verstehenden Wesens und wegen ihrer selbstlosen Bescheidenheit und Aufopferungsbereitschaft. Aus ihren charakterlichen und intellektuellen Vorzügen machte sie nichts. Sie trat nie gern hervor, und wenn sie es mußte, so war ihr das „schrecklich“. Sie war die Seele des Hauses und, wenn sie gelegentlich auch äußerlich der Mittelpunkt desselben werden mußte, von rührender Bescheidenheit trotz aller Gewandtheit in den äußeren Formen, so daß man von der Rolle, die sie spielte, kaum etwas merkte. Ihr Temperament war durchschnittlich, intellektuell stand sie sehr hoch. Ihre Strukturformel war: $\begin{matrix} E_{15}—R_{16} \\ Tr_{10}—R_{11} \end{matrix}\!\!>\! I.\ A._{14}—L_9.$

Aus diesen ethisch hochstehenden Naturen werden sofort weniger erfreulich getönte Charaktere, wenn die Triebhaftigkeit etwas stärker ausgeprägt ist; die Charaktere werden vielleicht eine Nuance sthenischer, bei Affektausbrüchen etwas aktiver, aber doch nicht hinreichend ableitungsfähig. Zuweilen kommt es zu einer kurzdauernden, egoistischen, ichbezüglichen Überwertigkeitsidee in Richtung der Eitelkeit oder Beeinträchtigung, die Affektverhaltung führt zu Neid, man mißgönnt dem anderen einen Erfolg, neigt zu abfälliger Kritik, trägt ein etwas geheucheltes Überlegenheitsgefühl zur Schau, das eigener Eitelkeit bei nicht hinreichender Ableitungsfähigkeit entspringt, man glossiert und spöttelt und mäkelt gern hinter dem Rücken des anderen, um aber schließlich bei der ja vorhandenen guten intrapsychischen Steuerung und Aktivität das Gleichgewicht wiederzufinden und sich nicht nachhaltig beeinflussen zu lassen; eine schließliche objektive Stellungnahme bleibt immer möglich. Bei ichbedrohenden Erlebnissen wird der Astheniker stets ängstlich und zurückhaltend sein, der triebhaft Asthenische ist darüber hinaus direkt feige, er ist höchstens, „wenn er es sich leisten kann", einmal sthenisch aktiv. Die Triebe in Form der Selbstschutzinstinkte sind bei ihm zu ausgeprägt. Doch wird der hier besprochene gut gesteuerte Typ sich oft noch fangen, im kritischen Augenblick vielleicht feige erscheinen, im allgemeinen aber diese Eigenschaft nicht gerade als hervorstechenden Wesenszug zeigen. Bei stärker ausgeprägtem sexuellem Triebleben wird er nicht so selten in die passive Form der Selbstbefriedigung hineingetrieben, und quält sich dann oft mit Selbstanklagen, bis er über beides mit fortschreitender Persönlichkeitsentwicklung hinauswächst.

6. Gruppe. Stark eindrucksfähige, intrapsychisch aktive Naturen mit Retentions- und Ableitungsdefekt.

Ungefähre Hauptstrukturformeln.

	wenig triebhaft	triebbetont
Höhere Stufe:	$\begin{matrix} E_{20}—R_{11} \\ Tr_{10}—R_8 \end{matrix}\!\!>\! I.\ A._{18}—L_{10}.$	$\begin{matrix} E_{18}—R_{10} \\ Tr_{20}—R_{12} \end{matrix}\!\!>\! I.\ A._{18}—L_{11}.$
Tiefere Stufe:	$\begin{matrix} E_{10}—R_5 \\ Tr_{10}—R_7 \end{matrix}\!\!>\! I.\ A._{10}—L_5.$	$\begin{matrix} E_{10}—R_5 \\ Tr_{15}—R_9 \end{matrix}\!\!>\! I.\ A._{10}—L_6.$

Es sind wieder Menschen, die wenig in den Vordergrund treten, stillere Naturen, da ihre asthenische Komponente sie vor vielem zurückweichen läßt, obwohl sie mit großer Eindrucksfähigkeit, mit lebhafter Gefühlsbetonung alles erleben. Man muß sie erst etwas länger kennen, ehe sie aus sich herausgehen, und ehe man merkt, daß alles auf sie Eindruck macht. Die Eigenschaften der Retentionsdefekte werden dann aber auch deutlich werden; sie sind arglos, harmlos, sorglos, auch wohl etwas sprunghaft und unbeständig. Unbedachtheit und Unüberlegtheit werden weniger vielleicht im Handeln als im Reden zum Ausdruck kommen, da sie ja überhaupt wenig aktiv sind. Müssen sie aber aus sich herausgehen, so erkennt man gar bald ihre Unerfahrenheit, ihren Mangel an Weltklugheit und Wirklichkeitssinn, sie sind ungeheuer suggestibel, zu beeinflussen wie die Kinder; denn sie sammelten zu wenig Lebenserfahrung, ihre Erlebnisse gingen zum einen Ohr hinein, zum anderen wieder hinaus. Aber Träumen und Phantasieren, das können sie wohl; denn die intrapsychische Aktivität ist lebhaft. Sie bauen Luftschlösser, die immer den Stempel der Unmöglichkeit an sich tragen, die anknüpfen an irgendein eindrucksvolles Erlebnis, das mit starker Gefühlsbetonung aufgenommen und eine Zeitlang retiniert wurde, während die im Leben für ähnliche Pläne unerläßlichen Prämissen nicht zurückgehalten wurden, und deshalb nicht in Rechnung gestellt werden können. Wären die Pläne aber an sich ausführbar, so fehlt es an der Entschlußkraft, am Selbstvertrauen, und an der Fähigkeit, sich gegen Widerstände durchzusetzen. Nur zu bald verschwindet dann der Traum oder der Plan auch wieder, und man wendet sich neuen Eindrücken zu. Die asthenischen Sprunghaften (Retentionsdefekten) kommen über gelegentliches, gedankliches Planen und Träumen kaum hinaus, die sthenischen fangen bald da, bald dort etwas an, um es bald wieder liegen zu lassen, da neue Eindrücke in den Vordergrund drängen. Beide haben gar vielerlei im Kopf, sind eben lebhaften Geistes, beim Asthenischen kommt aber fast nichts, beim Sthenischen wohl mancherlei, aber alles nur halb zur Ausführung, unterwegs verliert er schon wieder die Lust daran.

Steht die Triebkomponente stärker im Vordergrund, so wird eine gewisse Haltlosigkeit gegenüber allerhand Reizungen sichtbar werden. Solange die Dinge ohne Überwindung von Schwierigkeiten zu erreichen sind, wird sogar eine gewisse Aktivität entwickelt werden können, dem Alkohol, dem Morphium, dem Spiel gegenüber ist man schwach. Man nimmt sich wohl vor, es soll das letzte mal gewesen sein, aber wenn der Drang kommt, oder wenn die Gelegenheit günstig, dann gibt man immer wieder nach; denn die schlechten oder unangenehmen Folgen früherer Entgleisungen, Strafen und Vermahnungen wurden zu wenig retiniert. Auch der zu Diebereien Veranlagte greift unter Überwindung seiner Furchtsamkeit zu, wenn es offenbar nicht herauskommen kann und die Gelegenheit gar so verlockend ist. Viel häufiger findet man aber hier ein Verführtwerden. Das starke Anlehnungsbedürfnis, das Asthenische allgemein haben, wirkt sich hier in besonderer Richtung aus; sie werden auch eine Art Spielball ihres Milieus; solange dasselbe gut ist, geht auch alles gut, kommt aber irgendein sthenischer Kumpan und nimmt den triebbetonten Astheniker in sein Schlepptau, so wird auch er zum Verbrecher, aber eben meist zum verführten Verbrecher. So gehts auch dem an sich eindrucksfähigen, aber retentionsschwachen, asthenischen jungen Mädchen trotz aller Verwarnungen. Sie sucht selbst vielleicht die Gefahr nicht; aber wenn der verführende Verehrer kommt, so schlägt sie alle Verwarnungen in den Wind und trotz besserer Einsicht gibt sie sich rasch entflammt hin. Kaum jemand kann es begreifen, wie sie es tun konnte, sie selbst vielleicht am wenigsten, denn sie war ja immer so zahm, sie hat ihn kaum gekannt und mag ihn eigentlich gar nicht leiden, sie hat es selbst auch eigentlich gar nicht gewollt, aber der Wille des anderen, der ihren Trieben entgegenkam, war stärker, sie war mehr passiv, er aktiv. Im gegebenen Augenblick war alles vergessen, die Triebe schlugen durch, und dann war es zu spät. Die Reue kommt hinterher: Tränenströme, eine passive Reaktion: „Wenn ich es mir überlegt hätte, ich hätte es nie getan“ oder „Wenn ich geahnt hätte, wie es hinausgehen würde, ich hätte mich nicht dazu hergegeben", — und dabei hat sie es nicht nur ahnen können, sondern hat es gewußt, wenn nicht im entscheidenden Augenblick alles wie weggeblasen gewesen wäre. „Ich hab' ja auch alles gewußt, aber ich hab' nicht daran gedacht." Doch die Reue hält wiederum nicht vor, und in kurzem ist wieder alles beim alten, bei neuer Gelegenheit stolpert sie genau so in ihr Unglück hinein; denn das Erlebnis wurde nicht nutzbringend der Persönlichkeit eingegliedert, weil es trotz aller momentanen Affektbetonung nicht retiniert werden konnte. Das ständige Zurückfallen in alte Fehler trotz guter Einsicht und trotz bester Vorsätze ist so überaus charakteristisch für den Mangel an Retentionsfähigkeit, das immer wieder Verführtwerden für die triebhaft asthenischen, das immer wieder unbedachte und voreilige Handeln für die triebhaft aktiven Naturen; haltlos sind sie äußeren Anreizen gegenüber beide, nur bedarf der triebhaft Asthenische meist noch des Führers oder Verführers. Doch ist der hier geschilderte Typ noch immer erziehungsfähiger als diejenigen, denen es außerdem noch an der intrapsychischen Aktivität mangelt.

Ein recht bezeichnendes Beispiel ist folgendes: Kunigunde A., ein Dienstmädchen von 19 Jahren, war von Haus aus ein weiches und ängstliches Kind. Ihre Mutter litt an Dementia praecox, der Vater war früh gestorben, sie wuchs bei Pflegeeltern auf. Sie war ein sorglos-heiteres Kind, bereitete aber durch ihre Flatterhaftigkeit große erzieherische Schwierigkeiten. Kein Ermahnen fruchtete, und selbst die bittersten Reuetränen brachten wenig Fortschritte. Das Lernen in der Schule fiel ihrem regen Geiste leicht. Sie las viel, besonders Märchenbücher, die ihre Phantasie sehr anregten. Sie war ängstlich und stets etwas empfindlich, fürchtete sich leicht, es gruselte ihr immer gleich; auch war sie ungemein leichtgläubig, ließ sich alles aufbinden, fiel immer wieder herein, und ärgerte sich, wenn die anderen sie deshalb auslachten. Ihre Dienststellen wechselte sie oft, weil sie sich von anderen immer wieder verhetzen ließ, die ihr bessere Stellen versprachen, aber niemals Wort hielten. Trotzdem lernte sie auch hierin nichts. Früh regte sich bei ihr das sexuelle Triebleben; anfangs masturbierte sie stark, als aber der erste Verehrer kam, hatte dieser sie trotz der vielen und eindringlichen Vermahnungen der Pflegeeltern im Handumdrehen zum geschlechtlichen Verkehr verleitet. Daß dies Folgen haben könne, hatte sie sich in ihrem Leichtsinn nicht überlegt; nach kurzer Zeit war sie schwanger. Sie war völlig zerschmettert; aber nach wenig Wochen gab sie sich dem zweiten Verführer hin. Nun kam der erste Verehrer wieder, machte ihr schwere Vorwürfe, sie war gänzlich zerknirscht, bat ihn weinend um Verzeihung und schwur ihm, daß es nie wieder vorkommen solle. Darauf versprach er ihr die Ehe und es kam zu erneutem Verkehr. Das hinderte nicht, daß sie bald darauf nach kurzem Sträuben dem anderen Verführer wieder nachgab, der ihr einredete, ihr Verlobter werde sie doch sitzen lassen. Es folgte eine neue Auseinandersetzung mit dem Verlobten, den sie in einem untröstlichen und rührenden Brief, der nach Stil und Inhalt weit über solchen Durchschnittsliebesbriefen stand, um Verzeihung bat. Wenige Wochen später wurde sie von einer gerissenen Dirne zu einem Weinabend mitgenommen und an einen gänzlich fremden Herrn verkuppelt. Hinterdrein war sie ganz außer sich. Nun kam ein gerichtliches Nachspiel wegen Kuppelei. Sie ließ sich durch die Dirne in völliger Weltfremdheit und Unerfahrenheit zu einem Meineid verführen, lief hintennach aber selbst zum Gendarm und erzählte den wahren Sachverhalt. Bei erneuter Verhandlung schwur sie in größter Angst und Aufregung unter dem Einfluß der Drohungen jener Dirne einen zweiten Meineid. Dies auffallende Verhalten brachte sie zur Beobachtung in die psychiatrische Klinik. Dort zeigte sie sich äußerst eindrucksfähig und suggestibel, bald lachte, bald weinte sie, war ständig umzustimmen; sie erschien als leichtsinnig und weltunerfahren, im allgemeinen von einer verblüffenden Sorglosigkeit und Harmlosigkeit; Ermahnungen fruchteten nach ihren eigenen Aussagen niemals etwas, kein noch so lebhafter Eindruck hielt vor. Dabei war sie geistig rege, hatte den Kopf voll Ideen und war in Schrift und Rede gewandt. Dem Arzt gegenüber war nach Überwindung der ersten Scheu eine erotische Einstellung unverkennbar. Ihre Strukturformel lautete: $\begin{matrix} E_{20}—R_{8} \\ Tr_{20}—R_{12} \end{matrix} > I.\ A._{14}—L_{6}$; ihr Temperament war durchschnittlich, ihre Intelligenz gut.

7. Gruppe: Eindrucksfähige und retentionsfähige Naturen **mit intrapsychischer Schwäche und Ableitungsdefekt**

(insbesondere „retentionsstarke“ Astheniker).

Ungefähre Hauptstrukturformeln.

	wenig triebhaft	triebbetont
Höhere Stufe:	$\begin{matrix} E_{18}—R_{20} \\ Tr_{10}—R_{12} \end{matrix} > I.\ A._{11}—L_{8}.$	$\begin{matrix} E_{18}—R_{20} \\ Tr_{20}—R_{22} \end{matrix} > I.\ A._{13}—L_{10}.$
Tiefere Stufe:	$\begin{matrix} E_{11}—R_{12} \\ Tr_{10}—R_{12} \end{matrix} > I.\ A._{6}—L_{4}.$	$\begin{matrix} E_{11}—R_{12} \\ Tr_{14}—R_{18} \end{matrix} > I.\ A._{8}—L_{6}.$

Hier haben wir es mit einem recht geläufigen Charaktertypus zu tun. Es wird mit starker Eindrucksfähigkeit erlebt und all die Erlebnisse werden in guter Erinnerung behalten, bzw. der ihnen zugehörige Affekt schwingt lange Zeit nach. Allein die intrapsychische Verarbeitung läßt zu wünschen übrig, sie wird nur zu oft mit dem Erlebnis nicht fertig. Entweder nun, man zerquält und zergrübelt sich an diesem Erlebnis, das seine dominierende Stellung nicht verliert, da es sich nicht in die Gesamtpersönlichkeit einzugliedern vermag, und es resultiert daraus eine gewisse gespannte Affektlage, man sucht nach einer passenden Einordnung, ohne eine solche zu finden. Kaum glaubt man das Ziel erreicht, da steht mit einem Male wieder der ganze Komplex, den man erledigt hoffte, in seiner Unaufgelöstheit vor einem, man versucht abermals damit fertig zu werden, aber wieder vergebens; immer wenn man glaubt, einen Abschluß gefunden, einen Punkt hinter alles gesetzt zu haben, ist zwangsläufig die alte Konstellation wieder da, und so sehr man sich dagegen wehrt und davon loszukommen trachtet, es bleibt immer beim gleichen. Es öffnet sich der Weg zu den ins Pathologische gehörenden Zwangsvorstellungen und Zwangshandlungen, die doch nur vorübergehend Erleichterung bringen, aber keine endgültige Lösung herbeiführen, die Dominanz nicht beseitigen können. Dabei kommt es zu allerlei Verschiebungen und Symbolisierungen, aber die Rechnung geht nicht auf, es bleibt dem Individuum selbst und dem Außenstehenden noch ein verwunderliches fremdes Etwas zurück, das Auflösung erheischt und doch die Auflösung nicht finden kann.

Häufiger liegt es jedoch so, daß das Erlebnis einfach verdrängt wird; es kann nicht intrapsychisch verarbeitet werden, wird einfach fallen gelassen, und dann resultiert die sog. hysterische Verstimmung. Die Ursache der Verstimmung ist nicht mehr gegenwärtig, aber der Affekt ist da und führt zu Launen, die das Individuum selbst und andere nicht verstehen. Dann schiebt man irgendetwas anderes vor; ein kleinliches Erlebnis, das in der Richtung der gleichen Affektlage geht, soll an allem schuld sein, oder aber ein körperliches Mißbehagen, das nun auch wieder beinahe zwangsläufig, aber nicht als fremd, sondern als persönlichkeitseigen empfunden, gehegt und gepflegt wird, wie ein liebes Kind.

Oder aber das ursprüngliche Erlebnis bleibt in vollem Wirklichkeitswert in der Seele mit allen Affekten belastet bestehen, es wird „nachgetragen". Neue Erlebnisse gleicher oder ähnlicher Art gesellen sich hinzu, werden dem ersten Erlebnis angegliedert, verstärken seinen Affektwert, und in kurzem entwickelt sich ein voll bewußter (also nicht verdrängter!), affektbetonter Komplex größten Stils, eine überwertige Idee. Zwangsvorstellung, hysterische Verdrängung und Ausweichung, sowie überwertige Idee sind 3 Reaktionsformen, die weitgehend an den retentionsfähigen Charakter gebunden sind; die ersten beiden finden sich vorzugsweise bei gleichzeitig asthenischen Naturen, die letzte auch bei retentionsstarken Sthenikern.

Von großer Bedeutung ist es gerade hier, zwischen den allgemein weniger hochstehenden und den allgemein höherstehenden Individuen zu unterscheiden. Die ersten werden eine anormal geringe, die letzteren eine nur relativ zu geringe, absolut aber immer noch recht hohe intrapsychische Aktivität besitzen. Die ersteren werden, solange das Triebleben nicht stärker im Vordergrund steht, wie alle mehr altruistisch orientierten Naturen, ganz liebenswerte Menschen sein, die sich voll Eindrucksfähigkeit und mit warmer Hingabe an dies und jenes, an den oder jenen hängen, sich im allgemeinen an wenigem genügen lassen, überaus anspruchslos sind. Sie können mit großer Verehrung, mit aufrichtiger Bewunderung an einem Vorbild oder an einer geliebten Person hängen, sie wagen sich schon aus Asthenie nicht näher an sie heran, sie grübeln aber auch weiter nicht nach. Manche „stille Lieben" und „geheime Verehrer" gehören hierher, langdauernde stille Neigungen, die im geheimen wohl einmal zu Seufzern und zu Tränen Anlaß geben, da anders der Affekt nicht abgeladen werden kann; der Mangel an intrapsychischer Aktivität läßt sie sich aber mit solch halbem Zustand bescheiden. Für kleine Freundlichkeiten sind sie ungemein und lange anhaltend dankbar, können aber solchen Regungen schon wieder vor lauter Hemmungen kaum Ausdruck geben. Sie sind scheu und ängstlich, weil nicht eingegliederte, lange retinierte, frühere schmerzliche Erlebnisse immer noch in ihnen nachschwingen, haben ein starkes Anlehnungsbedürfnis, das sie an bestimmte Personen kettet, denen sie einmal ihr Vertrauen schenkten und denen sie dann blindlings ohne eigene intrapsychische Zutaten, ohne deren Ideen und Urteile verdaut und persönlichkeitseigen gemacht zu haben, folgen. Sie sind in gewisser Weise denkfaul, können oft viel besser, als man erst meint, aber von selbst und ohne energisches Zusetzen strengt man sich intrapsychisch nicht an. Es spielen hier zweifellos auch Intelligenzfaktoren herein, ein gewisser Mangel an Produktivität und Kombinationsgabe, aber erschöpft ist damit der Begriff „Mangel an intrapsychischer Aktivität" keineswegs. Die Intelligenz spielt ganz allgemein bei dem, was wir „höheres oder tieferes Niveau“ nennen, eine Rolle, ohne dasselbe auszumachen.

Dieser eindrucksfähig-retentionsfähige Typ mit intrapsychischer und Leitschwäche ohne Triebbetonung auf niedrigerem Niveau wird durch folgenden Fall illustriert: Er war ein guter Junge, vertrug sich mit jedermann, war fleißig in der Schule, aber lernte ein wenig schwer. Er konnte keinem Tier ein Haar krümmen und trug sich immer mit dem Gedanken, Vegetarier zu werden, da ihm die Tiere zu leid taten. Wenn er getadelt wurde, weinte er leicht, und war noch lange Zeit hindurch scheu und ängstlich. An Raufereien beteiligte er sich nie. Er ging gerne in die Kirche, und alles was mit Religion zusammenhing, machte ihm tiefen Eindruck. Etwas verspätet verließ er das Gymnasium und studierte Zahnheilkunde. Während seiner Studienzeit lernte er einen äußerlich gewandten, eingebildeten und scheinheiligen Kommilitonen kennen, der ihn mit allerhand schönen Phrasen fing und ihn sich schließlich so ergeben machte, daß er ihn zu nicht ganz einwandfreien Machinationen ausnützen konnte. Der arme Bursche glaubte ihm blindlings alles, glaubte sogar besonders edel und klug zu handeln, und erst nach Jahren, als er schon längst selbständiger Zahnarzt war und eine recht ordentliche Praxis hatte, erkannte er, wie sehr er von jenem irregeführt worden war. Seitdem war er vorsichtiger und machte auch als von Grund aus anständiger Mensch wieder gut, was sich noch gutmachen ließ. Für jede Hilfe war er geradezu übertrieben dankbar und sehr anhänglich. Bei den neuesten politischen Wirren befand er sich bald unter dem Einfluß eines ihm besonders imponierenden Menschen auf einem extremen Flügel, berauschte und begeisterte sich in Versammlungen an Phrasen, die er selbst dann weiterkolportierte. Der Freund, auf den er schwur, hatte dies und jenes gesagt, und damit war es für ihn unumstößliche Wahrheit, mochte auch die Torheit der Rede auf der Hand liegen. Wenn jener eine Schwenkung machte, so merkte er es kaum, und verfocht mit dem gleichen Eifer acht Tage später fast die gegenteiligen Ansichten wie früher; denn jener hatte gesagt, daß es so richtig sei. Eigene Gedanken brachte er nie bei, er referierte nur immer, was ihm vermittelt war; nie hat er selbständig nachgegrübelt. Er gerierte sich als Held, war aber alles andere als ein solcher, ja wurde von seinen nächsten Bekannten direkt als „Waschlappen“ bezeichnet. In der Ehe führte die Frau absolut das Regiment, obwohl sie selbst auch keineswegs ein sthenischer Charakter war. Seine Strukturformel lautet: $\frac{E_{11}-R_{13}}{Tr_{10}-R_{12}} > I.\,A._5-L_4$; das Temperament war durchschnittlich, die Intelligenz dürftig.

Bis zu gewissem Grade kann man in solchen Fällen schon von einem Auftreten von überwertigen Ideen sprechen. Recht eigentlich kommen aber solche erst zustande, wenn auf höherem Allgemeinniveau die relativ zu geringe, absolut aber noch recht erhebliche intrapsychische Aktivität beginnt, mit eigener Arbeit an einem affektbetonten Komplex zu zimmern und diesen kombinatorisch auszubauen. Solange es sich um wenig triebbetonte Charaktere handelt, wird der Gegenstand solcher überwertigen Idee weniger oder gar nicht ein mit dem Ich enger verschwisterter Komplex sein. Die zahlreichen weichen und stillen Naturen gehören hierher, die sich für einen großen Gedanken oder für eine große Sache, in die sie tief eindringen und die sie ganz durchdringen, aufopfern, sich ihr ganz hingeben, so daß sie womöglich das ganze Leben nur mehr unter diesem einseitigen Gesichtspunkte sehen können; es fehlt ihnen als Folge der relativen intrapsychischen Schwäche der große Zug und der Überblick über die Mannigfaltigkeit der Welt und der Menschen, der ihren ihnen sonst nahestehenden Geschwistern der 5. Gruppe mit ihrer entsprechenden intrapsychischen Aktivität eignet und der diese befähigt, den verschiedensten Erscheinungen von Menschen und Dingen gerecht zu werden. Viele Krankenschwestern und Nonnen oder Mönche gehören hierher; wenn freilich auch bei ihnen nicht alles Gold ist, was glänzt, so darf man doch eine große Zahl von ihnen zu dieser Gruppe rechnen; aber auch sonst zahlreiche Individuen in allen Berufsständen, die sich für schöne und große und gute Dinge nachhaltig zu begeistern und einzusetzen vermögen, die jedoch auf der anderen Seite diese Dinge für die alleinmöglichen halten, für andere Auffassungen und Anschauungen einfach kein Verständnis haben, ja, unter Umständen eine einseitige und unberechtigte Selbstüberhebung zur Schau tragen, die bei leichtem Eitelkeits- (also Trieb-)Einschlag sich bis zur Selbstgerechtigkeit und zum geistigen Hochmut steigern kann. Da sie nicht recht fertig werden können mit den vielen ihnen im Lauf des Lebens zuströmenden Eindrücken, gar manches ihrer einseitigen Lebensauffassung sich einfach nicht fügt, sie sich nicht selten in ihrer Einseitigkeit und gleichsam verbohrten Menschen- und Weltunkenntnis an Personen und Dinge hängen, die so überragender Einschätzung nicht wert sind, so werden sie bei aller Selbstlosigkeit vor Enttäuschungen aller Art nicht bewahrt bleiben, und dann werden Affektausbrüche oder auch Ausweichungen und hysterische Reaktionen nicht ausbleiben. Nur werden die hysterischen Reaktionen, wenn man sie überhaupt als solche bezeichnen will, nicht den unangenehmen egozentrischen Charakter tragen, wie bei den später zu besprechenden triebbetonten Spielarten dieses Typs, sondern sie erscheinen als an sich berechtigte, von verhältnismäßig gesundem Egoismus diktierte Reaktionen, zu denen sie durch ihre der Eindruckshöhe nicht entsprechende, relativ zu geringe intrapsychische Aktivität und den Mangel an Ableitungsfähigkeit getrieben werden.

So bekam eine ältere alleinstehende Dame meiner Bekanntschaft von Zeit zu Zeit „hysterisch“ bedingte Herzkrämpfe, „Zustände“ mit Weinkrämpfen — von den vielen stillen Tränen als asthenischer Abreaktion verhaltener Affekte abgesehen —, wenn ihr robuster und leichtsinniger Bruder, der für seine Kunstliebhabereien nicht nur sein eigenes, sondern auch das Vermögen seiner Schwester verbraucht hatte, immer wieder mit neuen Geldforderungen und Pumpversuchen an sie herantrat. Sie hing dabei an diesem Bruder um seiner hochfliegenden Kunstpläne willen, von denen sie selbst ganz gefangen war, mit leidenschaftlicher aber kritikloser Liebe und Verehrung. Im übrigen war sie eine feinsinnige, weiche, stille Natur, allem Schönen und Edlen zugewandt; ihr ganzes Leben hatte einen vornehmen Anstrich, alles Derbe und besonders Bohèmehafte war ihr zuwider und wurde ängstlich von ihr gemieden. Da war sie dann auch wieder einseitig, voreingenommen und völlig unfähig, sich in die Lebens- und Auffassungsweise solcher Menschen hineinzufinden. Diese ausgesprochene Einseitigkeit ihrer Anschauungen, ihre Neigung zur Konzeption überwertiger Ideen hatte sie ferner hineingetrieben in eine pietistische, gemeinschaftlerische Frömmigkeit, in der sie ganz aufging und an der sie zähe festhielt. Ja, sie konnte sogar von einem überraschenden geistigen Hochmut und einer mit ihrer sonstigen Weichheit in merkwürdigem Kontrast stehenden Selbstgerechtigkeit sein; nur dem Bruder gegenüber legte sie einen anderen Maßstab an, und war von ihm durch einige wenige besänftigende oder fromme Gesten und Worte nach dieser Richtung hin zu beruhigen. Ihre Strukturformel lautet: $\frac{E_{15}-R_{17}}{Tr_{10}-R_{11}} > I. A._{10}-L_6$. Temperament und Intelligenz sind normal.

Auf der Grenze zu den triebbetonten Typen dieser Charaktergruppe stehen Naturen, die alle wenig erfreulichen Erlebnisse mit einer Neigung zu ichbezüglicher Verarbeitung beantworten. Sie sind ungemein eindrucksfähig, retentionsfähig aber ganz besonders für Erlebnisse, die sich dem Ich irgendwie hemmend in den Weg stellen. Sie sind ungemein leicht gekränkt, durch die leiseste Kritik und gar durch Tadel schwer verletzt, wittern dahinter Absichtlichkeit, gewollte Kränkung, feindselige Einstellung. Der nicht gerade pointierte und relativ noch recht gut gesteuerte Egoismus lugt in verkappter Form als Ehrgeiz und Eitelkeit überall etwas hervor. Die im Verhältnis zu dem starken nachhaltigen Erleben nicht ganz zureichende intrapsychische Aktivität verhindert eine einsichtige und objektive Stellungnahme, nicht nur im Moment, sondern auch auf Dauer. Die Erlebnisse werden alle wohl aufbewahrt, und da ichbedrohende Erlebnisse besonders hartnäckig beharren, so wird unter dem Einfluß der absolut immer noch recht hohen intrapsychischen Aktivität bald eine kombinatorische Verarbeitung dieser Erlebnisse einsetzen, die Wiederholung, die „Duplizität der Fälle", bestärkt sie immer mehr in der feindlichen Stellungnahme gegenüber der Umwelt, und so entsteht als hervorstechendster Charakterzug eine mißtrauische Stimmungslage, die sich bis zum Argwohn steigern kann, die zu Beeinträchtigungsideen mit bald kürzerer, meist aber längerer Wirklichkeitsverschiebung führt und sich bis zum Bild der sensitiven Beziehungsneurose, ja bis zum sensitiven Beeinträchtigungswahn auswachsen kann. Als Astheniker kann man nach außen nicht abreagieren, nur gelegentlich einmal, wenn weiter nichts passieren kann, kommt es zu einer überraschenden, kurzen, bald kräftiger riskierten, meist wenig nachdrücklichen Affektexplosion zur Abwehr, und gleichzeitig dabei oft schon zum passiven Tränenausbruch. Man verhält alle Erlebnisse und bewegt sie im Herzen, aber aus Vorsicht wird Argwohn, aus Eindrucksfähigkeit oder Empfindsamkeit, Überempfindlichkeit. Die asthenische Komponente bringt es mit sich, daß der sexuelle Trieb sich oft auf den eigenen Körper richtet, Onanie und Masturbation sind bei solchen Naturen auch in höherem Lebensalter besonders häufig zu finden. Das wird als Schuld oder Sünde empfunden, namentlich bei den ethisch hochstehenden Naturen dieses Typs, und so hängt sich hier besonders gern der Beziehungswahn ein, oft verbunden mit hypochondrischen Gedankengängen. Da diese sensitiv paranoischen Charaktertypen eine sehr lebhafte intrapsychische Verarbeitung ihrer Erlebnisse aufweisen, so versteht es sich von selbst, daß das Allgemeinniveau bei ihnen eine gewisse Höhe haben muß; die intrapsychische Aktivität wird meist über dem Durchschnitt sein, bleibt aber natürlich immer gegenüber der höheren Eindrucks- und Retentionsfähigkeit minderwertig. Hierher gehörende Charaktere hat Kretschmer mehrfach in seinem Buch über den sensitiven Beziehungswahn geschildert. Daß sich die von ihm eingeführte Unterscheidung zwischen Inversion des Erlebnisses bei Sensitivpsychotischen von der einfachen hysterischen Verdrängung und Substituierung aufrecht erhalten läßt, erscheint mir nicht wahrscheinlich. Es ist die Inversion meines Erachtens nur der Ausdruck des hochwertigeren, weniger triebbetonten und intrapsychisch reicheren Charakters, im Prinzip aber der gleiche Verdrängungsmechanismus wie bei der hysterischen Reaktion. Notwendig ist eine solche Inversion auch in der Psychose des Sensitiven nicht, es kann sich der sensitive Beziehungswahn genau so geradlinig entwickeln wie der expansive; es handelt sich dann um reine Überwertigkeitswahnbildung, die sich ohne jede scharfe Grenze aus der allen Retentionsfähigen, auch den hier zur Diskussion stehenden asthenischen Retentionsfähigen eigenen Neigung zu überwertigen Ideen entwickelt.

Richard Sch., ein angesehener Rechtsanwalt in einer kleinen Stadt Mitteldeutschlands, erkrankte in späteren Jahren an einem drei Jahre anhaltenden sensitiven Beziehungswahn auf manisch-melancholischer Grundlage. Er war von Jugend auf ein weiches, sehr eindrucksfähiges Kind, das sich für alles nur Denkbare aufs lebhafteste interessierte. Er liebte besonders Theater und Musik und pflegte auch später die letztere in seinem Hause mit großem Eifer, konnte mitunter fast bis zu Tränen davon gerührt sein. Insbesondere liebte er die Kirchenmusik, blieb auch zeitlebens sehr religiös, ging bis in sein hohes Alter regelmäßig zu Beichte und Abendmahl und war immer aufs neue davon tief bewegt. Er liebte die Geselligkeit, war aber ein nicht ganz leicht zu nehmender Charakter, da er sich gern verletzt und übergangen fühlte. Als Gymnasiast und als Student entwickelte er einen ausgesprochenen Ehrgeiz und schnitt in allen Examen vorzüglich ab, war dabei aber bescheiden und drängte sich niemals in den Vordergrund. In der Familie galt er als freundlicher Kamerad, der sich mit allen vertrug, aber doch durch Kleinigkeiten lange verstimmt sein konnte. Zu heftigen Ausbrüchen kam es bei ihm nur ganz selten. Nach außen hin war er vorsichtig, zu Streitereien kam es nie, er gab nach, konnte aber Differenzen nicht leicht vergessen. Er war pflichttreu und gewissenhaft, als ethisch hochstehende Persönlichkeit allgemein geschätzt, nur bedauerte man immer seine Empfindlichkeit und seine dann zuweilen fast verbohrt einseitige Einstellung. Seine Sexualität entwickelte sich früh, er kämpfte lange und schwer mit der Onanie und zerquälte sich in Gewissensskrupeln. Als Student und junger Rechtsanwalt hatte er mehrere tiefgehende Neigungen zu jungen Mädchen, die sich aber alle zerschlugen, da er sich niemals recht zu nähern, geschweige denn zu erklären wagte. Ging ihm ein solcher geheimer Wunsch in die Brüche, so hatte er lange darunter zu leiden. Einmal vertraute er sich einem Freunde an und weinte sich bei ihm aus. Mehrfach hatte er schwer mit Eifersuchtsideen zu tun, er meinte, daß ihm von Rivalen absichtlich Schwierigkeiten gemacht würden, schob ihnen unglückliche Zufälle als absichtliche Bosheiten in die Schuhe. Er war überhaupt, wie er von sich selbst sagte, von Haus aus zu Mißtrauen geneigt. Später hat er sich glücklich verheiratet und mit der Frau sehr glücklich gelebt. Eifersuchtsideen traten nicht mehr auf; dagegen zerquälte er sich im Beginn seines sensitiven Beziehungswahnes mit hypochondrischen Ideen wegen der noch immer bestehenden Neigung zur Onanie, bis er sich schließlich aus ihm selbst nicht bekannten Gründen von einem ganzen Komplott von Gegnern umgeben und verfolgt wähnte. Er befand sich damals in einem manisch-melancholischen Mischzustand, mit dessen Abklingen das Beziehungswahnsystem langsam wieder verschwand. Seine Strukturformel lautet: $\begin{matrix} E_{25}-R_{27} \\ Tr_{15}-R_{25} \end{matrix}\!\!>\! I.\,A._{18}-L_9$, sein Temperament war hypomanisch, seine Intelligenz überdurchschnittlich.

Je mehr nun das liebe Ich in den Vordergrund tritt, also die niederen Triebe die ethischen Regulative überwiegen, desto nackter kommt der Egoismus zum Vorschein. Die starken und lange nachschwingenden Erlebnisse werden intrapsychisch nicht bewältigt, der Mangel an Leitfähigkeit aber hindert die direkte sthenische Abreaktion. Je nach der Stärke der Triebkomponente macht sich zunehmend ein Vergeltungsbedürfnis geltend, das sich bis zur Rachsucht steigern kann. Allein ein gerades Vorgehen gegen die Feinde verhindert die Feigheit, das Vorherrschen der Selbstschutzinstinkte. Neid und Abgunst treiben ihre Blüten, hinter dem Rücken des anderen wird geklatscht, gemäkelt, gespottet, in boshafter Weise verleumdet; denn auf solche Weise kann man ja den Gegner aus sicherem Hinterhalt treffen. Intriguen werden gesponnen, und wenn sie gelingen, wird mit hämischer Schadenfreude von dem Resultate Kenntnis genommen. Sie sind ausgesprochen falsch, ins Gesicht hinein ihren Gegnern gegenüber freundlich, ja oft von speichelleckerischer Kriecherei, hinter dem Rücken aber die schlimmsten Wühler. Dabei können sie, und das unterscheidet sie von einer späteren Gruppe, immer noch eindrucksfähig sein, sich für Schönes und Großes begeistern, nur gibt die von Eigenliebe durchseuchte überwertige Idee bei ihnen im Grunde immer den Ausschlag und macht sie zu jenen häßlichen, falschen, geltungsbedürftigen Geschöpfen. Sie sind, wenn ein Erlebnis mit ihren eigenen triebhaften Strebungen gleichgerichtet verläuft, unter Umständen aufopferungsvoller Hingabe fähig, — wobei das Sichaufopfern freilich kein echtes, sondern nur nach der äußeren Konstellation scheinbares ist; denn sie opfern sich dabei im Grunde nur für ihre eigenen Wünsche, oft in eitler Selbstbespiegelung, — unter widrigen Verhältnissen wird die Kehrseite ihres Charakters sofort offenbar. Wir finden die ganze Litanei dessen, was man als ,,hysterischen Charakter" bezeichnet hat. Und diesem Charakter liegt in der Tat nun ganz besonders die hysterische Reaktion. Was sie aus Mangel an Leitfähigkeit, infolge ihrer Asthenie nicht erreichen können, das müssen sie auf dem Umwege der hysterischen Reaktion zu erreichen suchen, sei es, daß ihnen dadurch die Erfüllung ihrer Wünsche doch gelingt (der hysterisch erkrankende Soldat im Feld), sei es, daß ihnen in der Krankheit selbst das Erleben der Wunscherfüllung wird (erotisches Delir oder Dämmerzustand, erotisch gefärbte hysterische Anfälle), oder daß sie das Mitleid der Umwelt für die entgangenen Wünsche partiell entschädigt. Die relativ zu geringe intrapsychische Aktivität reicht zur Eingliederung des Erlebnisses nicht zu, wird mit ihm nicht fertig, befähigt aber bei absoluter Höhe doch zu Ränkespiel und Intrigue; wenn auch solche versagt, muß die Ausweichung und Verdrängung mit Flucht in die Krankheit herhalten. Dabei wird auch bei Intrigue und Ränkespiel das Motiv zu solch häßlichem Handeln keineswegs immer klar bewußt sein, ebensowenig wie dem hysterisch Erkrankten der Komplex gegenwärtig ist, der ihn in die Krankheit getrieben hat, oder das Erlebnis, das ihm die Laune verdarb.

Die Triebkomponente bringt eine sthenischere Note in den sonst asthenischen Charakter, es kommt gelegentlich zu scheinbar rein sthenischen Reaktionen, — doch immer nur dann, wenn die Individuen trotz ihrer Selbstschutzinstinkte glauben, sich an ihren Gegner heranwagen zu können, sei dieser nun Subjekt oder Objekt, — zu einer triebhaft grausamen Mißhandlung Schwächerer, der alten Mutter, der Kinder usw. zu einem Austeilen von Ohrfeigen oder zu einem Treten mit Füßen; oder der Affekt sucht seinen Ausweg im Zerschlagen von Gegenständen und Zertrümmern von Fensterscheiben. Mit solchen Reaktionen nähern sich diese Charaktere ihren sthenischen Geschwistern (Gruppe 3), ohne daß sie dieselben auch im übrigen Leben im Ankämpfen gegen Schwierigkeiten und Widerstände an Kampflust erreichen. Auf der anderen Seite führt eine konstellativ bedingte absolute Unmöglichkeit des Abreagierens gar nicht so selten auch bei jenen sthenischen Kampfnaturen zu geradezu maßloser Affektspannung und schließlich zu einer hysterischen Ausweichung und Verdrängung oder zu einem raffinierten Ränke- und Intriguenspiel. Die hysterische Reaktion ist dann aber nur durch besonders ungünstige Konstellationen hervorgerufen, während sie bei unserer asthenischen Gruppe bedingt ist durch die in der Veranlagung gegebene Ableitungsschwäche. Der größte Teil der „gutartigeren" Rentenneurotiker und Rentenhysteriker gehört zu unserer Charaktergruppe, denn zu immer neuen Eingaben und Einsprüchen gehört nicht viel Mut; und dieser Mangel an Mut zeigt sich dann an dem kleinmütigen Verhalten und dem schließlichen Nachgeben gegenüber dem energisch auftretenden Arzt. Die sthenischen Rentenquerulanten geben viel seltener nach und zeigen sich auch beim Arzt von einer überraschenden Renitenz, Frechheit und Anmaßung. Die Vorgeschichte, ihr Leben in der Familie, in Beruf und Umwelt pflegt auch fast regelmäßig in eindeutiger Weise auf die sthenische Natur ihres Charakters hinzuweisen.

Der Umstand, daß absolute Ableitungsunmöglichkeit auch bei sthenischen Charakteren zu asthenischen Reaktionen, Ausweichungen und Verdrängungen führen kann, bringt es mit sich, daß die Beispiele für den hier in Rede stehenden Charaktertyp geradezu auf der Straße zu liegen scheinen. Es ist dieser Typ wohl häufig, wird aber keineswegs durch jede gelegentliche hysterische Reaktion bewiesen. Das sei besonders hervorgehoben, um voreiligen Urteilen vorzubeugen. Wir sprechen hier nur von den Charakteren, bei denen schon Durchschnittserlebnisse ungewöhnlich tiefen und nachhaltigen Eindruck machen, nicht eingegliedert werden können, und bei konstellativ durchaus vorhandener Ableitungsmöglichkeit infolge allzugroßer Asthenie nicht abgeleitet werden können.

Ein Beispiel soll das Gesagte erläutern: Emilie W., 26 Jahre, Verkäuferin. Keine erbliche Belastung. Von jeher etwas schwächlich. In der Schule gut gelernt. Zu Hause gab es mit der Schwester oftmals Streit, da E. sehr empfindlich, rechthaberisch und egoistisch war. Auch mit der Mutter konnte sie es nicht gut. Der Vater, der etwas schwach gegenüber dem zierlichen, aber eigensinnigen Mädchen war, wurde von ihr angebetet. Einmal mußte er ihr eine Ohrfeige geben, das hat sie ihm nie vergessen; denn sie war sehr nachtragend und vergaß vermeintliche Kränkungen so leicht nicht wieder. Sie war ungemein erregbar, schnell für etwas Feuer und Flamme, nachhaltig begeistert und konnte es nicht vertragen, wenn andere ruhiger urteilten. Als sie das erstemal den Landesherrn sah, war das für sie ein Erlebnis, von dem sie noch heute gern erzählt. Sie bezeichnet sich selbst gelegentlich als etwas überspannt. Dabei war sie sehr furchtsam, ja feig, und trat nur in stärkster Erregung heftig auf, neigte sonst zu

Schimpfen und Übelreden hinter dem Rücken ihrer vermeintlichen Gegner. Jedem, den sie gern mochte, mußte sie als ein warmherziges, zartfühlendes Mädchen erscheinen, wer ihr aber nicht genehm war, hatte nicht viel Gutes zu erwarten. Auch war sie sehr launisch. Mit 16 Jahren wurde sie Kindergärtnerin, hatte verschiedene Stellen, hielt aber nirgends ordentlich aus, es wurde ihr alles zu viel oder paßte ihr nicht; später Verkäuferin. Immer wieder verschoß sie sich in ihren Dienstherrn oder Prinzipal, hatte aber kein Glück damit und erkrankte an hysterischen Anfällen, die sie ins Krankenhaus brachten. Dort wurde sie von einer Mitpatientin sexuell aufgeklärt, was sie mit einer Ohnmachtsanwandlung beantwortete; seitdem masturbierte sie viel. Ihre Sinnlichkeit nahm jetzt stark zu, doch war sie immer voller Hemmungen. Sie dachte nicht an außerehelichen Verkehr, aber immer an Heirat, wurde eitel und kokett, bildete sich immer gleich etwas ein, wollte hoch hinaus. In einer neuen Stellung hatte sie sich wieder in ihren Prinzipal vergafft, meinte, er wolle sie heiraten; als dieser etwas von ihren Gedanken merkte und sich ostentativ zurückzog, war sie außer sich und bekam einen regelrechten sensitiven Beziehungswahn, meinte, ihre Kolleginnen wüßten um alles, machten Anspiegelungen, gäben Zeichen. Gelegentlich einer für Außenstehende unmotivierten Explosion mit Wein- und Schreikrämpfen riet man ihr, wegen ihrer Nervosität die Klinik aufzusuchen. Dort konnte sie nach $1^1/_2$ Jahr geheilt entlassen werden. 1 Jahr ging alles gut; dann gab es im neuen Geschäft wieder Eifersüchteleien, und sie schied aus, wollte jetzt selbständig schneidern. Gleichzeitig bandelte sie mit einem Herrn an, der sie aber bald sitzen ließ. Darauf hysterischer Stupor mit Hungerstreik, der sie wieder in die Erlanger Klinik brachte. Dort zeigte sie sich, wie früher, als sehr ansprechbar, empfindsam, aber auch empfindlich und launisch, bald strahlend liebenswürdig, aber wenn ihr etwas nicht paßte ungemein heftig, auch elementare Weinszenen. Sie hatte unter den Mitpatientinnen und Pflegerinnen Lieblinge und Feindinnen, so daß in ihrem Saal zeitweise 2 regelrechte Parteien bestanden. Bald hatte sie sich in einen Arzt verguckt und war felsenfest davon überzeugt, daß er sie heiraten werde, hielt daran auch noch Wochen fest, nachdem dieser Arzt die Klinik verlassen hatte. Dann plötzlicher Zusammenbruch mit Weinkrämpfen, später erneuter Stupor. Nach dem Erwachen aus dem Stupor haßerfüllte Einstellung gegen die Klinik, insbesondere die Ärzte, aber keine Widersetzlichkeit oder offener Kampf, sondern hinterhältige Hetzereien und Schmähungen; log dabei alles nur Denkbare zusammen. Stellte man sie zur Rede, so lenkte sie ein, oder hüllte sich in ein spöttisches, überlegenes Schweigen, markierte passiven Widerstand. Zuweilen kamen bessere Tage voll bestrickender Liebenswürdigkeit, doch wurden diese immer seltener. Aus dem bei oberflächlicher Betrachtung scheinbar so lieben und biegsamen Mädchen war eine ganz falsche und intrigante Persönlichkeit geworden. Ein Brief, den sie aus der Klinik hinauszuschmuggeln versuchte, lautete folgendermaßen: „Heißgeliebte Eltern! Habt Ihr meinen Brief bekommen? Ich sehne mich so nach der Heimat. Dort war alles so schön, und hier geht es mir so schlecht. Ich bin krank; es wird alles getan, um die Krankheit zu verschlimmern. Mein Magen ist verdorben, ich leide an Kopfschmerzen, habe weder bei Tag noch Nacht Ruhe. Habe künstliches Zeug fressen müssen. Der Professor gehört ins Zuchthaus. Für den Schuft gibt es überhaupt keine Entschuldigung. Jeder Drecksau von Pflegerin oder Patientin ist man hier ausgeliefert. Schutz gibt es überhaupt keinen. Bin weder geisteskrank noch irrsinnig. Mir ist vom Arzt die Ehe versprochen worden. Der Schuft ist verschwunden, hat mich hier sitzen lassen, das wissen sie hier alle, und tun alles, mich zu ruinieren. Wenn Ihr nicht wollt, daß ich verrückt gemacht werden soll, dann holt mich in eine Anstalt in die Heimat, wo meine Entlassung leicht erfolgen kann, oder holt mich hier ab. Nehmt Euch auf jeden Fall eine Polizeiperson zum Schutze mit. Denn ich habe einen Abgrund von Bosheit, Gemeinheit und Schuftigkeit in Erlangen gesehen. Also, grüß Euch Gott, ich hoffe auf ein baldiges Wiedersehen; andernfalls werde ich mich durchhauen, so gut es geht." Wiederholten Anträgen von Seite der Klinik, die Tochter heimzunehmen, kamen die Eltern einige Wochen später alles andere als freudig nach. Die Strukturformel der Patientin lautete: $\begin{matrix} E_{20}-R_{20} \\ Tr_{25}-R_{30} \end{matrix} > I.\ A._{12}-L_{13}$, ihr Temperament war ein durchschnittliches, die Intelligenz normal, der Körperhabitus ausgesprochen asthenisch.

8. Gruppe: Eindrucksfähige Naturen **mit Retentionsschwäche, intrapsychischer Schwäche und Ableitungsdefekt.**

Ungefähre Hauptstrukturformeln.

	wenig triebhaft	triebbetont
Höhere Stufe:	$\begin{matrix} E_{25}-R_{10} \\ Tr_{10}-R_{10} \end{matrix} > I.\ A._{10}-L_{10}.$	$\begin{matrix} E_{20}-R_{10} \\ Tr_{22}-R_{12} \end{matrix} > I.\ A._{10}-L_{12}.$
Tiefere Stufe:	$\begin{matrix} E_{15}-R_{8} \\ Tr_{10}-R_{9} \end{matrix} > I.\ A._{7}-L_{6}.$	$\begin{matrix} E_{14}-R_{8} \\ Tr_{16}-R_{9} \end{matrix} > I.\ A._{7}-L_{9}.$

Bei dieser letzten der affekterregbaren, gefühlsmäßig ansprechbaren Charaktergruppen steht durchaus im Vordergrund die lebhafte Eindrucksfähigkeit, die all die anderen Qualitäten bei weitem überragt. Die mit Gefühlsbetonung aufgenommenen Erlebnisse halten nicht lange nach, sie werden wenig oder gar nicht verarbeitet, wie überhaupt wenig gedacht, wenig „phantasiert" oder geträumt wird, und eine Ableitung findet nicht statt, oder nur in Form eines passiven Weinens. Kretschmer hat diese asthenischen Persönlichkeiten sehr treffend geschildert mit den Worten: „Es sind jene überaus gemütsweichen, willensschwachen, schalenlosen Naturen, die unter dem Leben leiden, ohne sich wehren zu können; die weder hassen, noch sich ärgern können; die, wenn ein starkes Erleben über sie kommt, eine Zeitlang traurig und müde werden und die Gedanken verlieren." Sie sind ausgesprochen lebensuntüchtig, „zu gut für diese Welt", werden vielfach mißbraucht und umhergestoßen, ausgenützt von der Umgebung, bis sie eines Tages zusammenbrechen und in Sanatorium oder Anstalt ihre dauernde Zuflucht finden, wo ihrer unglücklichen Veranlagung Rechnung getragen und ihre noch vorhandene Leistungsfähigkeit allenfalls der Allgemeinheit nutzbar gemacht werden kann.

Als Beispiel sei folgende Beobachtung angeführt: Ein Landmädchen von 31 Jahren kam auf Grund eines Invalidisierungsantrages in unsere Klinik. Ihre Eltern waren früh gestorben, ein Bruder hatte sich angeblich wegen der Auflösung seiner Verlobung erschossen, er war leichtsinnig und verschwenderisch; ein anderer war gefallen, eine Schwester ist sehr nervös und aufgeregt. Sie ist die jüngste von 11 Geschwistern und erst geboren, als der Vater über 50, die Mutter über 40 Jahre war. Patientin war von klein auf ein weiches und schüchternes Geschöpf, empfindsam und fromm, still und wenig gesellig, lernte aber gut. Seit dem 12. Lebensjahr mußte sie in Dienst gehen, erst zu Kindern, dann als Hausmädchen. In der ersten Stelle wurde sie ausgenützt und bös mißhandelt, wechselte dann sehr oft die Stellen, da sie sich keiner gewachsen zeigte. Von 1903 bis 1907 hatte sie eine sehr gute Stelle, die sie aber trotz größter Nachsicht nicht auszufüllen vermochte. Ein selbstverschuldeter Schrecken hatte einen Anfall tiefer Bewußtlosigkeit zur Folge. Solche Anfälle traten seitdem öfter bei seelischer Erregung (Kirche, Zahnarzt usw.) auf. 1908 wurde sie wegen nervöser Kopfschmerzen invalidisiert. Darnach pendelte sie, weil sie von ihrer Rente nicht leben konnte, zwischen leichten Diensten bei Geschwistern und fremden Leuten hin und her, vielfach ausgenutzt, nirgends befriedigend, selbst aber nie etwas nachtragend. Oftmals weinte sie still vor sich hin. Zwischendurch war sie bald wegen Magen-, bald wegen Kopfbeschwerden in ärztlicher Behandlung; nirgends wurde Positives gefunden, niemals fand sie Heilung. Vom Münchener Fürsorgeverein wurde sie in die dortige psychiatrische Klinik geschickt und kam vorübergehend in die Heil- und Pflegeanstalt Regensburg. Dann war sie bei einem Onkel, konnte aber keine rechte Arbeit leisten und wurde bald wieder abgeschoben. Darauf war sie aus Barmherzigkeit einige Zeit bei Bekannten, endlich wieder bei den Verwandten, bei denen sie sich ein wenig mit den Kindern beschäftigte, konnte aber schließlich auch dort nicht länger bleiben. In unserer Klinik wurde sie erst einige Wochen geschont, körperliche Störungen konnten nicht aufgedeckt werden. Sie erholte sich etwas, gewann an Arbeitsfreude und Zuversicht, aber schon nach kurzem Versuch, sie mit leichter Hausarbeit und Gemüseputzen zu beschäftigen, versagte sie wieder vollständig, fühlte sich gänzlich leistungsunfähig, saß viel still und weinend umher und beklagte ihre Unzulänglichkeit. Da ihre Stimmungslage zuweilen auch endogen etwas zu schwanken schien, und sie sich zuzeiten direkt den Tod wünschte, so wurde sie als invalid schließlich der zuständigen Heil- und Pflegeanstalt zugewiesen. Ihre Strukturformel lautete: $\begin{matrix} E_{10}-R_6 \\ Tr_8\ -R_7 \end{matrix} \rangle I.\ A._5 - L_3$, ihr Temperament war konstitutionell depressiv, die Intelligenz gut, ihr Körperhabitus pyknisch mit dysplastischen Einschlägen.

Zuweilen findet man auch bei diesen Naturen einen etwas deutlicheren Triebeinschlag. Dann sind es ichbezügliche Erlebnisse, die noch am ehesten einen nachhaltigen Eindruck machen. Solche Individuen sind neben ihrer Lebensuntüchtigkeit auch noch feige. Bei jeder Gelegenheit treten die Selbstschutzinstinkte stärker in den Vordergrund, führen zu momentanen Angstgefühlen, zu einem feigen Zurückweichen, nur extrem selten erfolgt eine schwächliche Zornreaktion. Gelegentlich werden sie zu unrechten Handlungen, die sie selbst aus Angst kaum zu unternehmen wagten, verführt, mißbraucht, hereingeritten. Sie sind völlig halt- und willenlos.

So haben wir einen Dauerinsassen in unserer Klinik, der von Jugend auf weich, still und ängstlich, beim Militär natürlich völlig versagte. Daß er eine Rente haben müsse, hatte man ihm bei seiner Entlassung natürlich eingebleut. So lag er denn in den verschiedensten Lazaretten als weichlicher Drückeberger heulend herum, bis er in der psychiatrischen Klinik landete. Auch dort gelang es nicht, ihn mit mehr als leichten Hausarbeiten zu beschäftigen, bei denen er oft genug versagte. Jeder Versuch, ihn einer Erwerbstätigkeit wieder zuzuführen, scheiterte, da er sich sofort wieder nachgab, oder aber sich weinend an die Wand lehnte, so daß die abholende Behörde von selbst verzichtete. Leichteste, verlockendste Stellungen mit guten Einnahmen wurden ihm angeboten, er verzichtete mit jämmerlichem Seufzen: „ja, wenn ich das einmal wieder leisten könnte!“ Zu allen möglichen Dummheiten ließ er sich aber von Mitpatienten verwenden. Einem Morphinisten besorgte er einmal Arzneimittel; auch zu kleinen Unredlichkeiten ließ er sich mehrfach mißbrauchen, leugnete anfangs heulend vor Angst und gestand dann alles ein. Mit einem kommunistischen Psychopathen hängte er eines Abends etwa noch vorhandene vaterländische Bilder von den Wänden, und einmal schwängerte er bei einem Ausgange eine Anstaltsinsassin, die er traf. Einige Male kam es zu kurzen heftigen Explosionen, weil er von seinem Mitpatienten dauernd als Schlappschwanz und Drückeberger gehänselt wurde. Er beklagte sich dann mit jämmerlichem Gebaren beim Arzte. Im allgemeinen war er harmlos, aber zu nichts recht zu gebrauchen. Seine Strukturformel lautet: $\begin{matrix} E_{10}-R_7 \\ Tr_{12}-R_{13} \end{matrix} > I.\,A._6-L_6$, sein Temperament war vielleicht leicht konstitutionell depressiv, es bestand intellektuell eine mäßige Debilität. Der Körperhabitus bot nichts Besonderes.

Nun darf man hierher aber nicht nur die auf niedrigem Allgemeinniveau Stehenden rechnen, die bezüglich ihrer Retentionsfähigkeit, der intrapsychischen Aktivität und der Ableitungsfähigkeit tief unter der Norm stehen, sondern bei der Relativität aller zur Diskussion stehenden Verhältnisse gehören zu unserer Gruppe auch diejenigen, die an Eindrucksfähigkeit übernormal erscheinen, die anderen drei Qualitäten noch in leidlicher oder guter Durchschnittshöhe besitzen. Damit kommen wir auch bei dieser auf den ersten Blick recht sporadisch erscheinenden Type zu einem gar nicht seltenen und sozial sogar recht gut brauchbaren Charakter. Es wird mit übergroßer Eindrucksfähigkeit erlebt, das Erlebte schwingt lange nach, wenn auch nicht so lange, als es der Höhe der Eindrucksfähigkeit nach zu erwarten wäre, es wird recht gut verarbeitet, aber doch nicht ganz beherrscht, Affektstürme werden nicht ausbleiben, allein das an sich ganz gute Ableitungsvermögen vermag nicht alles und namentlich nicht immer in der rechten Form abzuregieren, versagt im entscheidenden Augenblick. So kommen Verhaltungen und Verdrängungen, auch hysterische Reaktionen, immer wieder einmal vor, ohne daß sie geradezu Wesensbestandteile dieses Charakters wären, wie bei der vorigen Gruppe. Es sind Menschen, die von großen und schönen Dingen im Moment tief ergriffen werden, die aber das Erleben doch nicht so retinieren und verarbeiten, daß es zu einem Handeln käme, das der Stärke des augenblicklichen Erlebens entsprechen würde. „Ich war so ergriffen, daß mir beinahe die Tränen kamen, und nahm mir gleich vor, da mußt du tüchtig mit angreifen, aber dann kam mir so vielerlei dazwischen, daß ich nicht mittun konnte, wie ich eigentlich gewünscht hätte“, auf diese Formel etwa läßt sich das Reagieren dieses Typs bringen. Von dem *nur* Leitungsschwachen, sonst aber normalen Typus (Gruppe 5), der auf hohem Niveau diesem Typ sehr ähnlich sein kann, würde man vielleicht hören: „Es hat einen gewaltigen Eindruck auf mich gemacht, und noch heute bebt alles in mir, wenn ich daran denke, ich hab’s mir auch viel durch den Kopf gehen lassen, und habe viel daraus gelernt, aber schließlich meine ich doch, ich bin nicht die Persönlichkeit hierzu." Hier ist der Eindruck voll in der Persönlichkeit aufgegangen, aber es fehlt an dem hinreichenden Aktivitätselan, dort hat der Eindruck erschütternd gewirkt, vielleicht zunächst sogar einen Affektausdruck der Ergriffenheit gefunden, allein er hielt nicht hinreichend lange vor, andere Erlebnisse drängten in den Vordergrund; der Effekt war auch ein Gehenlassen, aber aus anderen Motiven. Nimmt man aber das Allgemeinniveau ganz ungewöhnlich hoch an (z. B. E_{30}—R_{20}—$I. A._{20}$—L_{20}), so kommt man zu den leistungsfähigsten und gefühlsstärksten Typen, wie wir sie auf den Höhen der Menschheit wandeln sehen; denn dem Relativitätsprinzip folgend bleibt entscheidend das Vorherrschen der Eindrucksfähigkeit über alle anderen Komponenten des Seelenlebens. Wir finden eben bei jeder Strukturgruppe hochwertige und minderwertige Typen, und wenn man nicht wertend einteilen will, so wird man sich daran gewöhnen müssen, daß in ein und derselben Charaktergruppe sich hochwertigste und minderwertigste Elemente zusammenfinden können, wie hier.

B. Affektiv wenig Ansprechbare (Verstandesmenschen).

Wir haben den nach der affektiv-reaktiven Seite hin überempfindlichen Charakteren diejenigen gegenüberzustellen, bei denen objektiv stark affektgetragene Erlebnisse doch nur mit wenig Gefühlsbetonung in die Seele eingehen. Hier tut eine genaue Kenntnis der Persönlichkeit besonders not. Denn oberflächliche Kenntnis täuscht zu oft Gefühlskälte vor, wo eine solche in der Tat nicht besteht, sondern nur durch Disziplin oder Konvention erlernt wurde oder vorgetäuscht wird. Nur eine sehr oberflächliche Beobachtung und von einzelnen Individuen ausgehende und verallgemeinernde Betrachtung kann zu der Ansicht führen, daß vom „Militarismus" alles Gefühl ertötet werde und nur kalte Verstandesnaturen oder gefühlsstumpfe Holzpuppen erzogen würden. Hier hat nur die Disziplin gelehrt, daß man seinen Mund hält und den Gefühlen und Affekten im Dienst nicht die Zügel schießen läßt; außerhalb des Dienstes (und leider mitunter auch im Dienst gegenüber Untergebenen) kommt die vorhandene Affektivität und Gefühlsansprechbarkeit sehr deutlich heraus. Der Student, der gelernt hat, sich „keine Schwachheit anmerken zu lassen", ist darum nicht weniger eindrucksfähig geworden. Die Hausfrau, die mit lächelnder Miene sagt, „oh, das macht gar nichts", wenn ihr ein wertvoller Gegenstand von einem Gast ruiniert wurde, und nachher meint, „heulen hätte ich können, als der meinen schönen Teppich so beschmutzte", folgte nur den disziplinierenden Regeln der Gesellschaftsordnung, und der junge Mann, der in seiner Braut ein ruhiges und beherrschtes Wesen heimzuführen glaubte, ist wenig angenehm überrascht, in der Ehe ein von Gefühlen und Affekten regiertes Weibchen vorzufinden, weil er sich durch ihre von der Konvention und ihrer Klugheit gebotene Beherrschtheit und ständige Liebenswürdigkeit täuschen ließ. Das aber ist alles nur Tünche; der wahre Charakter wird durch solche erworbene Einflüsse nur wenig geändert und kommt, wenn diese Einflüsse wegfallen können, gänzlich unverändert und unverhüllt wieder zum Vorschein. Aber nicht nur diese rein äußerlich beherrschten Naturen können in Wahrheit eine lebhafte Gefühlsansprechbarkeit besitzen. Alle höherstehenden Naturen, die wir jetzt besprechen werden, können eine recht hohe Eindrucksfähigkeit haben; denn maßgebend ist uns immer nur das Verhältnis zwischen Eindrucksfähigkeit und den übrigen Komponenten, insbesondere das Verhältnis zur intrapsychischen Aktivität und Steuerung. Wenn diese die Eindrucksfähigkeit übersteigt, so werden diese Menschen selbst bei stark gefühlsbetontem Erleben beherrscht und daher fast kalt erscheinen können, sie sind also wohl Verstandesmenschen, aber doch keineswegs gefühlsstumpf; sie gehören jedoch wegen ihrer relativen Insuffizienz der Eindrucksfähigkeit (z. B. $E_{12}—R_{19}—I.\,A._{19}—L_{18}$) zu unserer Kategorie der affektiv relativ zuwenig ansprechbaren „Verstandesmenschen". Noch eines sei hier besprochen: Man könnte sich wundern, daß die Retentionsfähigkeit für Erlebnisse höher sein kann als die Eindrucksfähigkeit selbst, allein es kommt auf die Höhe der Gefühlsbetonung bei der Eindrucksfähigkeit an, und diese kann zwar gering sein, aber trotzdem werden die Eindrücke als solche lange, wenn auch nur mit geringem Gefühlswert, festgehalten und gut weiterverarbeitet. Eine geringe Gefühlsbetonung der Eindrücke besagt also noch keineswegs, daß deshalb eine schlechte Retentionsfähigkeit bestehe; in die Retentionsfähigkeit geht ein guter Teil dessen mit ein, was wir Merkvermögen nennen, und die sehr geringe Gefühlsbetonung, die z. B. ein einfaches Interesse mit sich bringt, genügt vollkommen, um ein Behalten und Nachwirken selbst für lange Zeit herbeizuführen.

III. Gefühlskalte (gefühlsbeherrschte) Stheniker.

9. Gruppe: **Wenig eindrucksfähige** Naturen mit guter Retentionsfähigkeit, lebhafter intrapsychischer Aktivität und gutem Ableitungsvermögen.

Ungefähre Hauptstrukturformeln.

	wenig triebhaft	triebbetont
Höhere Stufe:	$\begin{matrix} E_{12}—R_{20} \\ Tr_{10}—R_{10} \end{matrix} > I.\,A._{20}—L_{20}.$	$\begin{matrix} E_{12}—R_{20} \\ Tr_{20}—R_{25} \end{matrix} > I.\,A._{22}—L_{25}.$
Tiefere Stufe:	$\begin{matrix} E_{7}\,—R_{10} \\ Tr_{10}—R_{10} \end{matrix} > I.\,A._{10}—L_{10}.$	$\begin{matrix} E_{6}\,—R_{10} \\ Tr_{12}—R_{16} \end{matrix} > I.\,A._{12}—L_{15}.$

Als erster Gruppe der aktiven, aber affektiv wenig eindrucksfähigen Naturen begegnen wir einem nicht ganz seltenen Menschentyp, zu dem auch nicht wenige große Männer zählen. Wir sehen eine gute Retentionsfähigkeit für Erlebnisse aller Art, die natürlich stets mit einer gewissen, niemals aber mit einer besonders starken Affektbetonung in die Psyche eintreten, sie werden mit hoher intrapsychischer Aktivität bald von einer hervorragenden, bald mehr von einer mittleren Intelligenz verarbeitet und gesteuert. Wohlbegründete und kühl abgewogene Direktiven werden weitergegeben, je nach Ausbildung ethischer Regulative mehr im Sinne streng abwägender Gerechtigkeit, selbst mit altruistischer Hintansetzung der eigenen Persönlichkeit, oder mehr im Sinne kühler egoistischer Berechnung (bei stärkerer Entwicklung des Trieblebens). Die kühlen Rechner gehören hierher, die klugen und klaren Verstandesmenschen, die großen Weltkenner, Lebenskluge und Weltgewandte. Als echte Stheniker arbeiten sie mit lebhafter Initiative und starker psychischer Energie in ihrem Lebensberuf und haben alle Aussicht, es in der Welt zu etwas zu bringen.

Ihrem Mangel an Eindrucksfähigkeit entspricht die nüchterne trockene Art, mit der sie alle Dinge ihrer Umwelt beurteilen. Sie sind immer sachlich, von nichts begeistert und hingerissen; wenn auf mittlerem oder niederem Niveau, dann trocken, philisterhaft, geschäftsmäßig, verknöchert, uninteressiert; auf höherem Niveau oft vielseitig interessiert, von nüchterner Klarheit, absoluter Sachlichkeit, immer mitten in der Realität stehend, stets Herren der Lage, von Pflichtbewußtsein, das man nicht einmal Pflichtgefühl nennen kann (denn alle ethischen Regulative wurden als solche verstandesmäßig als zweckmäßig erkannt), von einem ausgesprochenen Wissen um das Sollen, ihrer Verantwortlichkeiten sich bewußt. Streng und hart gegen sich selbst, aber auch streng und anspruchsvoll anderen gegenüber, unnachsichtig, mit einem deutlichen Mangel an Mitgefühl und Verständnis für eine fühlende weichere Umwelt, soweit ihnen ein solches nicht rein verstandesmäßig vermittelt wird, von kalter Gerechtigkeit, zuweilen pedantisch, wenn ihre Zwecke es erheischen, vielfach von großem Erkenntnistrieb beseelt, von haarscharfem Verstand, von objektivster Kritik. Umsichtig und wachsam im Handeln, mit Scharfsinn die Situation beherrschend, organisatorisch gewandt, ordnungsliebend aus Zweckmäßigkeitsgründen, vorwärtsstrebend, aber ohne ungerecht zu werden, ohne Ungeduld zu zeigen, sicher, zielbewußt, wahre Beherrscher ihres Lebens, ohne Empfindsamkeit oder Empfindlichkeit, jeder Anfeindung mit sachlicher Begründung oder geschickter Gegenwehr entgegentretend oder vorbeugend, niemals den aequum animum verlierend, das Ideal des gebildeten Stoikers; dabei aber sthenisch. Der ethisch hochstehende, kühl abwägende Feldherr gehört hierher, der, durch keine Eindrücke beirrt, seine großen Ziele verfolgen und die ihm anvertrauten Menschenmassen stets unter Festhaltung des großen Ganzen führen muß, der kaltblütig auch in plötzlichen schwierigen Situationen seines Verstandes sich bedienen kann, unbekümmert um die zahllosen gewaltigen Eindrücke, die von allen Seiten auf ihn einstürmen; der nicht sich selbst dient, sondern den anderen; der nicht seinem Ruhm lebt, sondern ihn uneigennützig seinem Herrn oder seinem Volk einräumt; den nicht Eigenliebe, Ehrsucht und Eitelkeit treibt, sondern das Bewußtsein, einer großen Sache zu dienen.

Aus diesen wahren Herrennaturen, diesen zum Herrschen geborenen Menschen wird der Typus des grausamen Tyrannen, wenn das Ich zu stark in den Vordergrund tritt, wenn das Triebleben zu stark mitspricht und von der intrapsychischen Aktivität nicht mehr restlos beherrscht wird. Wenn ihre Sache oder Person verletzt ist, werden sie grausam in ihrer Gefühllosigkeit, hartherzig in ihrer Unduldsamkeit, erbarmungslos in ihrer Mitleidlosigkeit. Um ihre Zwecke durchzusetzen, werden sie unschön berechnend, die Schwächen ihrer Mitmenschen in rücksichtsloser Weise ausbeutend; verschlagen und falsch, wenn absolute Hindernisse ihren Zielen sich entgegenstellen (also nicht aus Mangel an Ableitungsfähigkeit, sondern aus kluger Berechnung, mit der ihr Verstand für ihre egoistischen Ziele arbeitet und die Unmöglichkeit direkter Abreaktion umgeht). Sie sind ehrgeizig und ruhmsüchtig, auf niederem Niveau kriechende Streber, nach oben bückend, nach unten drückend, keinem wärmeren Gefühl zugänglich, rücksichtslose Ellenbogenmenschen, skrupellos in ihrem Handeln, und wenn es über Leichen gehen sollte. Auch ihr sexuelles Leben spiegelt diese triebhafte Gefühllosigkeit, die kalte Rücksichtslosigkeit wieder und wird nur einigermaßen beherrscht und reguliert von den durch die Intelligenz gebotenen Einschränkungen. Wir rechnen hierher so manchen geriebenen Hallunken, der, in gute Verhältnisse hineingeboren, es nicht nötig hatte, direkt zum Verbrecher zu werden, der aber kraft seiner Stellung mit seinen Mitmenschen Schindluder treibt, und von dem man dreist behaupten kann, daß ihn sein kalter und egoistischer Charakter bei anderem Milieu und anderer Erziehung in die Verbrecherlaufbahn hineingeleitet hätte. Aber auch manche von denen, die ein großes Unternehmen zu einem betrügerischen Bankerott größten Stiles führten, da selbst ihre gesicherte Existenz ihnen nicht genügte und ihre hohe intrapsychische Aktivität und ihre hohe Intelligenz nur im Dienste ihrer Triebhaftigkeit arbeitete.

Zum Beispiel diene folgende Persönlichkeit, bei der die stark betonte Triebhaftigkeit zwar nicht zum Verbrechen führte, aber doch zu unverhüllt egoistischem Handeln: Ein ungewöhnlich kluger strebsamer Mann in mittleren Jahren, der außerordentlich früh zu leitender Stellung aufgestiegen, zeigte schon in früher Jugend eine Abneigung gegenüber all den Eindrücken, denen die Jugend sonst zugänglich zu sein pflegt. Sein ganzes Interesse galt seiner Arbeit, in die er sich mit großem Eifer vertiefte, nur beherrscht von dem einen Gedanken, etwas Großes zu leisten. Wenn seine Kameraden auf gemeinsamen Spaziergängen im Wirtshaus einkehrten, so lief er weiter, da ihm der Alkohol als Vergifter menschlicher Gesundheit und Zerstörer der Arbeitskraft abzulehnen schien; wenn andere sich an Theater oder Konzert begeisterten, so blieb er fort. Sein Arbeiten nahm allmählich die Form eines ungesunden Strebens an, er drückte Mitarbeiter rücksichtslos auf die Seite und scheute auch nicht vor unerfreulichen Machinationen zurück. In seinem unermüdlichen Eifer wurde er für seinen Vorgesetzten bald eine der besten Stützen, und nach nicht allzu langer Zeit befand er sich selbst in leitender Stellung. Dort entwickelte er weiter eine ungemeine Betriebsamkeit, schaffte vom Morgen bis Abend, trieb für seine Erzeugnisse in ungewöhnlicher Weise Propaganda, verlangte aber auch von seinen Untergebenen fast Übermenschliches. Um sie anzuspornen, stellte er ihnen immer wieder Vergünstigungen in Aussicht, die aber stets unerfüllt blieben. Eine Folge davon war, daß sie ihn über kurz oder lang alle in höchster Mißstimmung verließen; er aber fand immer wieder genug Dumme, die sich von ihm ausbeuten und mit Versprechungen einwickeln ließen. In der Stadt sah man bewundernd auf den nimmermüden Mann, der neben seiner ungewöhnlichen Leistungsfähigkeit im Beruf auch noch Zeit fand, sich um das öffentliche Wohl zu kümmern, Vereine gründete und propagierte, wohltätige Einrichtungen ins Leben rief und sich ihrer annahm, auch auf politischem Gebiet eine führende Rolle übernahm. Er schien für alles ein warmes Herz zu haben, und wenn ihm vielleicht eine gewisse Gefühlsbeteiligung nicht abgesprochen werden konnte, so war der hauptsächlich treibende Faktor doch eine unverkennbar egoistische Note, Eitelkeit, Ruhmsucht und Ehrsucht, die, sobald sie auf Widerstand trafen, ein rücksichtsloses, aber ungemein vorsichtiges, geschicktes und nur von dem Betroffenen bemerktes, weil von hoher Intelligenz dirigiertes, Beiseiteschieben herbeiführten, auch dann, wenn dadurch des anderen Existenz aufs schwerste geschädigt werden konnte. Er sprach wohl mitunter von Gefühlen und führte die Worte Mitleid und Begeisterung gern im Munde; in seinem Handeln aber war von diesen rein vom Verstand aus ergriffenen und rein verstandesmäßig zu eigenem Nutz und Frommen angewandten Gefühlen in der Tat nichts zu bemerken, es geschah alles ad majorem gloriam sui. Seine Strukturformel lautete: $\begin{matrix} E_{11}-R_{20} \\ Tr_{28}-R_{30} \end{matrix} > I.\,A._{30}-L_{24}$, sein Temperament war ein hypomanisches, sein Körperbau pyknisch-athletisch. Insbesondere sei bemerkt, daß bei ihm das hypomanische Temperament bei der allgemeinen geringen Gefühlsansprechbarkeit (einschließlich der Vitalgefühle) sich weniger in einer ständig gehobenen (sonnigen) Stimmungslage äußerte, sondern im psychischen Tempo, der assoziativen Fülle und der ungemeinen Betriebsamkeit („freudlose Unrast").

10. Gruppe: **Wenig eindrucksfähige Naturen mit Retentionsdefekt,** aber lebhafter intrapsychischer Aktivität und gutem Ableitungsvermögen.

Ungefähre Hauptstrukturformeln.

	wenig triebhaft	triebbetont
Höhere Stufe:	$\begin{matrix} E_{12}-R_{10} \\ Tr_{10}-R_{10} \end{matrix} > I.\,A._{20}-L_{18}.$	$\begin{matrix} E_{12}-R_{10} \\ Tr_{20}-R_{18} \end{matrix} > I.\,A._{22}-L_{23}.$
Tiefere Stufe:	$\begin{matrix} E_{6}-R_{5} \\ Tr_{10}-R_{8} \end{matrix} > I.\,A._{10}-L_{10}.$	$\begin{matrix} E_{6}-R_{5} \\ Tr_{15}-R_{9} \end{matrix} > I.\,A._{10}-L_{11}.$

Während der vorige Typ vermöge seiner guten Retentionsfähigkeit und trefflichen intrapsychischen Verarbeitung direkt dazu geschaffen war, alle Lebenslagen zu beherrschen und die nötigen Dispositionen im gegebenen Fall zu treffen, freilich fast nicht mehr als Mensch unter Menschen, sondern als Schachspieler, der Figuren schiebt (wie denn der stark eindrucksfähige Gefühlsmensch vom reinen Verstandesmenschen nicht selten behauptet, er sei gar kein rechter Mensch mehr, weil er die Gefühlseindrücke und -ausbrüche seiner Mitmenschen nicht gefühlsmäßig aufzunehmen, zu verstehen und nachzuerleben vermag), wird bei der jetzigen Gruppe mit ihrer mangelhaften Retentionsfähigkeit für Eindrücke aller möglicher Interessenschattierungen (Retentionsfähigkeit für gefühlsbetonte Eindrücke kann man bei dieser gefühlsarmen Kategorie kaum mehr sagen) Lebensklugheit und Lebensgewandtheit leiden. Wir stoßen also wieder auf die schon bei den früher besprochenen retentionsdefekten Gruppen (2 und 6) bemerkte Unachtsamkeit und Unstetheit. Sie wird zwar bei den intellektuell gut gesteuerten Verstandesmenschen weniger in fröhlicher Arglosigkeit und Harmlosigkeit des Dahinlebens sich bemerkbar machen wie bei den eindrucksfähigen Gefühlsmenschen, sondern mehr in immer wiederholter Unbedachtsamkeit und einem tappigen Danebengreifen im Umgang mit Menschen und Dingen, in einer wirklichkeitsfremden, erfahrungsarmen Art der Beurteilung der Umwelt, in einem gewissen praktischen Ungeschick; sie machen immer die gleichen Fehlzüge auf dem Schachbrett des Lebens, wenn man dies Bild beibehalten will, so intelligent sie auch sonst sein mögen, da zahlreiche kleine, aber doch wesentliche Züge ihnen bei ihrem Retentionsdefekt wieder verlorengehen. Lebenserfahrung wird eben nicht nur durch den Intellekt erworben, sondern auch durch nachhaltiges Erleben. So resultiert trotz aller intrapsychischer Aktivität und aller Höhe der Intelligenz oft ein verschobenes oder verschrobenes, mehr augenblicksmäßig zusammengewürfeltes oder auf lückenhaftem Grund erbautes Weltbild (intellektuelle Utopien), das in weiterer Folge, wie bei manchen Gelehrten, zu wunderlich weltfremder und eigentümlicher Rede- und Handlungsweise und Stellungnahme führt. Sie sind unberechenbar in ihren Taten, da man niemals weiß, ob ihnen Früheres verwendungsbereit geblieben. Auf niedrigerem Niveau wird dies als Tappigkeit und Tolpatschigkeit imponieren können; das sind dann Leute, die bei jeder Gelegenheit den Gaul vom Schwanz her aufzäumen, die trotz ordentlicher Intelligenz immer wieder die gleichen Böcke im praktischen Leben schießen, sogar eher zuviel als zuwenig bei ihrer Arbeit denken, aber infolge ihres Mangels an Lebenserfahrung nie zurechtkommen.

Handelt es sich um stärker triebbetonte Naturen, so wird eine leidliche Retentionsfähigkeit für triebbetonte Erlebnisse noch bestehen, die intrapsychische Aktivität sich vorzugsweise in den Dienst der Triebe stellen. Da die Retentionsfähigkeit aber mangelhaft ist, wird die Unachtsamkeit und Unbedachtheit relativ oft ihnen zum Verhängnis werden; trotz guter Intelligenz fehlt die Fähigkeit, alles hinreichend zu übersehen, und immer wieder wird man töricht in die gleichen verhängnisvollen Situationen hineinstolpern. Hierfür das folgende Beispiel:

Ludwig M., Kaufmann, 21 Jahre. Die Mutter des Pat. war manisch depressiv, die Großmutter mütterlicherseits starb im Altersschwachsinn, der Vater der Mutter war Trinker. M. selbst war von klein auf ungewöhnlich gierig aufs Essen, naschte, wo er etwas bekommen konnte, nichts war vor ihm sicher, Strafen fruchteten nichts. Er log in ganz grotesker Weise und ging schon in der Schulzeit zu Diebstählen von kleineren Geldbeträgen, erst bei den Eltern, dann bei Fremden, über. Zur Rede gestellt, erklärte er: „Was ist denn dabei?", und nahm auch schwere Strafen gleichgültig hin. Im Gegensatz zu diesem torpiden Verhalten stand seine lebhafte Phantasie. Er las ungemein gern, was ihm in die Hand kam, Gutes und Schlechtes, Räubergeschichten, Romane, z. B. Alraune, der Ladenprinz, Kellermanns Tunnel, aber auch Schillers Räuber, Kabale und Liebe, Wallenstein, „und halt die Werke"; er schaffte sich „wissenschaftliche Bücher" an, interessierte sich für Sternkunde usw., doch hielt alles Ernstere nicht lange vor. Er predigte auf dem Stuhl stehend wie ein Pfarrer und machte alle Leute lachen. Bald aber trat diese anfängliche, vielleicht noch leidliche Eindrucksfähigkeit immer mehr zurück, er wurde roh und wurstig und trank mit einem Kumpan viel Wein und Schnaps. Aus seinen Lehrstellen, in denen er als gleichgültig und rüde bekannt war, wurde er mehrfach wegen kleiner Veruntreuungen weggejagt. Mit 19 Jahren bekam er $1^1/_2$ Jahre Gefängnis, weil er seinem Vater 3000 Mk. gestohlen hatte. Dabei fiel schon sein raffiniertes Vorgehen auf. Wenige Monate nach seiner Entlassung aus dem Gefängnis, als er durch Vermittlung seines geachteten Vaters wieder eine recht gute Stellung hatte, stahl er einem Onkel 45000 Mk. (1921 eine recht stattliche Summe), um mit seinem Mädel, mit dem er sich vorher verabredet hatte, durchzugehen. Er wollte ins Ausland, hatte sich aber die Geschichte mit den Pässen nicht hinreichend überlegt und kam nicht über die Grenze. Er fuhr dann als Hochstapler mit seinem Mädel in Berlin, Hamburg, Stettin, Stralsund und anderen Städten umher und verjubelte alles in Kabaretts mit Wein und Champagner, betrog und stahl gleichzeitig noch, wo er etwas mitnehmen konnte. Als das Geld zu Ende war, verließ ihn sein Mädel unter Mitnahme seines Koffers, er selbst wurde in Berlin bei einer Fremdenkontrolle festgenommen. Im Gefängnis suchte er eine Geistesstörung zu simulieren, inszenierte in phantastischer und abenteuerlicher, aber sehr durchsichtiger Weise einen Erhängungsversuch und kam deshalb in die psychiatrische Klinik. Dort zeigte er sich als ein ganz torpider und gleichgültiger Mensch, sprunghaft und unberechenbar in seinem Wesen, weitgehend von der momentanen Situation abhängig. Dabei war er intrapsychisch lebhaft, gewandt, phantastisch-abenteuerlich. Gegen die Umgebung war er oft roh, dem Arzt gegenüber beherrscht. Über seine Vergehen zuckte er lächelnd die Achseln, es sei alles ganz gleich, ob er bestraft werde oder nicht, helfen würde es doch nichts, es habe schon von jeher keine Ermahnung oder Strafe gefruchtet und kein Vorsatz vorgehalten. Seine Strukturformel ist: $\begin{matrix} E_6 - R_4 \\ Tr_{18} - R_{13} \end{matrix} > I.\,A._{15} - L_{18}$, sein Temperament und seine Intelligenz waren durchschnittlich, sein Körperbau durchaus normal.

11. Gruppe: **Wenig eindrucksfähige Naturen** von guter Retentionsfähigkeit, **mit relativ schwacher intrapsychischer Aktivität**, aber gutem Ableitungsvermögen.

Ungefähre Hauptstrukturformeln.

	wenig triebhaft	triebbetont
Höhere Stufe:	$\begin{matrix} E_{11} - R_{18} \\ Tr_{10} - R_{10} \end{matrix} > I.\,A._{12} - L_{20}.$	$\begin{matrix} E_{11} - R_{16} \\ Tr_{18} - R_{22} \end{matrix} > I.\,A._{12} - L_{25}.$
Tiefere Stufe:	$\begin{matrix} E_7 - R_{10} \\ Tr_{10} - R_{10} \end{matrix} > I.\,A._7 - L_{12}.$	$\begin{matrix} E_7 - R_{10} \\ Tr_{15} - R_{18} \end{matrix} > I.\,A._8 - L_{18}.$

Wir unterscheiden wieder zwischen höherem und niederem Allgemeinniveau. Bei dem letzteren wird mit wenig Gefühlsbetonung erlebt, die mannigfachen Erlebnisse werden aber trotzdem gut retiniert, gut behalten, jedoch intrapsychisch wenig verarbeitet, nicht verdaut, nicht persönlichkeitseigen gemacht, nicht im Sinne eines Wertzuwachses verwendet. Sie liegen gleichsam in einem großen Reservoir beieinander, aus dem man bei Gelegenheit etwas herausgibt. Es sind denkfaule Menschen, „die ganz gut könnten, wenn sie wollten"; denn das Material wäre ihnen bei ihrer guten Retentionsfähigkeit gesichert. Allein der Mangel an Gefühlsbetonung der eintretenden Erlebnisse gibt ihnen nicht den nötigen Elan, um aus ihnen das zu machen, was daraus werden könnte, und es fehlt am Erkenntnistrieb, der zum guten Teil in der intrapsychischen Aktivität gegeben sein muß. Im praktischen Leben zeigt sich dies meist darin, daß trotz guter Begabung eine deutliche Abneigung gegen geistige Beschäftigung besteht, sie bohren nicht gern dicke Bretter. Sie sind recht zahlreich in Wirtshäusern und hinter den Biertischen zu finden; man ist oft überrascht, zu welchen intellektuellen Leistungen sie fähig sind, wenn man sie einmal zum Denken gebracht hat. Dann kommen sie mit allerhand Fragen, die zeigen, daß sie von vielerlei schon gehört haben, wenn es auch alles unverarbeitet liegen blieb, und die gar kein schlechtes Urteilsvermögen verraten; aber wenn man sie sich selbst überläßt oder etwas schwierig in seinen Antworten werden muß, dann gehen sie bald nicht mehr mit. Es ist der Typus des Banausen und Alltagsphilisters, der seiner Arbeit ganz fleißig obliegt, sich auch nichts gefallen läßt, wenn es ihm an den Kragen gehen könnte, der sich aber mit Problemen und schwierigen Fragen nicht gern herumschlägt, der seine Freude hat am Gartenbau oder sonst einer harmlosen Nebenbeschäftigung, bei der etwas Nützliches herausspringt, der seinen Geist allenfalls anstrengt, wenn es um sein persönliches Wohl geht, der am Sonntag auf den Sportplatz geht, ohne sich dabei heftiger innerlich zu erwärmen, der Bierbankpolitik treibt, dabei den Mund voll nimmt und mit der Faust auf den Tisch schlägt, der zum Tanze läuft und bei der Musik etwas mitgrölt, der seine Volksfeste nicht versäumen darf, wo man sich einmal ein wenig benehmen kann, der auch ein recht fleißiger und arbeitsamer Mensch sein mag, sich aber bei allem nicht aufregt und nur wenig innere Teilnahme zeigt. Die etwas sturen Bauern gehören hierher, die zäh und arbeitsam ihr Tagewerk verrichten, die aber für nichts mehr Teilnahme aufbringen, dabei aber ganz gut beobachten, was gelegentlich herauskommt, wenn sie ihren eigenen Vorteil wahrzunehmen haben, und dann ihre intrapsychische Aktivität etwas mobilisieren (Bauernschlauheit), und die im allgemeinen auch den sthenischen Zug nicht vermissen lassen.

Deutlicher kommen die sthenischen Komponenten heraus, wenn solche Naturen gereizt werden, wenn sie aus ihrer Ruhe aufgerüttelt werden, insbesondere wenn es sich um triebbetontere Naturen handelt. Sie können dann recht ungemütlich werden, zumal sie bei ihrer Retentionsfähigkeit nicht so leicht vergessen, was ihnen begegnet ist, ausgesprochen nachtragen und dann, ständig gereizt, immer von neuem zu streiten anfangen und ihr vermeintliches Recht durchzusetzen trachten. Vor Raufereien und Rempeleien schreckt man nicht zurück, die gereizten Triebe kommen offen an den Tag, da die mangelhafte intrapsychische Aktivität ihnen nicht zu steuern vermag und eine Einordnung des Erlebnisses verhindert. Neid, Abgunst, Gehässigkeit, Bosheit treiben ihre Blüten und finden in Reden und Handlungen ihren sthenischen Ausdruck. Aber auch Geiz und Habsucht sind nicht selten, und mit der den Retentionsfähigen eigenen Zähigkeit wird schließlich das ganze Leben eines solchen Menschen in den Dienst dieser Eigenschaften gestellt; grausam und erbarmungslos werden von diesen gefühllosen Geizkrägen ihre Opfer verfolgt.

Eine treffliche Schilderung eines solchen retentionsfähigen Alltagsphilisters mit triebhaftem Einschlag gibt Gottfried Keller im Grünen Heinrich in der Person des Meierlein (Kap. 14/15: „Philister unter den Kindern“). Meierlein, damals ca. 12 Jahre, wenig älter als der Grüne Heinrich, besaß kein tieferes Talent; in seinen Unternehmungen war nichts Neues oder Eigenes sichtbar, sondern er brachte nur das zuwege, was er sich vorgemacht sah, und ihn beseelte nur ein unablässiges Bedürfnis, sich alles Erdenkliche anzueignen. Er war trocken, philisterhaft, pedantisch, dabei klug und verlässig, bei Streitereien jedoch äußerst hartnäckig. Den Leichtsinn des phantasiebegabten Grünen Heinrich nützte er für seine habgierigen Pläne aus. Sich nicht begnügend mit der Freigebigkeit des Freundes, errichtete er mit großer Einsicht ein Schuldverhältnis zwischen diesem und ihm, indem er durch Wetten oder gelegentliche Vorschüsse u. dgl. den Grünen Heinrich immer mehr in Abhängigkeit brachte, da dieser das Geld nicht bezahlen konnte, Meierlein es aber bei Heller und Pfennig buchte. Schließlich präsentierte er ihm eines Tages eine erhebliche Rechnung, die die pekuniären Kräfte des Grünen Heinrich bei weitem überstieg. Als Meierlein nicht bezahlt wurde, schlug seine angebliche Freundschaft in wilden Haß um. Er brachte die Sache vor den Lehrer, der aber beiden mit strenger Bestrafung drohte. Nun wandte er sich an die Mitschüler, und bald war die Klasse in zwei Heerlager gespalten, und die eine Partei mit Meierlein an der Spitze übergoß den Grünen Heinrich mit Schmähreden und gemeinen Anschuldigungen. Schließlich kam es zwischen den beiden jugendlichen Gegnern zu einem Austrag in einer schweren Schlägerei, die aber unentschieden endete. Die Schuljahre gingen zu Ende, und der Beruf trennte die beiden ehemaligen Spielkameraden. Die Feindschaft hörte jedoch nicht auf. Jeder der beiden warb in seinem Freundeskreis, und der Grüne Heinrich, der dabei in einer Art Notwehr handelte, legte sich oft die verzweifelte Frage vor, wie dies in einer solch kleinen Stadt das ganze Leben hindurch fortgehen solle. Da bereitete das Geschick selbst ein Ende, Meierlein stürzte eines Tages von einem Bau, als er auf einem Turme, um die Kosten zu sparen, selbst die Wetterfahne befestigte, zu welchem Unternehmen nach Angabe der Bauleute ein erhebliches Gerüst unbedingt notwendig gewesen wäre, und blieb tot am Platz. Seine Strukturformel könnte man ungefähr folgendermaßen zeichnen: $\begin{matrix} E_7 - R_{11} \\ Tr_{13} - R_{15} \end{matrix} > I.\,A._8 - L_{14}$; sein Temperament war hypomanisch oder durchschnittlich, seine Intelligenz recht gut.

So weit unsere Gruppe von Charakteren auf niedrigem Niveau. Bei höherem Allgemeinniveau, bei dem die intrapsychische Aktivität zwar relativ zu gering ist, absolut aber bedeutend sein kann, ändert sich das Bild erheblich. Zwar treten alle Eindrücke immer mit dürftiger Gefühlsbetonung ein, aber die intrapsychische Aktivität findet doch mancherlei, woran sie sich fixieren kann. So kommt es, daß sich solche Naturen oft mit wunderbarer, ihrer Retentionsfähigkeit entspringenden Zähigkeit an irgend etwas hängen, was zufällig gerade ihr Interesse vor anderem erweckt hat, ihre intrapsychische Aktivität krallt sich da fest, und mit guter Intelligenz wird dieser Sparren dann weiter verfolgt. Es ist eine Art überwertiger Idee, die sie beherrscht. So entstehen einseitige, weltfremde und unverständliche Stellungnahmen, die mit großer Zähigkeit festgehalten werden, Sammelneigungen begreiflicher oder mehr oder weniger verwunderlicher Art. Die Absonderlichkeit der weltfernen Neigungen läßt diese Menschen leicht komisch und verschroben in Ansichten und Handlungen erscheinen. Es fehlt ihrer unzureichenden intrapsychischen Aktivität, die sich an einzelnen merkwürdigen oder abgelegenen Problemen oder Neigungen aufbraucht, der gesunde Überblick, der den Naturen der Gruppe 9 mit ihrer entsprechenden intrapsychischen Aktivität eigen ist. Die Unfähigkeit, auf normalerweise erregende Erlebnisse warm anzusprechen, wird von der Mitwelt empfunden, die ihrerseits nun wieder keinen Zugang zu jenen findet und sie dann abseits liegen läßt. Dadurch entsteht ganz von selbst eine gewisse Vereinsamung, ganz von selbst leben sie immer mehr ihren Eigenheiten und finden auch in Gesellschaft nicht den rechten Ton. Sie erscheinen als Eigenbrötler oder Autisten, mit denen nichts anzufangen ist. Ihre sthenische Komponente läßt sie aber trotzdem sich durchsetzen mit einer gewissen kalten Selbstsicherheit und Rücksichtslosigkeit, die die Umgebung abermals abstoßen muß. Kommt dann noch eine stärkere Triebkomponente dazu, so werden sie grausam oder brutal, können von kalter Habgier und niedrigem Eigennutz beseelt sein; bei unüberwindlichen Hindernissen wird geschmäht und gehöhnt und durch Machinationen aller Art in skrupelloser Weise versucht, dem eigenen Triebbedürfnis Sättigung zu verschaffen. Kalte Rachsucht geht rücksichtslos unter Gebrauch der Ellenbogen vor und scheut mitleidlos vor keiner Schädigung des Gegners zurück, Eigenschaften, deren Nachhaltigkeit von den stark retinierten Trieberlebnissen und Triebwünschen diktiert wird.

Für solchen hochgestellten Charakter ohne stärkeren Triebeinschlag das folgende Beispiel: Ein junger Gelehrter von ausgezeichneter Begabung hielt sich schon auf der Schule wenig zu seinen Kameraden, hatte wenig Freude an der Munterkeit ihrer Spiele, zeigte aber großes Interesse für Naturwissenschaften, legte sich alle möglichen Sammlungen an, die er mit Ordnungssinn pflegte. Auf der Universität genoß er, obwohl in trinkfreudiger Umgebung, den Alkohol nur in abgezirkeltem Maße, da ihm sein Verstand die Gefahr der Arbeitseinbuße stets vor Augen hielt. Den Fechtsport betrieb er bis zur Vollkommenheit, wobei ihm seine geringe Gefühlsansprechbarkeit in Form einer stets eisernen Ruhe zustatten kam, und leistete auch auf anderen Sportgebieten, besonders auch im Segelsport, Bedeutendes; denn er schätzte sie sämtlich als gute Ertüchtigungsmittel hoch ein; die Naturschönheit war ihm dabei nach eigenem Zeugnis völlig gleichgültig. Schon in jungen Jahren galt er seinen Kollegen als Autorität und besonders exakter Arbeiter, zog sich allerdings auch den Tadel der Streberhaftigkeit zu. Meist beackerte er entlegene Spezialgebiete. Obwohl eigentlich einem praktischen Beruf angehörend, vergrub er sich schon nach kurzer Zeit in seinen Laboratorien, in denen er geradezu Bedeutendes leistete. Als ihm eine leitende Stellung im praktischen Betriebe angetragen wurde, zweifelte er, ob er annehmen solle, doch wurde ihm von allen Seiten abgeraten; denn jedermann kannte seine praktische Unzulänglichkeit. In seinen Ansichten über das Leben zeigte er zuweilen eine geradezu erstaunliche und im Gegensatz zu seinem großen Wissen stehende Weltfremdheit, war einseitig und normiert eingestellt und griff in Beurteilung und Behandlung von Menschen arg daneben. Seine Verkehrsweise mit der Umwelt wurde vielfach als eigentümlich, komisch, verschroben bezeichnet. Eine warme Unterhaltung mit ihm war nicht möglich, er produzierte seine einseitigen Ansichten, wohl auch über Kunst, Literatur und Musik, aber alles unter rein intellektuellen Gesichtspunkten. Eine andere Einstellung kannte er nicht. Er spielte selbst Violine, technisch bis zur Vollkommenheit, aber, wie maßgebende Stellen übereinstimmend urteilten, völlig seelenlos. Er war bei seinen Mitarbeitern geschätzt, nicht nur als Fachmann, sondern auch als Kamerad, da ihn seine Klugheit ein gutes Verhältnis mit diesen anstreben ließ, ihm auch jede bewußte Unfreundlichkeit und ungerechte Behandlung fern lag, wie überhaupt der Egoismus bei ihm nicht allzusehr hervortrat, wenn er auch nicht fehlte. Aber bei seinem Abschied von früheren Mitarbeitern war wohl keiner, dem es persönlich etwas nähergegangen wäre. Aus seiner Gefühlskälte machte er kein Hehl, er bezeichnete sich selbst als „kalten Bruder". Die Ehe betrachtete er im wesentlichen als eine gute Versorgung und eine Einrichtung, mittels der man sich auf legalem Wege eine Nachkommenschaft verschafft. Daß eine solche Ehe im allgemeinen zu einem Nebeneinanderherleben führen mußte, lag auf der Hand, zumal dem Manne für die Behandlung seiner eindrucks- und begeisterungsfähigen Frau gänzlich das mitfühlende Verständnis fehlte. Auf seine Kinder war er stolz;

wieweit er ihnen gegenüber wärmere Gefühle empfand, ist schwer zu entscheiden. Strukturformel: $\begin{matrix} E_8 - R_{20} \\ Tr_{12} - R_{15} \end{matrix} > I.\ A._{14} - L_{20}$; Temperament durchschnittlich. Sehr hohe Intelligenz. Körperbau leicht asthenisch.

12. Gruppe: **Wenig eindrucksfähige Naturen mit Retentionsdefekt und mangelhafter intrapsychischer Aktivität,** aber gutem Ableitungsvermögen.

Ungefähre Hauptstrukturformeln.

	wenig triebhaft	triebbetont
Höhere Stufe:	$\begin{matrix} E_{10} - R_{10} \\ Tr_{10} - R_{10} \end{matrix} > I.\ A._{10} - L_{15}.$	$\begin{matrix} E_{10} - R_{10} \\ Tr_{18} - R_{18} \end{matrix} > I.\ A._{11} - L_{20}.$
Tiefere Stufe:	$\begin{matrix} E_5 - R_4 \\ Tr_8 - R_8 \end{matrix} > I.\ A._5 - L_{10}.$	$\begin{matrix} E_4 - R_4 \\ Tr_{15} - R_{15} \end{matrix} > I.\ A._5 - L_{15}.$

Die markantesten Vertreter dieser Gruppe finden wir auf sehr niedrigem Allgemeinniveau, sie sind fast durchweg sozial wenig brauchbare oder sogar wertlose Menschen. Es mangelt an der Eindrucksfähigkeit, sie sind stumpf und gleichgültig, und selbst das, was noch mit einiger Gefühlsbetonung aufgenommen wurde, hält nicht nach, wird nicht retiniert und wird auch nicht intrapsychisch verarbeitet. Die Triebe, die noch dazu sehr ausgeprägt sind, kommen fast ungehemmt zur Herrschaft, werden nicht intrapsychisch gesteuert und müssen daher, besonders bei aktiv-sthenischen Naturen, das Handeln dieser Individuen durchaus bestimmen. Wir finden in dieser Gruppe den in der Fürsorgeerziehung nur zu bekannten Typ des aktiven, torpiden Psychopathen, stumpf, schmutzig, gefräßig, lügenhaft, diebisch, sexuell begehrlich, grausam, brutal. Selbst die sorgfältigste Erziehung und Pflege, die günstigsten Bedingungen, liebevolle und strenge Behandlung vermag nicht zu verhüten, daß sie nach der Entlassung in kürzester Zeit rückfällig werden, daß sie unaufhaltsam sinken und zu notorischen Verbrechern, Dieben, Räubern und sogar Mördern werden oder als Dirnen niederster Sorte in den Gossen enden. Die Erzieher geben sich immer wieder der Hoffnung hin, daß die Zöglinge noch auf den rechten Weg zu bringen seien. Denn solange sie keine Gelegenheit haben, ihren Trieben zu folgen, solange für sie, besonders für ihr leibliches Wohl, gut gesorgt wird, tun sie leidlich gut, arbeiten recht ordentlich und zeigen sich zuweilen auch intellektuell als nicht unbegabt, praktisch nicht ungewandt; allein schon beim Spiel kommt der wahre Charakter zum Vorschein, sie sind herrschsüchtig, rauflustig und brutal, gegenüber Tieren oft von der gemeinsten Grausamkeit, sinnlose Tierquäler; vielleicht spielt bei manchen sogar eine gewisse sadistische Neigung herein. Aus der Fürsorge entlassen, straucheln sie rettungslos; sie sind als schlechthin unerziehbar zu bezeichnen, und nur in seltenen Fällen gleicht die fortschreitende Pubertät diese Defekte noch einigermaßen aus. Zur Illustration nur einige Notizen aus einem Gutachten über einen solchen Fürsorgezögling:

Ernst B., 14 Jahre, stammte aus verkommener Familie. Der Vater ist verschollen, die Mutter liederlich, ein Bruder im Zuchthaus, eine Schwester in

Fürsorgeerziehung. Er selbst kam im Alter von 9 Jahren bodenlos verschmutzt wegen ständiger Eigentumsdelikte und absoluter Verlogenheit in eine Erziehungsanstalt. Dort brannte er dreimal in seine nahegelegene Heimatstadt durch, stets ganze Raubzüge bei solcher Gelegenheit unternehmend, stahl in einem Dorf, durch das er kam, zunächst einen Rucksack, dann 2 Paar Schuhe, einen Laib Brot, Nähfaden und Geld, im nächsten Hause einen Hering, Kuchen und Geld, von einem vorüberfahrenden Bierwagen 2 Flaschen Limonade, in einem dritten Haus Geld, ein Taschentuch, einen Taschenspiegel, ein Benzinfeuerzeug, eine Uhr, eine Schachtel mit Kleingeld und ein Stück geräuchertes Fleisch. Dann wurde er mitsamt seinem Rucksack festgenommen. Dies nur der eine seiner Raubzüge. Mit 12 Jahren bekam er zum erstenmal mehrere Wochen Gefängnis, erhielt aber Bewährungsfrist. Neue Einbrüche veranlaßten seine Einweisung in die Nähe des von seiner Heimat weit entfernt liegenden Erlangen. Dort brannte er in der Zeit von 2 Jahren 6 mal durch, wurde aber meist sehr schnell wieder ertappt. Das letztemal hatte er wieder schwer eingebrochen, kam deshalb ins Untersuchungsgefängnis und von dort in die psychiatrische Klinik. Bezeichnend für den Mangel jeder Eindrucksfähigkeit war, daß er in der Anstalt am Weihnachtsabend im unmittelbaren Anschluß an die eindrucksvolle Weihnachtsfeier einen Kameraden bestahl, am andern Tage einen zweiten. Während des Konfirmationsunterrichtes stahl er, im Anschluß an die Konfirmationsfeier stahl er. Als er in der Ohrenklinik wegen eines schmerzhaften Ohrenleidens behandelt wurde, bestahl er im Wartezimmer die anderen Patienten. Beim Einkauf von Schokolade (von gestohlenem Geld) stahl er Zigaretten, beim Einkauf einer kleinen Räubergeschichte (von gestohlenem Geld) stahl er Bücher im Wert von 100 Goldmark. Er kannte keine kameradschaftlichen Gefühle, war gemein, brutal, rücksichtslos, nahm Nester aus, quälte Vögel, Katzen, Hunde, wo er sie erreichen konnte. Strafen blieben völlig fruchtlos und machten nicht den geringsten Eindruck. Im Unterricht zeigte er einen ganz hellen Kopf, war in der Schuhmacherlehre brauchbar und anstellig. Bei Vorhalt seiner Vergehen mit gütigen oder strengen Worten blieb er völlig unberührt, das Gesicht bekam höchstens einen verstockten und trotzigen Ausdruck. Er versprach dann Besserung, ohne nur 1 oder 2 Tage ersichtlich darnach zu handeln. Er war auch auf körperlichem Gebiet gegen Schmerzreize gänzlich unempfänglich, ein wenig im Wachstum zurück, aber untersetzt und kräftig. Körperliche Degenerationszeichen fehlten. Strukturformel: $\begin{matrix} E_3 - R_3 \\ Tr_{15} - R_9 \end{matrix} > I.\, A._7 - L_{13}$; vielleicht hatte er eine leicht hypomanische Temperamentskomponente, das Tempo seiner psychischen Funktionen und sein unermüdlicher Betätigungsdrang legte dies nahe. Die Intelligenz war durchaus entsprechend.

IV. Gefühlskalte Astheniker.

Diese letzte unserer großen vier Hauptgruppen umfaßt wieder Naturen, die ihre Strebungen und Triebe weniger in die Tat umzusetzen fähig sind, die überall Widerstände sehen und vor diesen zurückweichen, Hemmungen haben, wo der Normale noch ohne weiteres aktiv vorgehen würde. Das gibt ihr der vorigen Hauptgruppe gegenüber, mit der sie den Mangel an Eindrucksfähigkeit teilt, das Gepräge. „Gefühlskalte“ Astheniker haben wir sie überschrieben. Wir vergessen aber dabei nicht, daß auf hohem Allgemeinniveau die Eindrucksfähigkeit für gefühlsbetonte Erlebnisse absolut noch recht hoch sein kann, nur relativ zu gering ist und von der überwiegenden intrapsychischen Aktivität scheinbar erdrückt oder zugedeckt wird. Die Überschrift „gefühlskalte" Astheniker ist also nur cum grano salis zu verstehen, vielfach handelt es sich auch hier nur um Individuen mit besonders gut beherrschten Gefühlen. Die Untergruppierung, die schon bei den wenig eindrucksfähigen Sthenikern nicht ganz leicht war, da bei dem Mangel an Gefühlsbetonung der Erlebnisse die Beurteilung der Charaktere zweifellos schwieriger, die Reaktionsweisen weniger markant werden, so nehmen die Schwierigkeiten noch zu, wenn auch das Handeln noch asthenisch wird, die Naturen passiver werden. Wir werden aber sehen, daß sich die von uns gewählte Einteilung doch durchführen läßt.

13. Gruppe: **Wenig eindrucksfähige Naturen** mit guter Retentionsfähigkeit und guter intrapsychischer Aktivität, **aber mit Ableitungsdefekt.**

Ungefähre Hauptstrukturformeln.

	wenig triebhaft	triebbetont
Höhere Stufe:	$\begin{matrix} E_{10}—R_{17} \\ Tr_9—R_{10} \end{matrix} > I.\,A._{18}—L_{10}.$	$\begin{matrix} E_{11}—R_{17} \\ Tr_{15}—R_{20} \end{matrix} > I.\,A._{18}—L_{11}.$
Tiefere Stufe:	$\begin{matrix} E_{6}—R_{10} \\ Tr_9—R_{10} \end{matrix} > I.\,A._{11}—L_{6}$	$\begin{matrix} E_{5}—R_{10} \\ Tr_{12}—R_{14} \end{matrix} > I.\,A._{10}—L_{11}.$

Wie in Gruppe 9 begegnen wir hier wieder vielfach sehr hochwertigen Menschentypen, nur fehlen ihnen die aktiven Eigenschaften jener Gruppe. Wir werden daher häufig „stark phlegmatische" Züge finden, zumal sich dieser Eindruck bei dem Mangel an Eindrucksfähigkeit noch verstärkt. Bequem, trocken, geschäftsmäßig, verknöchert, nüchtern, wurstig werden sie auf tieferem Niveau erscheinen. Auf höherem Niveau sind sie klar und sachlich in ihrem Urteil, gerecht, kritisch, pedantisch, gewissenhaft. Am aktiven Sichdurchsetzen hindert sie aber ihre Ableitungsschwäche. Sie sind ungemein vorsichtig in Äußerungen und Handlungen, zurückhaltend, zuweilen bis zur Zaghaftigkeit, ziehen sich gerne auf sich selbst zurück und lieben die Einsamkeit, haben etwas Autistisches, wenig Umgängliches. In der Einsamkeit aber führen sie ein lebhaftes geistiges Innenleben. Stille hochintellektuelle Grübler und Philosophen, namentlich wohl strenge Logiker findet man unter ihnen, die die Welt ganz von der Seite des Geistes, der Intelligenz nehmen, die die Menschen mit schärfstem Verstande zu durchschauen vermögen, aber für die Gefühlsseite des Menschenlebens bei dem Mangel ihrer Eindrucksfähigkeit zuwenig oder nichts übrig haben. Die mangelnde Ableitungsfähigkeit hat zur Folge, daß es zu erheblicheren inneren Kämpfen kommt, zumal wenn die Triebe stärker andrängen. Daher denn oft eine gewisse Resignation oder schmerzliches Verzichten, da der Wille nicht zu leisten vermag, was der Intellekt von ihm fordert. Bei stärkerem Triebeinschlag sucht der Intellekt die Wünsche auf Umwegen zum Ziele zu führen, eine gewisse Unoffenheit, Verschlagenheit oder Listigkeit ist ihnen dann nicht fremd, eine Neigung zu verkleinernder und zersetzender Kritik, zu Spottsucht, Neid und Schadenfreude;

doch lenkt die gute intrapsychische Aktivität in gründlicher Verarbeitung und Eingliederung, in Trieb- und Affektsteuerung bald wieder ein und ermöglicht Ausgleich und sachliche Würdigung; was zurückbleibt, ist vielleicht eine leichte Verbitterung, daß es einem von der Natur versagt ist, zu handeln, wie man sollte und wollte.

Ein junger Student der Jurisprudenz aus erblich wenig belasteter Familie — seine Großmutter väterlicherseits nahm sich im Alter von 84 Jahren in einem Melancholieanfall das Leben, seine Eltern sind etwas überempfindliche, leicht asthenische Naturen — entwickelte sich in der Jugend körperlich schwer. Geistig war er seinen Altersgenossen immer voran. Aber er fühlte sich wenig zu ihnen hingezogen, ging ganz in seiner Vorliebe für alte Sprachen und Geschichte auf, für die er sich von klein auf sehr interessierte, ohne je eine stärkere Begeisterung dafür zu zeigen. Er war ein leicht zu leitendes Kind, in gewisser Beziehung ein Musterknabe. Für das andere Geschlecht hatte er wenig Interesse, nahm höchst ungern am Tanzunterricht und Tanzvergnügen teil. Als er die Universität bezog, um Philologie zu studieren, gab er ohne viel Zögern den Warnungen vor diesem Studium nach und widmete sich der Jurisprudenz. Sein Verstand ließ ihn das seiner Jugendneigung soviel näherliegende Gebiet der Sprachen ohne größere Kämpfe aufgeben. Ohne Eindrucksfähigkeit war er jedoch nicht; er hatte Freude an Kunst, schöner Literatur und auch an Musik, ging aber an alle diese Gebiete mehr mit den Augen des Kritikers als des gefühlsmäßigen Genießers heran. Auch an weiten Gängen durch die Natur hatte er eine gewisse Freude, doch suchte er dabei mit Vorliebe historische oder kunsthistorisch interessante Stätten auf, um seiner lebhaften intrapsychischen Aktivität Nahrung zu geben. Auf der Universität schloß er sich an einen einzelnen Freund nahe an, dem er auch warm die Freundschaft hielt; doch waren es wohl mehr gleichgerichtete geistige Interessen, die ihn an den viel empfindsameren Kameraden banden, mit dem er sogar eine Zeitlang sich an Hölderlins Hyperion erwärmte, wohl der einzige deutlichere Hinweis auf eine tiefere Eindrucksfähigkeit; doch mag dahingestellt bleiben, wieweit hier ein stark suggestiver Einfluß des Freundes am Werke war. Er liebte sonst ausgesprochen schwere Lektüre, las Kant, Ostwald, George, Gundolf, Reiner Maria Rilke, neigte eine Zeitlang zu expressionistischen Werken, denen er auch mehr verstandesmäßig näherzukommen suchte, ließ aber später wieder davon ab. Nichts war seiner einsamen intrapsychischen Aktivität schwierig oder dunkel genug, er suchte es zu erfassen oder zu ergründen. Sein Erkenntnistrieb war außerordentlich groß, seine Kritik oft scharf, doch meist ganz gut begründet. Seine geringe Eignung für aktives Wirken war ihm wohlbekannt. Er war ungeschickt und eckig, kämpfte bewußt, diese Fehler auszumerzen, kämpfte auch gegen die ihm selbst durchaus bewußte Neigung zum Autismus, ohne sie ganz niederzuzwingen. In seinem Elternhaus wurde oft über sein Phlegma geklagt, daß er alles so sehr an sich herankommen lasse und allzusehr in seinem Denken und seinen abstrakten Neigungen aufgehe. Seine Strukturformel lautet: $\begin{matrix} E_{11}-R_{18} \\ Tr_{11}-R_{15} \end{matrix} > I. A._{20}-L_9$; sein Temperament war durchschnittlich, seine Intelligenz über der Mitte, sein Körperbau ausgesprochen asthenisch mit einigen dysplastischen Einschlägen.

14. Gruppe: **Wenig eindrucksfähige Naturen mit Retentionsdefekt,** mit lebhafter intrapsychischer Aktivität, **aber Ableitungsdefekt.**

Ungefähre Hauptstrukturformeln.

	wenig triebhaft	triebbetont
Höhere Stufe:	$\left.\begin{matrix} E_{11}-R_8 \\ Tr_{10}-R_8 \end{matrix}\right> I.\ A._{18}-L_9.$	$\left.\begin{matrix} E_{11}-R_8 \\ Tr_{17}-R_{13} \end{matrix}\right> I.\ A._{18}-L_{10}.$
Tiefere Stufe:	$\left.\begin{matrix} E_7-R_5 \\ Tr_{10}-R_8 \end{matrix}\right> I.\ A._{10}-L_6.$	$\left.\begin{matrix} E_7-R_5 \\ Tr_{14}-R_{11} \end{matrix}\right> I.\ A._{12}-L_7.$

Es wird wenig Eindrucksvolles erlebt, die Gefühlsbetonung mangelt; aber auch noch einigermaßen Gefühlsbetontes wird nicht hinreichend retiniert. Dabei besteht eine lebhafte intrapsychische Aktivität; diese bemächtigt sich der Erlebnisse und verarbeitet sie ohne Gefühlsbeiklang rein verstandesmäßig, läßt sie aber bald wieder fallen und fängt etwas Neues an. Eine große Unstetheit der Interessenrichtung kommt auf solche Weise zustande, etwas Sprunghaftes und Unberechenbares. Sie sammeln keine Lebenserfahrung und erscheinen daher in ihren Ansichten und Handlungen wechselvoll und wenig verlässig. Diese Charakterzüge teilen sie mit allen Retentionsdefekten. Dabei sind sie stille Naturen, die wenig hervortreten, entsprechend ihrer Asthenie nachgiebig und ganz gut zu leiten, zeigen eine große Gleichgültigkeit und Wurstigkeit, widersetzen sich nicht, weichen bei Widerständen sofort zurück. Sie sind merkwürdige Eigenbrötler und Einsiedler, die mit ihren eigentümlichen Einfällen, mit ihren inkonsequenten und schiefen, immer mehr vom Augenblick diktierten und nicht durch Lebensklugheit geleiteten Urteilen über Menschen und Dinge zwar niemandem zu nahe treten, aber in ihren Handlungen unverständlich und oft verschroben erscheinen. Bald kommt diese, bald jene verschrobene Spekulation heraus, bald dort eine Verstiegenheit oder falsche Rechnung, die den Stempel der Weltfremdheit und mangelnden Realitätsurteils trägt, aber das beeinflußt die Persönlichkeitseinstellung nicht lange, es wird schnell durch ein mehr oder weniger konstellativ bedingtes neues Kartenhaus abgelöst. Bei ihrer Lebensunklugheit und Linkischkeit, bei ihrem ständigen Ansichtswechsel und ihrer Inkonsequenz stoßen sie bei jeder Gelegenheit in der Umwelt an, werden infolge ihrer Asthenie zaghaft, fallen aber doch immer wieder herein. Auf niedrigem Niveau, sind sie wenig brauchbar, zwar, ihrer asthenischen Natur entsprechend, folgsam und willig, aber zum Verzweifeln unpraktisch und unzuverlässig, so daß sie immer wieder beiseite geschoben werden; arme Teufel, die gar nicht dumm zu sein brauchen, aber es in der Welt zu nichts bringen.

Einige Formen triebhafter Haltlosigkeit muß man wohl auch hierher rechnen. Es besteht ein ausgesprochenes Triebleben, das alles Handeln egoistisch färbt, für gewöhnlich infolge der vorherrschenden Asthenie in Form einer deutlichen Feigheit (Vorherrschen der Selbstschutzinstinkte) zum Ausdruck kommt. Diese Individuen können dabei ganz beweglichen Geistes sein, aber im Augenblick, wo ein stärkerer Verführer an sie herantritt, haben sie frühere, an ihre Triebauswirkung sich anschließende nachteilige Folgen längst vergessen und laufen ihrem Verführer nach, sind immer wieder, ohne daß sie lernten, für Torheiten und kriminelle Handlungen, die ihren Triebneigungen entgegenkommen, zu haben, lassen sich bei neuer Gelegenheit immer wieder von einer Begierde hinreißen oder zu sexuellen Handlungen mißbrauchen und überraschen ihre Mitwelt durch Teilnahme an solchen Verfehlungen, deren man sie wegen ihrer Asthenie kaum für fähig gehalten hätte. Vorstellungen fruchten nichts wegen der Torpidität, und Strafen werden gleichgültig hingenommen und aufs schnellste wieder vergessen. Man weiß an sich zwar ganz gut, daß man so etwas nicht machen sollte, aber ein gefühlsmäßiger Widerhall für das Unrechtmäßige der Handlungsweise ist nicht da, und so geht das Erlebnis gemeinsam mit dem Straferlebnis infolge der mangelhaften Retentionsfähigkeit für die Persönlichkeit verloren.

Wir haben diesen Typ in Anlehnung an die früheren Retentionsdefekte (Gruppe 2, 6 u. 10) und im Anschluß an die in der Überschrift gegebene Zusammensetzung der einzelnen Komponenten konstruiert, da uns ein einschlägiger Fall zur Ablesung der Eigenschaften und Reaktionsweisen nicht zur Verfügung stand, um die Vollständigkeit der Gruppenskizzierung zu wahren, selbst auf die Gefahr einer mangelhaften und wenig lebenswarmen Darstellung dieses Typs.

15. Gruppe: **Wenig eindrucksfähige Naturen** mit guter Retentionsfähigkeit, **aber mit intrapsychischer Schwäche und mangelhaftem Ableitungsvermögen.**

Ungefähre Hauptstrukturformeln.

	wenig triebhaft	triebbetont
Höhere Stufe:	$\left.\begin{matrix} E_{11}—R_{18} \\ Tr_{10}—R_{10} \end{matrix}\right\rangle I.\ A._{11}—L_9.$	$\left.\begin{matrix} E_{11}—R_{18} \\ Tr_{20}—R_{22} \end{matrix}\right\rangle I.\ A._{12}—L_{11}.$
Tiefere Stufe:	$\left.\begin{matrix} E_5—R_{12} \\ Tr_{10}—R_{10} \end{matrix}\right\rangle I.\ A._6—L_6.$	$\left.\begin{matrix} E_5—R_{12} \\ Tr_{14}—R_{16} \end{matrix}\right\rangle I.\ A._7—L_8.$

Es wird mit wenig Gefühlsbetonung erlebt, aber das Erlebte ganz gut in Erinnerung behalten. Man beschäftigt sich jedoch nicht weiter damit mangels einer hinreichenden intrapsychischen Aktivität. Das Ableitungsvermögen ist gering, man tritt daher überhaupt wenig auf, zieht sich lieber auf sich selbst zurück. Auf niederem Niveau, sind es herzlich unbedeutende Charaktere, Stumpfbolde und bequeme Phlegmatiker, denen eigentlich alles wurst ist, wenn man nur sie zufrieden läßt. Ihre stärkere Retentionsfähigkeit zeigt sich allenfalls in einer geistlosen Einseitigkeit und Eintönigkeit, in der sich ihr Leben abspielt, und deren Störung sie höchstens als unangenehm empfinden. Wenn auch intrapsychisch wenig aktiv, so brauchen sie doch keineswegs dumm zu sein, das Material zum Denken wäre schon da, aber es fehlt die durch Eindrucksfähigkeit bedingte Anregung; auch sie sind, gleich ihrem sthenischen Widerspiel (Gruppe 11), ausgesprochen denkfaul.

Werden sie in ihren vitalen Interessen bedroht, so setzen sie sich nicht aktiv zur Wehr, sie sind feige und ängstlich und weichen aus. Aber vergessen wird solches Erlebnis nicht. Was an intrapsychischer Aktivität noch da ist, das wird dann, zumal wenn das Triebleben etwas betonter ist, in den Dienst des Vergeltungsbedürfnisses gestellt, Neid und Abgunst finden in einer hinterhältigen und heimtückischen Bosheit und Gehässigkeit, je nach dem Grade der intrapsychischen Aktivität, in mehr oder weniger raffinierter gefühlloser Intrigue und kältester niedrigster Schadenfreude ihren unsympathischsten Ausdruck. Auf etwas höherer Stufe, bei intrapsychisch absolut lebhafter, wenn auch der Stärke der Triebe niemals auch nur einigermaßen steuernder Aktivität werden sie auf solche Weise mitunter zu geradezu professionellen Zwischenträgern, für die niedrige, kalte Schadenfreude schließlich beinahe zu einem Lebensbedürfnis geworden ist, deren einzige Freude es ist, systematisch ihren Mitmenschen zu schaden, aber stets hinten herum, sie immer wieder auf heimtückische und hinterlistige Weise ins Unglück hineinzureiten.

Ein solcher triebbetonter Charakter auf ziemlich niederem Niveau eignete folgendem Burschen: Er war ein trockener, verknöcherter Mensch, von häßlichem Aussehen und mit einem schiefen Rücken. Er hatte sich in eine untere Beamtenstelle hineingeschoben, aber niemand mochte ihn leiden, weil er seine an sich nicht schlechten Geistesgaben nur dazu benützte, um in anderer Leute Angelegenheiten herumzuspionieren und dann alles, was er an Unerfreulichem sah oder zu Ohren bekam, in der Stadt herumzutragen. Sein Vater war ein Trinker und kam im Rausch ums Leben, die Mutter war verschollen. In der Schule hatte er leidlich gut gelernt, hatte aber keine Freunde, da er in hämischer Art die Kameraden überall hineinzureiten trachtete, wenn sie einen Schabernack ausgeheckt hatten. Er machte den feigen Angeber und weidete sich dann an den Strafen, die die anderen bekamen. Man konnte ihn zu allerhand dunklen Geschäftchen gebrauchen, wenn er genug Sicherheit zu haben meinte, daß es nicht herauskam. Auch seine spätere Lebensstellung nützte er in ähnlicher Weise aus. Er war roh und gefühllos, und wenn er jemandem eine schlimme Botschaft zu übermitteln hatte, so tat er es mit schlecht verhehlter Freude. Besonders abgesehen hatte er es auf einen ernsten und geraden Mann in der kleinen Stadt, durch dessen Einfluß ihm seine gute Amtsstelle beinahe entgangen wäre; das vergaß er ihm nie und verfolgte ihn zeitlebens mit rachsüchtigem Haß. Mit kriechender Freundlichkeit näherte er sich ihm immer wieder von neuem, schnüffelte, ob er irgend etwas ausfindig machen könnte, was jenem vielleicht zum Schaden gereichte, und trug es sofort wieder in die Stadt, um ihm unablässig Abbruch zu tun. Als er Gelegenheit hatte, jenen unbemerkt in ein zweifelhaftes Geschäft hineinzuziehen, tat er es mit so viel Gerissenheit und Schlauheit, daß jener ihm ahnungslos ins Garn ging; als dann die anrüchige Geschichte aufkam, zog er sich selbst gewandt aus der Schlinge und kühlte sein Mütchen auf diese hinterhältige Weise an seinem jahrelangen Gegner. Der Grundzug seines Wesens bestand in einer gefühllosen Schadenfreude, mit der er dem Unglück anderer aus sicherem Versteck zusah, und wenn er ihrer Not noch etwas hinzufügen konnte, so tat er es auf gemeine und hinterlistige Weise. Seine Strukturformel lautete: $\begin{matrix} E_4 - R_{14} \\ Tr_{18} - R_{20} \end{matrix} > I.\ A._{10} - L_7$; sein Temperament war vielleicht etwas über dem Durchschnitt, seine Intelligenz guter Durchschnitt, sein Körperhabitus ein dysplastischer.

16. Gruppe: **Wenig eindrucksfähige Naturen mit Retentionsdefekt, mit intrapsychischer Schwäche und Ableitungsdefekt.**

Ungefähre Hauptstrukturformeln.

	wenig triebhaft	triebbetont
Auf niederer Stufe:	$\begin{matrix} E_4—R_5 \\ Tr_8—R_8 \end{matrix}\!\!>\! I.\,A._5—L_4.$	$\begin{matrix} E_4—R_4 \\ Tr_{12}—R_{11} \end{matrix}\!\!>\! I.\,A._5—L_7.$

Diese letzte Gruppe trägt lauter negative Vorzeichen: Wenig Eindrucksfähigkeit, geringe Retentionsfähigkeit, mangelhafte intrapsychische Verarbeitung, keine aktiven Tendenzen. Gelegentlich eine stärkere Triebbetonung, die dann zum einzigen treibenden Faktor im Leben wird. Es sind die absolut stupiden, gleichgültigen, denkfaulen und trägen Gesellen, denen einfach nichts beizubringen ist, weder im Guten noch im Bösen. Vor jedem Widerstand schrecken sie zurück, sie sind feige und niedrig und gehören vorwiegend in die Hefe des Volkes. Gelegentlich findet man sie aber auch in höheren sozialen Schichten, in ein glücklicheres Milieu hineingeboren, und sie sinken dann im Laufe ihres Lebens infolge ihrer gänzlich negativen Eigenschaften immer mehr, um schließlich auf der Landstraße zu verkommen oder sich als Drohnen und Schmarotzer der menschlichen Gesellschaft auf deren Kosten in Sanatorien oder Heil- und Pflegeanstalten ernähren zu lassen. Auf etwas höherem Niveau erscheinen sie als wenig eindrucksfähige, schläfrige und schwache Naturen, die eben mitgeschleppt werden, der unerfreulichste Typ des Phlegmatikers, nur selten, bei stärkster Triebreizung, mit einem kurzen, brutal-gefühllosen Affektausbruch reagierend und dann wieder zurücksinkend in ihre geistige Lethargie.

Steigen wir aber mit dem Niveau erheblich höher, bis die Eindrucksfähigkeit und mit ihr die anderen Qualitäten die Normalhöhe erreicht hat, dann enden wir wieder bei dem Normalcharakter, den wir eingangs kennenlernten, und schließen damit unseren großen Ring.

Wir sind uns natürlich voll bewußt, daß wir das vielgestaltige Leben auf unserem Wege nicht annähernd erschöpfend durchmessen haben; unendliche Kombinationen sind möglich, wie die menschlichen Charaktere (und die Erlebnisse) auch unendlich mannigfaltig sind. Wir hoffen aber doch, eine Anzahl fester Punkte gezeigt zu haben, mit deren Hilfe es gelingen mag, durch das verschlungene Labyrinth menschlicher Wesenszüge und Reaktionsweisen hindurchzufinden und festeren Boden zu gewinnen zu weiterer Arbeit. Insbesondere erscheint uns die Stellung des Trieblebens zum Faktor der Ableitung noch nicht ganz hinreichend geklärt, seine Teilnahme als treibender Faktor bei den Sthenikern, als hemmender (in Form der Selbstschutzinstinkte) bei den Asthenikern. Auch die Formen und Richtungen, die die intrapsychische Aktivität anzunehmen vermag, ihre Beziehungen zum Gefühlsleben, zur eigentlichen Intelligenz, ihr Anteil an der Phantasie, ihr Anteil an der Triebsteuerung usw., das alles muß noch besonderer Forschung vorbehalten bleiben. Uns lag nur daran, ein anschauliches Gerüst zu geben, an dem jeder seine eigenen Fäden anknüpfen und weiterspinnen kann und durch das eine gegenseitige Verständigung über besondere Charakterformen erleichtert wird. Wir betonen noch einmal, daß jeder

Charakter ein Problem für sich ist, daß jeder Charakter unter Berücksichtigung aller Milieufaktoren sorgfältig analysiert werden muß, und daß nur genaue und langdauernde Kenntnis vor groben Verirrungen einigermaßen schützen kann.

Im folgenden sei noch einmal eine Übersicht über die Charaktereigenschaften gegeben, auf die wir bei unserer obigen Einteilung nach den verschiedenen Untergruppen der Sthenischen und der Asthenischen, der Retentionsfähigen und der Retentionsdefekten, der intrapsychisch Aktiven und Inaktiven, und der Eindrucksfähigen und Gefühlskalten stießen:

Eigenschaften, die sich vorzugsweise bei Asthenikern finden:

Ohne Triebeinschlag:

Bescheidenheit, Zurückhaltung, Scheu, Ängstlichkeit, Furchtsamkeit, Folgsamkeit, Willfährigkeit, Zauderhaftigkeit, Nachgiebigkeit, Gutmütigkeit, Biegsamkeit, Vorsicht, Schüchternheit, Peinlichkeit, Unsicherheitsgefühl, „Hemmungen", Mangel an Entschlußkraft und Selbstvertrauen, Skrupulosität, passive Affektentladungen (Weinen, Resignation, Pessimismus), Anlehnungsbedürfnis, Duldsamkeit.

Bei Triebbetonung:

Feigheit, Listigkeit, Verschlagenheit, Hinterhältigkeit, Heuchelei, Heimtücke, Intrigantentum, Hämischkeit, Abgunst (Neid), Lügen aus Angst, hysterische Verdrängung und Ausweichung (Zwangsneurosen), Abreaktion auf Schwächere, Tiere und Gegenstände, Sensitivreaktionen (Beeinträchtigungsideen), ängstliche Hypochondrie (Masturbation).

Eigenschaften, die sich vorzugsweise bei Sthenikern finden:

Ohne Triebeinschlag:

Mut, Tatkraft, Agilität, Initiative, Führergabe, Geistesgegenwart, Bekennermut, Angriffslust, Kampfesfreude, Rauflust, Explosivität, Vorwitz, Starrsinn, Verbohrtheit, Hartnäckigkeit, Strenge, Unrast, Sportfreude, werktätige Aufopferung, Eifer, Geselligkeit.

Bei Triebbetonung:

Herrschsucht, Tyrannei, Grausamkeit, Brutalität, Strebertum, Propagandismus, Streitsucht, Zanksucht, Trotz, Eigensinn, Unnachgiebigkeit, Widerspenstigkeit, Widerspruchsgeist, Jähzorn, Rücksichtslosigkeit (Skrupellosigkeit), Bosheit, Gehässigkeit, Rachedurst, Habsucht, aktive Triebhandlungen (Stehlsucht, sexuelle Aggressivität).

Hingewiesen sei noch einmal darauf, daß aktive Naturen, die an der Durchsetzung ihrer sthenischen Strebungen absolut gehindert werden, vielfach ihre Ziele mittels mancher bei den asthenisch-triebhaften geschilderten Eigenschaften durchzusetzen trachten (Listigkeit, Verschlagenheit, Heimtücke, Heuchelei, Intrigue); sie können auch neidisch und abgünstig erscheinen, wie in diesen triebhaften Eigenschaften der Asthenischen überhaupt ein gewisser triebhaft-sthenischer Drang steckt. Umgekehrt zeigt der „Hysteriker" stark triebhaft-aktive Einschläge, wenn es sich um Realisierung seiner egoistischen oder geltungsbedürftigen Wünsche handelt und er sich ein aktiveres Vorgehen leisten zu können glaubt; er hat, wenn man so will, einen „gemischt sthenisch-asthenischen" Charakter, der aber seine sthenische Komponente aus dem Zuviel an Trieben nimmt, nicht aber aus einem Zuviel der vom höheren Gefühlsleben weitgehend abhängigen Ableitungsfähigkeit.

Eigenschaften, die auf stärkere Retentionsfähigkeit hinweisen:

Ohne Triebeinschlag:

Überwertigkeitsideen im Sinne der Aufopferungs- und Begeisterungsfähigkeit, der Empfindsamkeit und Unzulänglichkeit, Zähigkeit, Hartnäckigkeit, Einseitigkeit, Voreingenommenheit, Subjektivität, Verbissenheit, Verbohrtheit, Hingebung, Beständigkeit, Verlässigkeit, Treue, Dankbarkeit, Anhänglichkeit, Pflichtgefühl, Pedanterie, Normen- und Formentum.

Bei Triebbetonung:

Überwertigkeit im Sinne der Beeinträchtigung, der Empfindlichkeit und Ängstlichkeit, Hypochondrie, Zwangserscheinungen, Mißtrauen, Argwohn, Nachträgerei, Vergeltungsbedürfnis, Intrigantentum, Abgunst, Schadenfreude, Ehrgeiz, Strebertum, Suchten und Begierden, „Gehabtwerden" (Geiz, Habsucht, Spielsucht, Medikamentensucht, Spottsucht, Rachsucht, Ruhmsucht), Widerspenstigkeit, Starrsinn, Eigensinn, Selbstgerechtigkeit, geistiger Hochmut.

Eigenschaften, die auf Retentionsdefekte hinweisen:

Ohne Triebeinschlag:

Harmlosigkeit, Arglosigkeit, Sorglosigkeit, Vertrauensseligkeit, Unbeständigkeit, Sprunghaftigkeit, Flatterhaftigkeit, Unverständigkeit, Leichtsinn, Unachtsamkeit, Unüberlegtheit, Voreiligkeit, Vorwitz, Unzuverlässigkeit, Unbelehrbarkeit (nicht Verbohrtheit, sondern Mangel an Lernfähigkeit), Ablenkbarkeit, Abwechslungsbedürfnis; Weltferne, Mangel an Weltklugheit und Wirklichkeitssinn, Mangel an Lebensklugheit und Lebensgewandtheit, Ungeschick, „heilige Einfalt".

Bei Triebbetonung:

Verführbarkeit, Haltlosigkeit, „Charakterlosigkeit", Gewissenlosigkeit.

Eigenschaften, die auf hohe oder beherrschende intrapsychische Aktivität hinweisen:

Ohne Triebeinschlag:

Sachlichkeit, Wirklichkeitssinn, Objektivität, Kaltblütigkeit, Ordnungssinn, Organisationsgabe, Pflichtbewußtsein, kategorischer Imperativ (Wissen um das Sollen), Verantwortungsbewußtsein, Wahrheitsliebe, Erkenntnistrieb, Liebe zur Sache, Umsicht, Vorsicht, Wachsamkeit. — Phantasterei, Träumerei, Spekulationstendenz.

Bei Triebbetonung:

Berechnung, Verschlagenheit, Falschheit, Heimtücke, Hämischkeit, Tendenz zu abfälliger Kritik, Boshaftigkeit, Intrigue. — Hochstapelei, Pseudologia phantastica.

Eigenschaften, die auf geringe psychische Aktivität hinweisen:

Ohne Triebeinschlag:

Denkfaulheit, Stumpfheit, Banausentum, Spießerhaftigkeit, Klatschsucht.

Bei Triebbetonung:

Niedrige Gesinnung.

Eigenschaften, die auf hohe Eindrucksfähigkeit hinweisen:

Ohne Triebeinschlag:

Empfindsamkeit, Sensitivität, Weichheit, Milde, Nachsicht, Zartgefühl, Mitgefühl, Liebefähigkeit, Bewunderungsfähigkeit, Verehrungstrieb, Begeisterungsfähigkeit, Hinreißungsfähigkeit, Schönheitsdurst, Schwärmerei.

Bei Triebbetonung:

Empfindlichkeit, Reizbarkeit, Zornmütigkeit, Ängstlichkeit, Schreckhaftigkeit.

Eigenschaften, die auf geringe Eindrucksfähigkeit hinweisen:

Ohne Triebeinschlag:

Gefühlskälte, Nüchternheit, Trockenheit, Unnachsichtigkeit, Mitleidlosigkeit, Kaltblütigkeit, Strenge, Verstandesherrschaft.

Bei Triebbetonung:

Härte, Rücksichtslosigkeit, Erbarmungslosigkeit, Hartherzigkeit, „Gemeinheit", Niedertracht.

Wir werden alle diese Eigenschaften unter besonderen inneren und äußeren Konstellationen **gelegentlich** bei jedem Charakter einmal finden, wie denn kaum ein Mensch mit Gewißheit von sich sagen kann, er werde **niemals** so oder so handeln können, diese oder jene Eigenschaft zeigen können. Das hindert aber doch nicht, daß jeder im **allgemeinen** seinem Charakter entsprechend reagieren und dann die von uns genannten Eigenschaften **vorzugsweise** aufzeigen wird.

Die Tatsache, daß wir psychisches Erleben nur künstlich analytisch zerlegen können, bringt es mit sich, daß wir die auf Grund biologischer Überlegungen vollzogene Trennung zwischen Temperament und Charakter auf psychischem Gebiet nicht so glatt vollziehen können. In den von uns an der Gesamtpersönlichkeit abgelesenen Charakteren und Charaktereigenschaften ist die Temperamentskomponente bereits mit enthalten. Zweifellos bestehen aber nun zwischen den Temperamentsanlagen und den Charaktereigenschaften gewisse Beziehungen, so zwar, daß manche Charaktereigenschaften mit bestimmten Temperamentsanlagen wenig vereinbar sind bzw. das herrschende Temperament hindert manche vorhandene Charakteranlage an ihrer Auswirkung. Umgekehrt lassen bestimmte Temperamente manche Charakterzüge besonders gern in Erscheinung treten.

So finden wir z. B. eine deutliche innere Verwandtschaft zwischen den sthenischen, nach außen drängenden Charakterveranlagungen (Jungs extrovertierter Typ) und dem sanguinischen Temperament, dessen biologische Grundtendenz nach biologischer Mobilisierung aller vorhandenen Fähigkeiten und Möglichkeiten drängt, umgekehrt auch Beziehungen zwischen dem asthenischen Charakter und dem nicht nach Tätigkeit und Expansion verlangenden depressiven Temperament (Jungs introvertierter Typ). In verschiedenster Ausprägung werden uns die bei den sthenischen Charakteren gewonnenen Eigenschaften von hypomanischen und manischen Patienten her bekannt sein. Der manische Schwung verleiht den Eigenschaften besonderen Nachdruck und läßt sie besonders deutlich in Erscheinung treten. Mut, Tatkraft, Agilität, Initiative, Geistesgegenwart (Schlagfertigkeit), Angriffslust, Kampfesfreude, Rauflust und Explosivität, Voreiligkeit und Vorwitz, mitunter aber auch Starrsinn, Hartnäckigkeit und Verbohrtheit, Unrast, Geselligkeitsbedürfnis, werktätige Aufopferung und Sportfreude, das alles sind Eigenschaften, wie wir sie von unseren Hypomanischen (und manischen Kranken) her wohl kennen und die wir bei depressiven Kranken fast durchweg umsonst suchen werden. Ebenso ist es bei den mehr triebbetonten sthenischen Eigenschaften der Herrschsucht, der Grausamkeit, der Streit- und Zanksucht, dem Trotz und Rachedurst und Stänkertum, den hemmungslosen Triebentladungen. Umgekehrt finden wir Bescheidenheit, Zurückhaltung, Scheu, Ängstlichkeit, Folgsamkeit, Zauderhaftigkeit, Nachgiebigkeit, Schüchternheit, Zaghaftigkeit, Peinlichkeit, Mangel an Entschlußkraft, Resignation, Pessimismus usw. ganz überwiegend bei depressiven Temperamenten. Von den triebhaft gestempelten asthenischen Eigenschaften scheint namentlich die Neigung zu hysterischer Verdrängung und Ausweichung eine stärkere Verwandtschaft zu den depressiven Temperamentseinschlägen zu besitzen. Allein wie wenig man berechtigt ist, das Hypomanische oder Sanguinische deshalb zusammenzuwerfen mit dem sthenischen Charakter an sich, geht aus der nicht zu bezweifelnden Tatsache hervor, daß es auch bescheidene, beschauliche, gemütliche, nachgiebige, duldsame, gutmütige, anlehnungsbedürftige Manische gibt, und daß man Mut und Zielbewußtsein, Starrsinn und Zähigkeit einem konstitutionell Depressiven keinesfalls abzusprechen braucht; ebensowenig sind Herrschsucht, Trotz, Eigensinn, Unnachgiebigkeit, Widerspenstigkeit, Widerspruchsgeist und Nörgelei dem depressiven Temperament absolut fremd. Bei besonnenem oder durchschnittlichem Temperament finden wir natürlich sowohl sthenische, wie asthenische Charaktere ohne besondere Bevorzugung.

Trotzdem gibt es aber zweifellos Eigenschaften, in denen das spezifisch Sanguinische oder Hypomanische besonders rein herauskommt, und zwar sind das die bei den sthenischen Charakteren genannten Eigenschaften, die sich weniger auf das als Reaktion auf äußeres Erleben auftretende Handeln beziehen, sondern mehr auf einen von innen heraus sich entwickelnden Drang nach Betätigung, der eben auf biologisch hochgestellten Vitaltonus zurückzuführen ist. Agilität, Initiative, Eifer, Unrast und Geselligkeitsbedürfnis wären hier ganz besonders zu nennen, während das Zaudern und die Zurückhaltung, der Mangel an Entschlußkraft und Selbstvertrauen, den Mangel an biologisch fundiertem Betätigungstrieb des depressiven Temperaments deutlicher durchschimmern lassen. Jene sind gekennzeichnet durch das Lebhafte, Schwungvolle und Eilige, also durch das Tempo psychischen Geschehens, diese durch Bedächtigkeit und Mangel an Schwungkraft.

Retentionsfähige Charaktere finden wir bei Sanguinikern wie bei Melancholikern, bei Hypomanischen wie bei Depressiven. Die Neigung zu Überwertigkeitsideen im Sinne der Aufopferungs- und Begeisterungsfähigkeit und des Expansionsbestrebens bei Hypomanischen ist nur zu bekannt; aber auch die ernsten und hypochondrischen Grübler melancholischen Temperaments findet man hier. Subjektivität, Einseitigkeit bis zur Verbissenheit und Verbohrtheit hier wie dort, Mißtrauen, Argwohn, Nachträgerei, Strebertum, kann beim Manischen wie beim Depressiven vorhanden sein. Beständigkeit, Verlässigkeit,

Treue und Pflichtgefühl sind freilich wohl besonders bei den ernsten, stillen Naturen, dem melancholischen Temperament, mehr zu Hause und bis zu gewissem Grade bezeichnend für ein solches; wie ja eine Melancholie einen Menschen direkt feiner und edler erscheinen lassen kann. Auf der anderen Seite bestehen zwischen sanguinischem Temperament und Retentionsmangel wieder innige Beziehungen. Sorglosigkeit, Unbeständigkeit, Sprunghaftigkeit, Flatterhaftigkeit, Schlamperei, Unzuverlässigkeit, Voreiligkeit, Ablenkbarkeit und Abwechslungsbedürfnis sind mit dem depressiven Temperament geradezu unvereinbar, gehen dagegen sehr oft zum guten Teil auf Rechnung des allzu flott fließenden hypomanischen Lebensstromes. Auch Verführbarkeit, Haltlosigkeit, „Charakterlosigkeit" und Gewissenlosigkeit wird man bei depressiver Grundstimmung meistens vermissen, bei hypomanischer nicht selten finden.

Die intrapsychische Aktivität muß bei melancholischem Temperament leiden, ohne daß sie auffallend gering zu werden brauchte; insbesondere wird die Steuerung der Affekte und Triebe nicht wesentlich leiden, da ja auch diese unter dem Einfluß der biologischen drückenden Wirkung des melancholischen Geschehens sinken, die Hemmungen sich mehren. Sachlichkeit, Wirklichkeitssinn, Objektivität, Umsicht, Vorsicht, Wachsamkeit, das alles kann sich gleichbleiben. Die Träumerei kann von einer depressiven und kann von einer hypomanischen Grundkomponente getragen sein, hat aber zu letzterer innigere Beziehungen; denn die Produktivität muß bei manischem Elan eine größere sein.

Und endlich die Eindrucksfähigkeit wird wieder bei beiden hoch sein können ohne den geringsten Unterschied. Daß der heitere Mensch fröhlichen Eindrücken leichter zugänglich ist, versteht sich ja von selbst; das gleiche gilt für den ernst veranlagten Menschen gegenüber schmerzlichen Erlebnissen. Daß aber auch ein Mangel an Eindrucksfähigkeit bei hypomanischen wie depressiven Persönlichkeiten vorkommen kann, sahen wir schon früher. Dann fehlt wohl die affektive Note der Temperamente (Betonung der Vitalgefühle) weitgehend, aber die Eile und das Tempo des psychischen Geschehens sowie der Schwung der Betätigung verraten die Unterströmung des biologischen Temperamentgeschehens.

Alle in unserer Aufstellung genannten Eigenschaften können als reine Charaktereigenschaften bei besonnenem Temperament vorkommen. Und wenn es Temperamente von der durch uns gezeigten Grundlage nicht gäbe, so würde der Psychologe durchaus recht behalten, wenn er seine Charakterologie, die er an der Gesamtpersönlichkeit abliest, mit der Einteilung dieser Charaktereigenschaften beschlossen sein ließe und das Temperament, etwa wie Klages, einfach im Charakter als Teilkomponente aufgehen ließe. Wir Psychiater aber erleben anderes. Wir sehen Menschen von scheinbar ganz ruhigem und solidem Charakter mit einem Male in sorglose Heiterkeit, lächerliche Phantasterei und Vielgeschäftigkeit verfallen, um nach wenigen Wochen wieder zum früheren Zustand zurückzukehren, sehen in jener aufgeregten Zeit scheinbar einen ganz anderen Charakter entstehen und in Kürze wieder schwinden. Wir wissen, daß diese Veränderung Folge derjenigen biologischen Vorgänge ist, die wir dem Begriff des Temperamentes zugrunde legten. Mag man vom rein theoretisch-psychologischen Standpunkt aus diese Änderungen in der psychischen Reaktionsweise, diese plötzlich auftretende Flatterhaftigkeit und Sprunghaftigkeit, dieses Entstehen von Agilität und Unrast, als „Charakteränderung" bezeichnen, praktisch ist die von uns getroffene Unterscheidung von größter Bedeutung. Es wäre ein hoffnungsloses Beginnen, wollte man die Auswüchse eines solchermaßen „neu entstandenen Charakters" mit den üblichen Erziehungsmitteln zu beeinflussen trachten, es wäre ein ebenso fruchtloses Beginnen, wie wenn man eine Manie durch Zuspruch und Strafen und Belohnungen bessern wollte oder von Psychotherapie Heilung erwartete. Gerade hier hat der Psychiater dem Pädagogen und Juristen beizuspringen, und ihn über die wahre Grundlage dieser neu in Erscheinung getretenen Eigenschaften aufzuklären. Wenn die Psychologie nicht prinzipiell das Zusammenarbeiten mit der Naturwissenschaft und Biologie aufgeben will, so sollte sie sich den von praktischen Bedürfnissen und biologischen Tatsachen diktierten Notwendigkeiten doch nicht verschließen. Sie erleichtert dadurch wesentlich das gegenseitige Verstehen.

Wir werden also bei Vorhandensein der erfahrungsgemäß relativ häufig auf Temperamentseinflüsse zurückzuführenden Eigenschaften, wie Agilität, ungewöhnliche Initiative, Unrast, Geselligkeitsbedürfnis, arglose Sorglosigkeit, Unbedachtsamkeit, Unbelehrbarkeit, Unzuverlässigkeit, Voreiligkeit, Verführbarkeit und Haltlosigkeit immer zunächst darauf achten müssen, ob diese Eigenschaften nicht zurückgehen auf ein ungewöhnlich ausgeprägtes sanguinisches Temperament, ob sie nicht wesentlich Ausdruck einer hypomanischen Veranlagung sind. Das Gleiche gilt cet. par. für die dem depressiven Temperament affinen Eigenschaften. Auf dem Persönlichkeitsquerschnitt wird sich dies vielfach kund tun in einer ungewöhnlichen Beständigkeit einer grundlos gehobenen oder gedrückten Stimmungslage, ferner in dem Tempo des psychischen Geschehens und der Assoziationsfülle, die dem Individuum in der Zeiteinheit zur Verfügung steht. Auf dem Persönlichkeitslängsschnitt wird von besonderer Bedeutung sein zu erfahren, daß das Individuum nicht immer so sei, sondern nur zeitweise, wenn uns also von einer gewissen Periodizität oder rhythmischen Wiederkehr solcher Zustände berichtet wird.

Das Temperament schwankt, der Charakter aber entwickelt sich. Das Temperament kann bei vielen Menschen im Laufe des Lebens des öfteren hin- und herpendeln von dem positiven Pol der hypomanischen zum negativen Pol der depressiven Persönlichkeit, es kann sich aber auch lebenslang auf einer positiven, einer negativen oder mittleren Linie halten; es kann in den Zeiten des Schwankens nach der positiven Seite vorher verborgene, und auf das Sanguinische oder Hypomanische besonders abgestimmte, Charakterzüge herausheben, und phänotypisch sich manifestieren lassen, ebenso auch beim Schwanken nach dem negativen Pol. Der Charakter aber entwickelt sich bei jedem Menschen im Laufe des Lebens ununterbrochen, anfangs schnell unter den Einflüssen der fortschreitenden körperlichen Entwicklung, mit besonderer Intensität noch einmal zur Zeit der Heranreifung zum geschlechtsreifen fertigen Individuum, auf Grund der angeborenen Partialkonstitutionen von Gehirn und besonders auch endokrinen Drüsen (bezeichnend ist die so häufige Verschiebung der Psychästhesie nach der Pubertät); dann aber auch unter Mitwirkung von Milieu und Erziehung und Erlebnis. Beim Erwachsenen hat der Charakter einen verhältnismäßig hohen Grad von Stabilität erreicht, und lediglich die Widerstandsfähigkeit gegenüber den exogenen Schädigungen des Alltags bringt mit dem gelegentlichen „Nervöswerden", dem „Erschöpftwerden" (selbst wieder abhängig von partialkonstitutionellen Gegebenheiten), den Milieu- und Erlebnisverbiegungen eine gewisse Variationsbreite hinein, bis im Alter durch die später oder früher einsetzenden involutiven Veränderungen des Organismus und des Gehirns sich abermals eine deutlicher bemerkbare Entwicklung vollzieht, bei der natürlich auch wieder konstitutionelle Faktoren (Arteriosklerose!), die bisher nicht oder wenig zur Geltung kamen, eine konstellative Hauptrolle spielen. Solchergestalt laufen die beiden trennbaren biologischen Hauptreihen des Seelenlebens, die wir Temperament und Charakter nennen, und die sich gemeinsam mit der Intelligenz, den Talenten, dem „Material" Klages', zur Gesamtpersönlichkeit zusammenschließen, nebeneinander her, sich biologisch aufs engste miteinander verflechtend und ineinandergreifend, psychologisch aber in der Persönlichkeit als Ganzes wirkend, ihre Zusammenschweißung aus genetisch verschiedenen biologischen Quellen dem Kenner jedoch immer wieder verratend.

V. Die psychopathischen Charaktere.

Wir waren bei Besprechung der verschiedenen Charaktere bestrebt, uns in der Breite des Normalen, d. h. Nichtpathologischen zu halten. Hier und da hatten wir aber doch Beispiele gewählt, die dem klinischen Material entstammten, Personen zur Schilderung herangezogen, die dem Arzt als abnorme Persönlichkeiten zugeführt waren, oder die wegen selbstempfundener Insuffizienz dem Leben gegenüber den Arzt aufgesucht hatten. Wir durften dies tun, weil diese „psychopathischen" Persönlichkeiten nur Steigerungen der noch normalen Charakterspielarten darstellten, bei denen die Maßbeziehungen der einzelnen Komponenten zwar in gleicher Weise aber in viel groteskerem Grade sich verschoben hatten, so daß man die Besonderheit der Charakterspielart an ihnen besonders gut demonstrieren konnte. Wir verweisen auf die Beispiele bei Gruppe 2, bei 4 (M. M.). bei 7 (R. Sch. und E. W.), bei 8, bei 10, und bei 12.

Wir haben weiter schon eine Anzahl von Persönlichkeiten geschildert, bei denen der eigenartige Charakter sich verband mit einer besonders gefärbten Temperamentskomponente, häufiger mit einem hypomanischen Temperament, zweimal auch mit einem konstitutionell depressiven Temperament (bei 8). Ehe wir zur Skizzierung einer weiteren instruktiven psychopathischen Persönlichkeit schreiten, bei der die Verbindung von abnormem Temperament und abnormem Charakter besonders schön herauskommt, seien einige Bemerkungen über den Begriff der psychopathischen Persönlichkeit vorausgeschickt. Als Psychopathen bezeichnen wir Menschen, die infolge einer krankhaften Veranlagung sich zu abnormen seelischen Gewächsen entwickeln, wie ein kranker Keim einen kranken Baum erzeugt. Sie stehen zwischen dem Normalen und dem Psychotischen, bei welch letzterem mehr oder weniger deutlich zu einem bestimmten Zeitpunkt des Lebens eine krankhafte Abknickung (nicht etwa nur eine Charakterverbiegung oder eine Verschiebung seelischer Inhalte) der Persönlichkeit einsetzt, so daß er nunmehr als geisteskrank, als psychotisch zu bezeichnen ist. Die psychopathischen Persönlichkeiten erscheinen ferner im allgemeinen besonders dazu disponiert, im Lauf des Lebens an einer psychischen Störung zu erkranken, und zwar disponiert ein abnormes Temperament (cyclothyme Psychopathen) zum manisch-melancholischen Irresein, ein abnormer psychopathischer Charakter zu psychogenen Psychosen, eventuell auch zu Epilepsie und zu Dementia praecox oder anderen geistigen Störungen. Wir kommen später darauf zurück.

Die psychopathischen Persönlichkeiten sind schon mehrfach Gegenstand eingehender psychopathologischer Forschung gewesen. Wir greifen zu kurzer Besprechung heraus die ausgezeichnete Studie Birnbaums über psychopathische Persönlichkeiten (Wiesbaden, Bergmann 1909), die Abhandlung Kurt Schneiders über das gleiche Thema im Aschaffenburgschen Handbuch, 1923, und die „schizothymen bzw. schizoiden Temperamente“ in Kretschmers Monographie über Körperbau und Charakter, und suchen nach dem Verhältnis der dort geschilderten Persönlichkeitstypen zu unseren Einteilungen.

Birnbaum wendet sich mit Recht von der früher viel geübten Art der Darstellung psychopathischer Charaktere ab, die durch möglichst gründliche Sammlung und Darstellung einzelner konkreter Lebensläufe die Herausstellung besonderer Charaktertypen erstrebt, die aber nie darüber hinaus kommen würde, eine große Sammlung von Einzelfällen zu bleiben, und niemals die überwältigende Mannigfaltigkeit psychopathischer Persönlichkeiten zwingen würde, da von der Einwirkung äußerer Zufälligkeiten und Verhältnisse dabei nicht abstrahiert werden kann. Auch eine Zusammenstellung nach Charaktereigenschaften, Ehrgeiz, Habgier, Selbstsucht usw. scheint ihm nicht ausreichend, da in diesen eine inhaltliche Besonderheit anzeigenden Charaktereigenschaften eben immer noch ein mehr oder weniger zufälliger Inhalt steckt. Er sucht nach den jene Eigenschaften bedingenden seelischen Funktionen, die er als „formale“ Elemente den ebengenannten „inhaltlichen“ Eigenschaften gegenüberstellt, und er findet diese formalen Elemente der Persönlichkeit in den Dispositionen zu bestimmter Art der Gefühlsbetätigung (Funktions- und Reaktionsweisen des Gefühlslebens hinsichtlich Erregbarkeit, Intensität, Ablauf, Dauer usw.) und in den Maßbeziehungen dieser Gefühlsdispositionen zum Außenreiz und insbesondere auch zu den Denkvorgängen und ihren psychischen Entäußerungen (Beständigkeit, Beeinflußbarkeit, Haltlosigkeit usw.). In letzter Linie sehen wir also Birnbaums Betrachtungsweise sich durchaus decken mit der unseren, indem wir in der besonderen Art der Gefühlsdispositionen anklingen hören, unseren Begriff der Eindrucks- und Retentionsfähigkeit für gefühlsbetonte Erlebnisse, in den Maßbeziehungen zwischen Denkvorgängen und Gefühlen unser Verhältnis der intrapsychischen Aktivität zur Eindrucksfähigkeit und den Trieben und in dem Verhalten der psychischen Entäußerung unseren Begriff der mehr oder minderen Ableitungsfähigkeit (Sthenie und Asthenie).

Zunächst bespricht Birnbaum die Psychopathen mit unverhältnismäßig großer Eindrucksfähigkeit, mit einer ungewöhnlichen Steigerung der gefühlsmäßigen Ansprechbarkeit, bei denen das Gefühlsleben das Gepräge der Maßlosigkeit trägt, „in rasender Liebe, wütendem Haß, höchster Verehrung, tiefstem Abscheu, völliger Hingabe, schroffster Ablehnung“, bald in kraftvollem Handeln sich entladend, (sthenischer Einschlag), bald aber auch nur oberflächlich (retentionsunfähig) und wenig kraftvoll (asthenisch), dann zu Utopien, Phantasmen und weltbeglückenden Plänen führend, aber über äußere schwungvolle Phrasen und tönende Schlagworte selten hinauskommend; „in besonders prägnanter Weise kommt dieses übertriebene und dabei oberflächliche Empfinden bei positiver, lustvoller Betonung zur Geltung". Wir werden an das von uns konstatierte häufige Zusammenfallen des hypomanischen Temperaments mit einem Retentionsmangel erinnert. Fixiert sich die übertriebene Gefühlsregung an bestimmte einzelne Objekte, so kommt es zu überwertigen Ideen, sich beispielsweise äußernd in übertriebener Besorgnis um das körperliche Wohlbefinden (Hypochondrie), übertriebener Feinfühligkeit in moralischer Beziehung (Prüderie), übertriebener Religiosität (Frömmelei), übertriebener Gewissenhaftigkeit (Skrupulosität), übertriebener Ordnungsliebe (Pedanterie), zu krankhaftem Mißtrauen oder übermäßig ausgeprägter Eifersucht, Eigenschaften, denen wir vorzugsweise bei unseren eindrucksfähigen Retentionsstarken begegneten. Auch Birnbaum erwähnt an dieser Stelle die einseitigen beruflichen Bestrebungen, die Anlage zur Krankenpflege, zu Missionsdienst oder sonstiger sozialer Wirksamkeit, Extravaganzen oder Liebhabereien im Sport, im Spiel, im Sammeln, denen wir gleichfalls bei den Retentionsfähigen begegneten.

Selbstverständlich wird von Birnbaum weiter des Überwucherns der Triebregungen gedacht, bald in plötzlich aufsteigenden Zornaffekten, in Affektausbrüchen von elementarer Gewalt, in sinnlosem Wüten gegen sich oder andere, oft auf dem Boden intensiver Gefühlszustände erwachsend, in leidenschaftlicher Eifersucht, Rachsucht oder Haß sich äußernd. Daß Birnbaum die Temperamentseinflüsse in unserem Sinne nicht trennt von den charakterlichen Erscheinungen, führt dazu, daß er in gesonderter Weise der „übergroßen Empfänglichkeit des Gefühlslebens für alle Arten von Reizen" als besonderer charakterlicher Spielart gedenkt, zu der die Individuen gehören, die „mit überraschender Leichtigkeit und Schnelligkeit alle möglichen durch Lektüre, Unterhaltung, Tagesereignise usw. dargebotenen Inhalte, Dinge aus den fernliegendsten philosophischen, religiösen, wissenschaftlichen und dergleichen Gebieten aufgreifen und verarbeiten". Bei ihnen ist zweifellos eine hypomanische Temperamentskomponente an der Arbeit, und sie erinnern etwas an Ribots Aktive. Nur graduell verschieden von den oben angeführten Psychopathen, bei denen sich die übertriebenen Gefühlsregungen an einzelne Objekte fixieren (Hypochonder, Frömmler, Pedantische), scheinen mir die von Birnbaum besonders aufgeführten Psychopathen mit übermäßiger Ausdehnung und Ausbreitung und überlanger Dauer ihrer Gefühlsregungen, die Hartnäckigen, die Nachtragenden, die an einmal festgelegten Wertschätzungen Haftenden, wir nannten sie die „Normierten", bei denen es rein vom Zufall oder vom Milieu abhängt, ob sie atheistischen oder spiritistischen, anarchistischen oder sonstigen überwertigen Ideen verfallen. Immer handelt es sich um eine allzu hohe Retentionsfähigkeit. Geht es aber so weit, daß aus den Affektzuständen von pathologischer Dauer eine ständig gesteigerte Affektuosität wird, so dürfte meist wieder ein hypomanischer Temperamentseinschlag an der Arbeit sein (z. B. bei den chronisch manischen Querulanten), wie umgekehrt die allzeit von Unlustgefühlen beherrschten Überempfindlichen tatsächlich selten eine melancholische Temperamentskomponente werden vermissen lassen.

Nicht ganz gerecht scheint uns Birnbaum den Psychopathen mit Herabminderung der gefühlsmäßigen Ansprechbarkeit unter ein Mittelmaß zu werden. Er schildert hier zunächst die ganz Torpiden, die selbst für berufliche und ähnliche Interessen keine Zugänglichkeit mehr besitzen, und die Torpid-Phlegmatischen, bei denen es außerdem noch an der Aktivität, am Handeln fehlt. Dann zählt er aber zu dieser Kategorie auch noch die Oberflächlichen, den pathologischen Leichtsinn, die Unsteten und Sprunghaften, die Wankelmütigen und die „himmelhochjauchzend zu Tode Betrübten", die Menschen, bei denen es nach Stifter im Leben „nur Anfänge ohne Fortsetzungen und Fortsetzungen ohne Anfänge" gibt. Hier haben wir den ausgesprochenen Retentionsmangel, oft, wenn auch nicht immer, auf Grund eines hypomanischen Temperaments. Und wenn auch mit solcher pathologisch geringen Nachdauer der Gefühlsregungen eine geringe Intensität derselben verbunden sein kann, so braucht das doch keineswegs der Fall zu sein; wie ja Birnbaum auch selbst sagt, daß ein jäher Umschlag von einem Gefühlsextrem ins andere bei ihnen erfolgen kann. Sie wegen dieser Oberflächlichkeit oder besser zu geringen Nachhaltigkeit der Gefühle zu den Psychopathen mit verringerter Gefühlsintensität zu rechnen, erscheint uns nicht gerechtfertigt. Birnbaums Schilderung dieser Typen ist an sich vorzüglich, die Einordnung jedoch nicht richtig.

Hält sich Birnbaum bei Besprechung der formalen Elemente der psychopathischen Seele vorwiegend an eine statische Betrachtungsweise, so führt ihn die Erörterung der Maßbeziehungen der einzelnen formalen Elemente untereinander mehr zu einer dynamischen. Er weist auf das Mißverhältnis zwischen äußerem (geringem) Reiz und affektiver (gewaltiger) Reaktion bei Psychopathen hin, auf die Maßlosigkeit psychopathischer Reaktionen, auf die Ungleichwertigkeit, die an sich gleichwertige Erlebnisse bei ihnen erfahren, d. h. die außerordentliche Einseitigkeit, mit der der Psychopath so oft dem Leben gegenübersteht, das totale Absorbiertsein von irgend einem bestimmten Erlebnis, das dann andere mindestens gleichwertige Erlebnisse nicht zur Geltung kommen läßt; wieder sehen wir zu große Retentionsfähigkeit mit nachfolgender überwertiger Verarbeitung, oder andererseits das phantastische und utopistische Träumen bei hochgestellten Retentionsschwachen mit lebhafter intrapsychischer Aktivität, die zwar einzelne gefühlsstarke Erlebnisse gut retinieren, sie jedoch infolge mangelnden Überblicks (relativer Retentionsmangel) zwar lebhaft, aber wirklichkeitsfern verarbeiten. — Übertriebene Ichbetonung in Richtung der Unlust führt nach Birnbaum zum Schwinden des Selbstbewußtseins und zu ungesunder selbstquälerischer Grübelei, meist dürfte sie nach unserer Auffassung verbunden sein mit einem konstitutinell depressiven Temperament, wie eine solche von Lustbetonung getragene übertriebene Ichbetonung zu Selbstüberschätzung (Eitelkeit) führt, bald mit mehr, bald mit weniger hypomanischem Einschlag, beide wohl selten ganz frei von stärkeren Triebeinschlägen; denn das treibende Agens ist meist dabei ein gewisser Egoismus, Egocentricität. Im Handeln findet dieser dann seinen beredten Ausdruck entweder in aktiv-sthenischem In-den-Vordergrund-drängen, oder in asthenisch-hysterischem Verdrängen und mitleidheischendem Theater. So ruft die zu große Gefühlsansprechbarkeit, ihre ungleiche Verteilung auf bestimmte Objekte, — wir fügen den egoistischen Triebeinschlag hinzu — schwerwiegende und weittragende Verschiebungen im Denken, Fühlen und Handeln und damit die Ausbildung mannigfacher psychopathischer Charakterzüge hervor. — Birnbaum berührt dann eigens die manisch-depressiven Züge; es handelt sich um das ständige Vorwiegen lust- und unlustbetonter Stimmungslage. Wir geben das natürlich zu, fügen aber bei, daß sich nach unserer Auffassung die Temperamentskomponente damit lange nicht erschöpft; denn uns ist der Manisch-depressive nicht der Stimmungsmensch schlechthin, sondern der von gutem oder schlechtem Biotonus Beherrschte; und die Wirkung des Biotonus erschöpft sich keineswegs mit der Grundstimmung, den Vitalgefühlen, sondern wirkt in alle formalen Elemente mit hinein, manche von ihnen bevorzugend, sie hebend und fördernd, andere mindernd oder unterdrückend.

Von großer Bedeutung ist nun nach Birnbaum auch das Verhältnis zwischen Gefühlsleben und Vorstellungsleben für die Denktätigkeit, insbesondere wird uns dadurch das Verhältnis von logischer und ungebundener Phantasietätigkeit deutlich. Daß die übermäßige Gefühlsbetonung bestimmter Vorstellungskomplexe zur Bildung überwertiger Ideen führt, wurde schon erwähnt, maßgebend hierfür war eine zu starke Retentionsfähigkeit; diese Individuen entfernen sich mit ihren einseitigen Einstellungen gewiß von der Wirklichkeit. Das ist aber etwas recht anderes, als das Spiel der freien und ungebundenen Phantasie. Dort stützt man sich zum Zweck eines logischen Aufbaus der überwertigen Idee auf reale, im gewünschten oder gefürchteten Sinne laufende oder doch in diesem Sinne deutbare Erlebnisse. Beim freien Spiel der Phantasie aber arbeitet das ganze Vorstellungsleben wirklichkeitsfern. Birnbaums Begründung dieser Neigung zu unrealen Phantasiespielen erscheint uns nicht ganz zureichend, wenn er meint, daß die ständig vorherrschenden Gefühlsbedürfnisse einer überregen Phantasie entgegenkommen und sie beständig mit neuen gefühlsbetonten Ideen speisen. Man fragt, wie kommt es zu solcher Phantasie? Warum werden nicht alle Individuen, bei denen eine überstarke Gefühlsbetonung die Erlebnisse begleitet und die Vorstellungen anregt, zu Phantasten im Sinne von phantastischen Träumern? Warum entfernen sich die einen auf dem Wege logischer Kombinationen im Sinne der Überwertigkeit von der Wirklichkeit, andere aber träumen weltfern in unrealen Phantasiegebilden? Wir treffen da offenbar auf zwei verschiedene, angeborene Denkformen, aber weiter scheint uns sicher, daß der Retentions*mangel* diesem Phantasieren und Träumen sehr entgegenkommt. Retentionsmangel birgt immer eine geringere Vertrautheit mit der Realität und ihren logischen Beziehungen und Zusammenhängen in sich, es wird gleichsam die Erfahrung (die Retentionskomponente) immer übersprungen, vom Gefühl ist man sofort im Denken und ist unangenehm von der Wirklichkeit und ihren Forderungen berührt. Birnbaum hat daher ganz recht, wenn er sagt: „Die innerhalb der Persönlichkeit verschieden ausgebildeten seelischen Funktionen sind nämlich auch mit ganz verschiedener Gefühlsbetonung versehen, derart, daß der Ablauf der Gefühlsvorgänge als solcher eigentümlicherweise schon lustvoll empfunden wird, während auf der anderen Seite der Vorgang sachlicher Reflexion und nüchterner Denktätigkeit von vornherein innerlich ungenügend betont oder gar mit Unlust verknüpft ist." Das scheint uns gar nicht so eigentümlich. Wer sich infolge seiner retentionsdefekten Art immerwährend an der Realität stößt, dem wird es in der Gefühlswelt und in dem selbstgeschaffenen, unwirklichen Phantasiereich am wohlsten sein, er wird sich dort am liebsten ergehen und wird jeden einen garstigen Philister heißen, der ihm den Spiegel der wirklichen realen Welt bei jeder Gelegenheit vor die Augen führt. Handelt es sich um wenig aktive Naturen, so werden diese Phantastereien und Träumereien wenig Schaden anrichten. Allenfalls werden sie zu verwunderlichen Erfinderfiguren oder zu Trägern utopistischer Weltverbesserungspläne, bei Vorherrschen des Trieblebens zu Renommisten und gelegentlichen Schwindlern, denen sich die Vergangenheit immer zu ihren Gunsten verschiebt, weil die unliebsamen Tatsachen schnellstens vergessen werden (Neigung zu retrospektiven Erinnerungstäuschungen). Schlimmer wird es erst, wenn sich diesem Phantasieren eine aktive Komponente zugesellt. Auf hohem Niveau, also bei nur relativ geringer, absolut aber immer noch hoher Retentionsfähigkeit können sie so zu Trägern unrealisierbarer, umwälzender Ideen werden, sich zu Weltreformern aufwerfen, die breite Volksmassen oder Völker ins Unglück stürzen. Bei starkem Triebeinschlag steht bei allem das liebe Ich im Vordergrund; auf bald niederem, bald höherem Niveau resultiert dann der pathologische Schwindler und Hochstapler, der bei guter Intelligenz lange Zeit der strafenden Gerechtigkeit entgeht, zumal seine relativ gute Retentionsfähigkeit für Trieberlebnisse ihn eine gewisse Vorsicht für die eigene Person nicht außer Acht lassen läßt. Sie alle zeigen sich nach meiner Erfahrung als relativ retentionsdefekt, und wenn wir uns erinnern, daß Retentionsdefekte sich besonders gern bei Hypomanischen finden bzw. die Hypomanie dem Retentionsdefekt ihrem Mechanismus entsprechend entgegenkommt, so kann man nur mit Befriedigung davon Kenntnis nehmen, daß schon frühere klinische Beobachter eine Neigung zu Schwindeleien und Renommistereien, überhaupt die Pseudologia phantastica, besonders häufig bei Manischen sahen (Delbrück, Kraepelin, Aschaffenburg, Ziehen). Auch K. Schneider zählt diese Charaktertypen zu seinen „Hyperthymischen". Daß aber dieser Charakterzug nicht an das hypomanische Temperament gebunden ist, wissen wir von unseren früheren Ausführungen her; ja wir meinen sogar, daß nicht einmal eine überstarke Eindrucksfähigkeit für Gefühle notwendig ist; wir kennen ja auch wenig eindrucksfähige, aber retentionsdefekte, zu Phantastereien und Utopien oder Schwindeleien neigende Menschen (vgl. unsere Typen 10 u. 14).

In dem Kapitel über die allgemeine Funktions- und Verhaltungsweise der Persönlichkeit als Ganzen kommt Birnbaum endlich auf die zentrifugalen Funktionen, wenn man so sagen will, auf die Ableitungsfähigkeit, auf das Verhalten in der Umwelt, auf das Handeln zu sprechen. Ohne noch auf Einzelheiten einzugehen, stellen wir fest, daß er hier den Nachgiebigen und Haltlosen gegenüberstellt die abnorme Starrheit und Unnachgiebigkeit und Festigkeit der Gesamtpersönlichkeit, und den pathologischen Eigensinn. Wir erkennen deutlich unsere großen Gruppen der Asthenischen und Sthenischen, deren mannigfache und bunte Äußerungsformen wir verstehen, wenn wir der verschlungenen und vielseitigen Pfade gedenken, die ein Erlebnis durchlaufen muß, ehe es als Handlung aus der Seele wieder austritt.

Gleich Birnbaum finden wir in unseren Typen die mannigfachsten Spielarten psychopathischer Persönlichkeiten, wie sie von klinischer Seite schon früher herausgestellt wurden; wir finden die „Haltlosen" und die „pathologischen Schwindler", die „geborenen Verbrecher", die „krankhaften Querulanten", die „pathologischen Affektmenschen" und die „hysterischen Persönlichkeiten", die „degenerativ Phantastischen" und die „degenerativ Verschrobenen", bald getragen von einem hypomanisch-sanguinischen, bald von einem durchschnittlichen, manche auch von einem depressiv-melancholischen Temperament. Wir geben Birnbaum durchaus recht, daß es für manche Zwecke zwar ganz gut sein mag, solche nach besonders hervorstechenden Eigenschaften benannte Persönlichkeitstypen herauszustellen, sind aber durchaus seiner Meinung, daß solche klinische Typisierungen, denen angesichts der unübersehbaren Mannigfaltigkeit menschlichen Wesens stets nur einige besonders klare Schulbeispiele zugrunde gelegt werden können, anfechtbarer sein werden als eine allgemeine Darlegung ihrer Wesenseigentümlichkeiten, wie sie von ihm und von uns erstrebt wurde, anfechtbarer, als ein auf Grund dieser Wesenseigentümlichkeiten gewonnener struktureller Persönlichkeitsaufbau. Wir meinen hier wiederum den Gegensatz zu sehen zwischen erschaubarer und analytisch-synthetisch gewonnener Erkenntnis; wir halten uns an die letztere.

Damit treten wir in einen gewissen Gegensatz zu der neuen Psychopathendarstellung Kurt Schneiders. Schneider stellt sich bewußt zu Birnbaum in Opposition und baut „auf den Bildern der Persönlichkeit auf". Es ist selbstverständlich, daß an sich gegen ein solches Vorgehen nichts eingewendet werden kann, aber es ist eine ganz andere Art der Betrachtungsweise und daher in ihren Endergebnissen schwer mit unseren Resultaten zu vergleichen. Immerhin läßt sich einem solchen Vergleich allerhand Bemerkenswertes entnehmen. Die ersten beiden von Schneider geschilderten Typen sind die „hyperthymischen" und die „depressiven" Psychopathen, es sind die, bei denen nach unserer Ansicht die Temperamentskomponente, das konstitutionell Manische und das konstitutionell Depressive besonders deutlich in Erscheinung tritt. Nun geht unser ganzes Bestreben darauf hin, darzutun, daß sich diese Temperamentskomponente mit fast jedem der von uns geschilderten Charakterspielarten kombinieren kann. So muß denn auch Schneider hier recht verschiedenartige Untergruppierungen vornehmen. Er hebt drei charakterlich besondere Formen bei den Hyperthymikern heraus: die „Streitsüchtigen", die „Haltlosen" und die „Renommisten und phantastischen Lügner"; aber nicht genug, auch „zu anderen, später besonders zu besprechenden Psychopathentypen haben die Hyperthymiker zahlreiche Beziehungen"; hervorgehoben werden die „Geltungsbedürftigen", die „Explosibeln", aber auch der „moralische Schwachsinn" (die „gemütlosen Psychopathen"); und die „Streitsüchtigen" gehen „ohne scharfe Grenze" über in die „echten paranoischen Querulanten", und damit ist die Verbindung zu den „fanatischen Psychopathen" hergestellt. Die depressiven Psychopathen zeigen neben den rein schwermütigen Typen noch die „mißmutigen", die „paranoischen" und die „unsteten"; und weiter: „Die Beziehungen zu anderen Psychopathengruppen sind mannigfach. Die Trennung von den ‚Selbstunsicheren', ‚Sensitiven' und ‚Anankasten' ist ganz willkürlich;" die Mißmutig-Depressiven führen zu den Explosibeln, die paranoischen Depressiven zu gewissen fanatischen Typen. Kurz, man darf ohne Übertreibung sagen, auch nach Schneiders Schilderung kann jede seiner Psychopathentypen gelegentlich hyperthyme (hypomanische, sanguinische) oder depressive Züge tragen. Wir haben deshalb an Schneiders Aufstellung auszusetzen, daß er die Hyperthymiker und Depressiven auf eine Stufe stellt mit den übrigen Typen; denn bei den ersteren handelt es sich wesentlich um Temperamentseigentümlichkeiten, die sich gelegentlich mit den später von ihm geschilderten psychopathischen Charakteren paaren können, es werden von Schneider Psychopathen, die „in verschiedenen Schichten des Seelenlebens“ oder bezüglich verschiedener biologischer Faktoren abnorm veranlagt sind, auf eine Linie gestellt.

Und nun die anderen von ihm geschilderten Gruppen: Da sind die „selbstunsicheren Psychopathen“, die Sensitiven und Anankasten (Zwangskranken), bei denen es heißt: „die Beziehungen zu anderen psychopathischen Persönlichkeiten sind zahlreich“, insbesondere wird der Paranoisch-depressive erwähnt, aber auch Pedantische und manche Streitsüchtige. In der nächsten Gruppe finden wir „die Fanatischen“; auch bei ihnen heißt es: „die Beziehungen zu anderen Psychopathen sind sehr zahlreich“, man findet hyperthymische, depressive, selbstunsichere, geltungsbedürftige („matte“ Fanatiker), und explosible Züge. Bei der 3. (Schneiders 5.) Gruppe abnormer Charaktere, den „Stimmungslabilen“, laufen Beziehungen besonders zu den mißmutigen Depressiven, Willenlosen, pseudologischen Geltungsbedürftigen und Explosiblen, außerdem zu gewissen psychopathischen Reaktionsformen, wie den psychogenen Dämmerzuständen. Von den sogenannten „impulsiv“ Irren sind die schweren Stimmungslabilen überhaupt nicht zu trennen. Die 4. (6. Schneidersche) Gruppe der „Geltungsbedürftigen“ zeigt besonders häufig Beziehungen zu den pseudologistischen Hyperthymikern, über die reinen Phantasten kommt man von ihnen zu den Fanatikern, andere haben Verwandtschaft mit den Asthenischen, den Willenlosen, den Explosiblen. Die 5. (7. Schneidersche Gruppe), die „gemütlosen Psychopathen“, kommen vor bei Hyperthymikern, aber auch bei den Willenlosen, auch bei den mißmutig-egoistischen Depressiven und bei den Stimmungslabilen. Und bei den 3 restierenden Gruppen der Willenlosen, Asthenischen und Explosibeln finden wir dann natürlich auch wieder ihrerseits die zahlreichen Beziehungen zu den eben erwähnten Typen. Kurz gesagt, überall Mischungen und Übergangsfälle, wohl einzelne markante Charaktere, bei denen die in den Namen gegebenen Eigenschaften besonders rein herauskommen; aber diese reinen Fälle sind immer die seltenen, bei allen anderen fit nominatio a potiori.

Wir betonen nochmals, daß gegen eine solche Einteilung klinisch vorwiegend erschauter Art nichts eingewendet werden kann. Es gibt zweifellos all die geschilderten Typen. Wir fragen uns aber, ob man mit solcher Einteilung nicht eben doch an der Oberfläche bleibt. Uns erscheint es zweckmäßiger und entsprechender, die Struktur dieser Charaktere zu beleuchten. Wir finden stimmungslabile Züge bei fast allen unseren stark Eindrucksfähigen, wir finden phantastische Züge bei all unseren Retentionsdefekten, „fanatische“ Züge bei allen Retentionsüberstarken, bei den asthenischen Retentionsstarken vielfach Geltungsbedürftigkeit oder Zwangszustände und sensitive Züge, bei den sthenischen nicht selten ungehemmte Explosionen fast wie bei Primitivcharakteren.

Nur mittels unserer Strukturbetrachtung verstehen wir, daß sich scheinbar gegensätzliche Eigenschaften in einem und demselben Individuum vereinen können, was bei der rein nach dem Schauen oder rein nach Eigenschaften rubrizierenden Einteilung große Schwierigkeiten bereitet; wir verstehen, daß gleiche Eigenschaften sich bei charakterlich himmelweit voneinander verschiedenen Individuen finden, so daß ihr Zusammenwerfen zur Annahme sehr wunderlicher Mischungen führen müßte. So können wir es bei Durchdenken unserer Strukturformeln ganz gut verstehen, wenn ein Charakter mitunter retentionsstark für bestimmte, bes. für ichbezügliche (egoistische, triebbetonte) Erlebnisse erscheint, für andere Gefühlseindrücke aber retentionsdefekt, daß er Neigung zum Nachtragen vereint mit Unachtsamkeit und Flatterhaftigkeit, wie wir dies nicht ganz selten finden und im vorigen Kapitel schon besprachen (S. 110). Wir verstehen, daß es (mehr logisch) Weltfremde gibt mit besonders guter Retentionsfähigkeit; das sind die, die sich auf Grund einer überwertigen Idee verstiegen und von der Wirklichkeit entfernt haben, auf der anderen Seite (mehr phantastisch) Weltfremde, die ihr Mangel an Aufspeicherung von Erlebnissen, ihr Retentionsmangel, bei lebhafter Phantasietätigkeit wirklichkeitsfremd werden ließ. Bei ihnen finden wir „Verschrobenheiten“ — und was wird nicht alles „verschroben“ genannt! — ebenso, wie bei leichten Anankasten mit guter Retentionsfähigkeit. Wir würden sicher auf falsche Wege kommen, wenn wir hier immer nach den Eigenschaften zusammenfassen und diese nicht nach ihren Elementen analysieren wollten. Nicht die Eigenschaften dürfen uns maßgebend sein, sondern die Genese oder Struktur dieser Eigenheiten. Und dieser Genese entsprechend wird endlich auch das psychotherapeutische oder pädagogische Handeln einzurichten sein, nur so kommen wir zu einer kausalen Therapie, wenn man so sagen darf, obwohl natürlich feststeht, daß es vergeblich sein würde, eine Änderung des angeborenen Charakters zu erhoffen. Eben wegen dieses genetischen Durchschauens und wegen dieser praktischen Möglichkeiten auf Grund unseres Systems möchten wir es für das natürliche, nur scheinbar „unnatürliche“ halten, und ihm ebenso wie der Birnbaumschen Betrachtungsweise den Vorzug geben vor der Schneiderschen. Wir können mit den intuitiv oder selbst mit künstlerischem Blick erschauten Typen praktisch weniger anfangen, als mit genetisch durchschauten. Unseren realen Bedürfnissen und der Wissenschaft wird meines Erachtens damit besser gedient.

Das gilt nun auch bis zu gewissem Grade für die Kretschmerschen Typen, die er uns als cyclothyme und schizothyme Temperamente in seinem Buch über Körperbau und Charakter vorstellt. Kretschmer hat da viel Richtiges gesehen und erschaut und in geradezu künstlerischer Form uns vor Augen geführt, er hat es aber nicht richtig gedeutet, den Aufbau nicht richtig erkannt. In erster Linie hat er auch die auf Temperamentseigentümlichkeiten basierenden Abnormitäten auf eine Stufe gestellt mit den abnormen Charakteren. Er hilft sich mit „Legierungen“; denn auch ihm konnte es nicht entgehen, daß sich cyclothyme Komponenten nur zu oft fanden auch bei Schizothymikern und Schizoiden und umgekehrt Schizothymes und Schizoides bei sonst klassischen Zirkulären. Die reinen Cyclothymen und Cycloiden das sind die charakterlich Ausgeglichenen; bei ihnen ist alles rund, harmonisch, weich; sie sind „gesellig, gutherzig, freundlich, gemütlich, heiter, humoristisch und lebhaft; auch still, ruhig oder schwernehmend“. Nichts Rauhes, nichts Eckiges, nichts Sprunghaftes oder Auffallendes. Die Schizothymen und Schizoiden hingegen das sind die abnormen Charaktertypen, die Unausgeglichenen, die Pointierten. Da ist alles uneben, eckig, sprunghaft oder platt. Man ist „ungesellig, still, zurückhaltend, humorlos, sonderlich; schüchtern, scheu, feinfühlig, empfindlich. nervös, aufgeregt; auch lenksam, gutmütig brav, gleichmütig, stumpf und dumm“. Dort Eindrucksfähigkeit, Retentionsfähigkeit, intrapsychische Aktivität und Ableitungsvermögen, (auch das Triebleben), einander „entsprechend“, bald auf höherem, bald auf niederem Niveau, hier aber die einzelnen oder mehrere der Komponenten hervorstechend, beherrschend, niederhaltend oder aufpeitschend, eine psychästhetische „Dysproportion“ möchte man in geringer Wandlung des Kretschmerschen Ausdrucks sagen. Wenn jemand mit den auf ihn einstürmenden Erlebnissen nicht recht fertig wird, er sich insuffizient fühlt oder mißtrauisch ist, dann ist mit einemmal im Verkehr mit ihm die „Glasscheibe“ vorhanden, die die Schizothymen vom Mitmenschen trennt. „Die schizoiden Temperamente“ sagt Kretschmer „liegen zwischen den Polen reizbar und stumpf“; gewiß, möchte man rufen, „haben wir da nicht den Choleriker und Phlegmatiker wieder?“ Und diese schizoiden Charaktere können sich dann nach unserer Ansicht verbinden mit den cycloiden Temperamenten. Wir haben dann aber keine „Temperamentslegierungen“, wie Kretschmer sagt, auch keine Temperamentsmischungen, mit denen sich die frühere Psychologie half, sondern eine Verbindung eines abnormen Temperaments mit einem abnormen Charakter, in verschiedenen seelischen Schichten liegende abnorme Veranlagungen kombinieren sich. Diese Trennung ist keine Haarspalterei, kein Streit um Worte, sondern sie hat sehr bedeutsame biologische und klinische Unterscheidungen zur Grundlage. Darin, daß Kretschmers Schizothymie alles charakterlich Pointiertere umfaßt, haben uns auch andere Autoren (K. Schneider, Lange) recht gegeben; Marcuse ist zu dem gleichen Resultat gekommen. Jeder Mensch hat sein Temperament und hat seinen Charakter und hat nicht zwei Temperamentsanlagen, wie Kretschmer meint. Weil dem Temperament das Cycloid entspricht, und dem Charakter das Schizoid, darum erscheint jeder Mensch letztlich als eine „Legierung“ aus Cycloid und Schizoid, oder wie Bleuler, Minkowski u. a. m. sagen, jeder Mensch hat eine „syntone“ (cycloide) und eine schizoide Komponente.

Entsprechen Kretschmers schizothyme Temperamente dem, was wir einen ausgeprägten Charakter nennen würden, so fragt es sich noch, ob seine schizoiden Temperamente, die er als Vorstufe der Geisteskrankheit Schizophrenie aufgefaßt wissen möchte, in der Tat auch dem entsprechen, was für uns ein psychopathischer Charakter schlechtweg bedeutet. Das ist nun gewiß schwer zu entscheiden. Daß zum Zustandekommen einer Schizophrenie, einer Dementia praecox, noch etwas Besonderes, etwas Neues, Destruktives, prozeßhaft Eingreifendes und Vernichtendes hinzukommen muß, steht für uns außer Frage, und auch andere, wie Kronfeld, Birnbaum, K. Schneider u. a. m. stehen auf diesem Standpunkt. Daß es vielleicht einmal gelingen wird, einen schizoiden Charakter aufzufinden, die Persönlichkeiten zu erkennen, die besonders in der Gefahr sich befinden, einmal schizophren zu erkranken, wollen wir gewiß nicht bestreiten. Aber gefunden hat meines Erachtens auch Kretschmer dieses Rätsels Lösung noch nicht. Es ist natürlich ungemein schwierig, an seinen Beispielen darzutun, daß sich die von ihm geschilderten Personen nicht schon im Beginn der destruierenden Krankheit befanden, an der sie später zum Teil tatsächlich erkrankten, und einige seiner Beispiele, wie der Arzt Dr. Graber waren sicherlich zur Zeit der Schilderung auch schon ganz manifest geistesgestört. Dann aber dürfte man sich nicht wundern, wenn es nicht gelingen will, sie in den Rahmen unseres auf normale und abnorme, nicht aber auf geistesdefekte Individuen zugeschnittenen Systems zu spannen. Zudem ist die Schilderung der Kretschmerschen Persönlichkeiten fast zu blumig, zu künstlerisch, zu sehr durchwoben und getragen von den mannigfachsten Erlebnissen, die zwar zuweilen außerordentlich zur Charakterisierung beitragen, andere Male aber wieder Typisches verwischen mögen. Exogene, durch Milieu und Erziehung hineingetragene Elemente verunstalten die angeborenen charakterlichen Reaktionsweisen fast zur Unkenntlichkeit. Es sind zu sehr Einzelindividuen geschildert, sodaß das den ganzen Typ Stigmatisierende darunter zu leiden hat.

Ähnlich liegt es bei der Schilderung der schizothymen Persönlichkeiten, des Positivs zu dem Komparativ Schizoid. Der „ästhetische Tee“ und der „Heuschnupfen“, die peinliche „Körperpflege“ und die „Bügelfalte“, man könnte hinzufügen die Kotelettes und die extravaganten Namen, der „akzentuierte Ehrbegriff“ und das „hörbare Einschnappen“, wie der Student sagt, das alles trägt ja ungemein zur Plastizität der Typen bei, die uns Kretschmer schildern will, hängt aber allzu oft von Milieufaktoren ab und es drängt uns nur allzusehr in die Richtung einer intuitiven Augenblicksdiagnose, und ob diese pädagogisch und konventionell gedrillten Individuen in ihrer zwanglosen Häuslichkeit sich nicht doch recht anders entpuppen könnten, bliebe immer noch eine Frage für sich; zu wissenschaftlicher Durchdringung und systematischem Aufbau eignet sich solche Schilderung weniger trotz all ihrer bestechenden Lebendigkeit.

Trotzdem wollen wir versuchen die 6 schizoiden Charaktere — so wollen wir lieber sagen als „Temperamente“ —, die Kretschmer uns gezeichnet hat, mit unserem Charakterschema zu messen so sehr auch der empfindsame „Herr Blau“ sich erregt, und über diese Profanierung seiner pathetischen Ideale grimassiert oder hohnlacht. Es ist ja wahr, es tut einem beinahe weh, die schönen Schilderungen Kretschmers in solch trockener Weise zu zerpflücken, aber auch das schönste Opus eines Komponisten darf wissenschaftlich zergliedert und auf seinen Aufbau hin analysiert werden.

Da wird als erster unter der Marke „empfindsam-affektlahmer Typ“ geschildert der junge Erich Hanner. Er war ein sehr empfindsamer und empfindlicher Junge. Wenn man ihn schalt, weinte er gleich, keiner Fliege durfte man etwas zuleide tun. Heftig wurde er selten, höchstens gegenüber den Geschwistern. Vor den Kameraden fürchtete er sich, litt darunter, wenn sie ihn hänselten, wagte aber nicht aufzubegehren. Denn er war ausgesprochen asthenisch. Wohl suchte er folgsam den an ihn gestellten Anforderungen gerecht zu werden, war gut zu leiten, aber ungemein initiativlos. Direkt im Vordergrund stand seine ungemeine Schüchternheit, eine Folge seiner Asthenie und der großen Retentionsfähigkeit besonders für das Ich etwas bedrängende Erlebnisse. Diese Schüchternheit hatte schon etwas Zwangsmäßiges. Auch seine Neigung zum Heimweh, seine starke Bindung an die Eltern und an eine ihm charakterlich verwandte Lieblingsschwester sprach für eine nicht unerhebliche Retentionsfähigkeit. Auf der anderen Seite zeigte er eine ungemein lebhafte intrapsychische

Aktivität, neigte zum Phantasieren und Träumen, (ein Überspringen von E. auf I. A.) und konnte stundenlang in einer Ecke mit seiner Lieblingsschwester phantasieren. Gefördert wurde das alles durch seine Asthenie, die ihn sich unter den gleichalterigen Kameraden nicht durchsetzen ließ, ihn still und jenen gegenüber blöd machte. Seine Triebe wirkten sich fast nur in Form der Selbstschutzinstinkte aus. Wir stellen uns seine Strukturformel etwa folgendermaßen vor: $\begin{matrix} E_{25}-R_{18} \\ Tr_{12}-R_{18} \end{matrix} > I.\,A._{15}-L_5$. Sein Temperament mag durchschnittlich gewesen sein, vielleicht etwas nach der depressiven Seite neigend. Seine Intelligenz war über dem Durchschnitt. Wir glauben so ungefähr die Eigenheiten des Jungen erfassen zu können. Alles Individuelle und alles färbende Inhaltliche kommt dabei freilich in Wegfall, aber das allen ähnlich strukturierten Persönlichkeiten Gemeinsame suchen wir auf solche Weise zu erfassen.

Den feinsinnig-kühlen Aristokratentyp repräsentiert Helene Hertel. Sie war auch sehr empfindsam, gefühlsbetonten Eindrücken überaus zugänglich und neigte sehr zum Mißtrauen. Aber ihre Gefühle waren vollkommen beherrscht und sie erschien daher frühzeitig als ein fester ruhiger Charakter. Sie war menschenscheu und gern allein, ihre ganze Veranlagung drängte nicht nach außen, man konnte sie aber nicht als rein asthenisch bezeichnen, obwohl ihre Abneigung gegen Geselligkeit sicherlich auf gewisse Hemmungen gegenüber der Außenwelt zurückgeht. War sie in Gesellschaft, so regierte ihr Verstand, sie war nicht mehr blöd und schüchtern, machte alles mit, war aber immer geleitet von ihren ethischen Normen, die ihr in ausgesprochenem Maße eigen waren. Ihr Triebleben war wenig hervorstechend, äußerte sich nur in einer, freilich stets beherrschten, Neigung zu Mißtrauen, sie zeigte nie wärmere Gefühle für das andere Geschlecht. Sie war feinfühlig, taktvoll, liebenswürdig, aber niemals warm. Eine gewisse Zähigkeit, die sie bei Arbeiten und in ihrer ganzen etwas stilisierten Lebensart erkennen ließ, war eine mehr pflichtmäßig intellektuell geleitete, weniger eine aus dem Innern stammende, triebhafte. Wir stellen uns ihre Strukturformel etwa folgendermaßen vor: $\begin{matrix} E_{16}-R_{19} \\ Tr_{12}-R_{16} \end{matrix} > I.\,A._{20}-L_8$. Ihr Temperament war offenbar durchschnittlich, ihre Intelligenz normal.

Der pathetische Idealistentyp des „Franz Blau“ zeigt recht deutlich das Unzulängliche der Bildertypen K. Schneiders. Er würde ihn vielleicht zu den Fanatikern rechnen; aber er hatte auch etwas Hyperthymes, ferner ausgesprochen geltungsbedürftige und stimmungslabile Züge, manches von den Asthenischen und manches von den Explosibeln. Er ließe sich kaum recht unterbringen. Dieser junge Musiker war nach Kretschmers Schilderung von einer ganz abnormen Überempfindsamkeit: „Heiraten? — Herr Doktor, das ist ein zu grobes Wort — ‚Lebensgefährtin‘!“ „Schwermut. Völlige Zermürbung . . ., ich sehe immer die Straße von M . . ., das Mädchen, das für mich gut gewesen wäre. Das stürmt auf mich ein. Das zerdrückt mich vollständig . . . Ich habe eine zartfühlende Seele.“ Die Retentionsfähigkeit ist gut, er hängt leidenschaftlich an der Musik, an der Natur, er hatte furchtbares Heimweh, er kettete sich bei der ersten Verliebtheit zäh an eine katholische Schwester, die sogar mit ihm in die Einsamkeit floh. Aber nie wurde die intrapsychische Aktivität, so hoch sie war, mit der Gewalt der gefühlsbetonten Eindrücke fertig;

diese waren zu übermächtig. Aber auch die Retentionsfähigkeit reichte nicht zu, nur zu oft sprangen die momentanen Gefühlseindrücke über auf die starke intrapsychische Aktivität, die nicht mehr logisch eingliedernd, sondern nur noch phantastisch ausgestaltend wirken konnte, unklare verschwommene, wirklichkeitsfremde Ideale entstanden so, nicht realisierbar, so daß er verzweifelt ruft: „Ich bin ein Idealist, ich sehe die Welt anders" oder „Mehr Realität!? Das ist mein Fehler. Zu dem Idealismus müßte ein Realismus treten". Sein Triebleben ist stark, nicht hinreichend gesteuert. Es bricht trotz aller intrapsychischen Steuerung immer wieder gewaltsam durch, und verleitet ihn zu unbedachtem Handeln. Er ist trotz aller Gefühlsüberempfindlichkeit ein krasser Egoist. Die Welt soll sich ihm fügen, nicht er sich in die Welt. Und doch ist er Astheniker, wenigstens relativ asthenisch, nirgends setzt er sich völlig durch, immer wieder klappt er zusammen, in Schwermut und Zermürbung. Das sind die Faktoren, die wir zu seiner Charakterisierung brauchen. Wir hatten das Glück, daß der Zufall ihn uns für kurze Zeit auch in unsere Klinik führte, so sprechen wir bei ihm auf Grund einer, wenn auch kurzen, eigenen Beobachtung. Seine Strukturformel lautet: $\begin{matrix} E_{35}-R_{20} \\ Tr_{25}-R_{30} \end{matrix} > I.\,A._{25}-L_{12}$.

Sein Temperament war zweifellos ein hypomanisches, seine Intelligenz sehr gut. Er war einer der disharmonischsten Menschen, die mir je begegneten.

Das sind die drei gefühlsstarken Typen, die Kretschmer schildert. Erich Hanner würde ein ins Psychopathische verzerrter Typ unserer Gruppe 7, mit einigen Zügen der Gruppe 6, sein; denn seine Retentionsfähigkeit ist nicht ganz der Eindrucksfähigkeit entsprechend; seine Asthenie ist ungewöhnlich groß. Irene Hertel entspricht fast durchaus unserer Gruppe 13. Franz Blau dagegen ist wieder ein stark triebbetonter Vertreter der Gruppe 6 mit Einschlägen in Gruppe 7 auf ungewöhnlich hohem Niveau und mit hypomanischem Elan, sodaß er bei seiner Aktivität sthenischer erscheint, als er ist; dabei ein ganz besonderes Überwiegen der Eindrucksfähigkeit. Wir rechnen also Irene Hertel weniger zu den gefühlsstarken, als zu den gefühlskalten („kühl", sagt Kretschmer), in diesem Falle besser gefühlsbeherrschten Naturen. Die folgenden drei Typen Kretschmers dagegen sind ausgesprochen gefühlskalte Typen, bei denen die Eindrucksfähigkeit für gefühlsbetonte Erlebnisse weit hinter der Norm zurückbleibt.

Der kalte Despotentyp ist der Charakter des Ernst Katt. Er ist jedes höheren Gefühls bar, beherrscht von seinen brutal-egoistischen Trieben, denen er zu Hause rücksichtslos die Zügel schießen läßt; er bedroht seine Eltern, bestiehlt sie und erpreßt Geld. In skrupellosester Weise lebt er seine Sexualtriebe aus. In der Gesellschaft ist er beherrscht, von kalter berechnender Liebenswürdigkeit, stellt sich in den Vordergrund, ständig bestrebt, mehr zu scheinen, als er ist. Das veranlaßt ihn wohl auch in Schöngeisterei, Philosophie, Psychologie und Ästhetik zu schwimmen, aber eben nur zu schwimmen, mehr braucht es ja nicht zu sein, und ernsthafte Beschäftigung wäre ja Arbeit. Alles wird beherrscht von der Gefühlskälte und Blasiertheit. Seine Strukturformel denken wir uns folgendermaßen $\begin{matrix} E_{8}-R_{10} \\ Tr_{25}-R_{30} \end{matrix} > I.\,A._{20}-L_{10}$.

Die Leitfähigkeit geht dabei fast ganz auf Rechnung des Trieblebens. Das Temperament und die Intelligenz waren vielleicht durchschnittlich.

Ernst Katt war nicht immer so; er erschien früher gründlich, ernsthaft, und zeigte eine erhebliche Arbeitsenergie, „war ein herzensguter, besonders gegen seine Mutter zärtlicher und liebevoller Junge". Erst in der etwas verzögerten Pubertät trat die gefühlsmäßige Erkältung ein und das Überwuchern des Trieblebens in Erscheinung. Das kann uns nicht allzusehr wundern; denn wir wissen, daß der Charakter sich anlagegemäß wirklich voll erst entfaltet in und nach der Pubertät. Und wer in dieser Pubertätsentwicklung oder -verschiebung nicht schon etwas Schizophrenes — also etwas prozeßhaft Psychotisches — sehen will, wozu Kretschmer offenbar neigt, der kann in diesem ungewöhnlichen Ausmaß gefühlsmäßiger Abkühlung, wie wir sie bei Ernst Katt sehen, nur einen graduellen Unterschied sehen gegenüber der normalen Verschiebung der Psychästhesie oder psychästhetischen Proportion, wie wir sie bei völlig in der normalen Breite liegenden Charakteren in dem „Weiserwerden des Alters" im Gegensatz zu den jugendlichen Brauseköpfen täglich erleben. Das ungewöhnliche Ausmaß der Verschiebung und die daraus resultierende krasse Disharmonie macht aber eben den Psychopathen. Wir wagen nicht zu entscheiden, ob Ernst Katt in der Pubertätsperiode wirklich eine Psychose durchgemacht hat, aus Kretschmers Schilderung ist dies nicht zu erkennen, wenn man das Prozeßhaft-Schizophrene nicht ganz ins Uferlose erweitern will; mag seine Persönlichkeit für Kretschmer auch als eine postpsychotische zu bewerten sein; für uns ist sie es noch nicht, und wir machen namentlich nicht die Verallgemeinerung dieses Paradigmas mit, da sonst konsequenterweise jede Charakterverschiebung in der Pubertät, und zwar nicht nur nach der Seite der Gefühlserkaltung hin, als schizophren anzusprechen wäre, und letztlich beinahe jeder Mensch in der Pubertätsphase eine schizophrene Prozeßpsychose durchmachen würde.

Der Repräsentant des jähzornig-stumpfen Typus, Dr. Graber ist kaum geeignet, hier verwendet zu werden. Er hat eine massive schizophrene Psychose durchgemacht, in deren Verlauf er sich mit einem beliebigen Messer kastrierte. Wann diese Psychose begonnen, ist der Krankengeschichte Kretschmers nicht zu entnehmen, vielleicht (?) schon in der Studienzeit, obwohl es sich da noch um durchaus verständliche Sonderbarkeiten gehandelt haben kann. Er wird als ein ganz gefühlsroher Bruder mit starken Triebeinschlägen geschildert, die zuweilen in plötzlichen rabiaten Wutausbrüchen unvermittelt nach außen durchschlugen. Seine intrapsychische Aktivität war offenbar nicht erheblich über dem Durchschnitt, seine Leitfähigkeit ging fast ganz auf Rechnung des Trieblebens. Charakterliche Widersprüche, die nicht recht aufklärbar und offenbar prozeßhaft bedingt sind, fehlen nicht, so der schreiende Widerspruch zwischen seiner gefühlsmäßigen Stumpfheit und dem Bestehen von offenbar von früher her übernommenen und später wahnhaft weiter verarbeiteten moralischen und religiösen Einstellungen, die ihn zu seiner schweren Selbstverstümmelung veranlaßten. Wenn man eine Strukturformel versuchen will, so würde sie ungefähr folgendermaßen aussehen: $\begin{matrix} E_5 - R_{10} \\ Tr_{25} - R_{25} \end{matrix} \rangle_{12} - L_{15}$.

Die Intelligenz war gut, das Temperament wohl durchschnittlich. Wenn wir auch hier eine Strukturformel aufzustellen versuchten, so war diese gedacht für die postpsychotische Persönlichkeit, und wir bemerken ausdrücklich, daß sich alles Psychotische dadurch in keiner Weise erklären läßt (der religiöse Wahn, die Selbstverstümmelung usw.). Nach Ablauf der Psychose kann eine so leidliche Wiederherstellung der Persönlichkeit oder eine so weitgehende Anpassung an die neuen biologischen Verhältnisse erfolgen, daß eine Einfügung in unser Schema gelingen konnte. Wir dürfen aber daraus nicht schließen, daß der schizophrene Prozeß deshalb biologisch und pathogenetisch identisch ist mit dem physiologischen Vorgang einer Charakterentfaltung in der Pubertät oder später; wir sehen nur daraus, daß postpsychotisch eine biologische Konstellation entstehen kann, die so viel Ähnlichkeit mit der einer abnormen Charakterentwicklung besitzt, daß dem Effekt nach schließlich eine psychopathische Persönlichkeit herauszukommen scheint, im ersteren Falle prozeßhaft entstanden, im letzteren aber auf physiologischem Entwicklungswege (vgl. dazu meine Skizze in der Monatsschrift f. Psych. Bd. 55). Die ungeheuere Schwierigkeit, ja vorläufige Unmöglichkeit, einen langsam und schleichend verlaufenden, stillstehenden und ausheilenden Prozeß von einer normal-physiologischen abnormen Charakterentwicklung zu trennen, verkennen wir dabei nicht; wir wehren uns nur dagegen, daß man aus dieser Unmöglichkeit die Schlußfolgerung zieht, auch die normalphysiologische, aber eine abnorme Richtung nehmende Charakterentwicklung sei ein wesensgleicher schleichender Krankheitsprozeß im Sinne der Schizophrenie. Und darauf käme es hinaus, so sehr man sich auch sträuben mag.

Der zerfahrene wurstige Bummler Karl Hanner, der den Reigen der Schizoiden Kretschmers beschließt, war wahrscheinlich ein solch langsam versandender Schizophrener; absolut fest steht es uns nicht; er war von Jugend auf „sehr böse", und es läßt sich nicht erkennen, ob er in der Studentenzeit wirklich einen „Knick" bekam, oder ob er nur das freie Studentenleben so schlecht vertrug. Er wanderte aus, verlumpte allmählich immer mehr, vernachlässigte sich, nächtigte obdachlos im Freien und wurde in verlottertem Zustande nach Jahr und Tag von einem Verwandten aufgefunden. Dabei war er „stets von einer bissigen Vergnügtheit, schwang den Stock, sang Studentenlieder und steckte voll griechischer und lateinischer Zitate, ein vollendeter Philosoph und Stoiker. Seine Belesenheit war unglaublich ... Er war nicht der Ansicht, daß es ihm schlecht gehe". Daß ihm ein hypomanisches Temperament eigen war, möchten wir vermuten. Kretschmer selbst spricht von einer auf „Legierung" beruhenden humoristischen Untermalung. Seine Zufriedenheit, seine Unstetheit, Sprunghaftigkeit und Unbeständigkeit weisen darauf hin, sprechen aber gleichzeitig auch für einen erheblichen Retentionsmangel bei lebhafter intrapsychischer Aktivität. Die Triebhaftigkeit war offenbar nicht allen erheblich, darum muß man seine Haltlosigkeit und seinen Mangel an Fähigkeit sich durchzusetzen auf eine gewisse Ableitungsschwäche zurückführen. Wir stellen uns seine Struktur folgendermaßen vor: $\begin{matrix} E_8 - R_5 \\ Tr_{15} - R_{12} \end{matrix} > I.\,A._{20} - L_9$, bei hypomanischem Temperament und sehr guter Intelligenz.

Nach Kretschmer und seinen Anhängern gehört zum schizoiden Temperament also in erster Linie eine starke Dysproportion zwischen Gefühlsleben und Denken, und zwar sowohl in dem Sinne, daß die gefühlsmäßige Ansprechbarkeit über alles Maß hinaus sich steigern kann, als auch in dem Sinne, daß sie besonders gering sein kann. Es gehört zum Schizoid sowohl ein ungewöhnlich derbes und nach außen drängendes Triebleben, als auch eine Verkümmerung oder Abartung desselben. Es gehört dazu eine ungewöhnliche Asthenie, Ableitungsdefekte, die ihrerseits dann zu einem autistischem Innenleben führen, zu einen im Geheimen blühenden, bald mehr phantastisch-retentionsdefekten und wirklichkeitsfernen Träumen, bald zu einer mehr retentionsbedingten, starr-logischen, normierten und übertriebenen Verarbeitung von Erlebnissen, zu überwertigen Ideen und verschrobenen Anschauungsgebäuden, die sich dann vielfach in ungewöhnliche und verschroben wirkende, oder, bei sthenischerer Veranlagung, in rücksichtsloseste Handlungsweisen umsetzen. Wir finden also alle Qualitäten des Charakters bald ins Groteske verzerrt, bald zu einem Nichts herabgedrückt wieder, wir finden einfach den psychopathischen Charakter in seinen verschiedensten Gestaltungen und in den höchsten Ausmaßen. Ein besonderes Wort noch zu den Spielarten des Denkens: „Schizophrenes Denken“ sollen wir erkennen können in dem wirklichkeitsfremden Träumen, in der Neigung zum freien Spiel der Phantasie, aber auch in der streng disziplinierten, und zu paranoischer Verarbeitung drängenden, logischen Denkart. Ich kann mir dann nicht vorstellen was noch für die normale Art des Denkens übrig sein soll. Ich sehe in beiden Formen des Denkens nur die Extreme besonderer Spielarten der normalen Anlage zu intrapsychischer Verarbeitung, deren sich jeder Mensch bedient, bald die eine, bald die andere mit Vorliebe benützend. Die eine hat ihre Beziehung zum Retentionsdefekt, die andere zur Retentionsstärke, beide werden von der größeren oder geringeren Eindrucksfähigkeit und dem Triebleben beeinflußt, beim Schizoiden von diesen abnorm gespeist und selbst schon abnorm ausgeprägt. Auch die Ausdrucksweisen erscheinen mir nur ins Groteske vergrößerte normale Reaktionen. Der eindrucks- und retentionsstarke Asthenische, der mit seinen Erlebnissen nicht recht fertig wird, hat vielfach Hemmungen beim Handeln, oft von zwangsartigem, „anankastischem“ Charakter, die ihn besonders in bestimmten Situationen ungeschickt, unbeholfen, eckig und sonderbar linkisch erscheinen lassen, beim „Schizoiden“ finden wir diese Eckigkeit und Unbeholfenheit in vergröbertem Maße in Permanenz. Bei anderen steigert sich die nach Ausdruck ringende Gefühlsbetonung zu einer verzerrten Mimik und Gestik, zum Grimassieren und zu Verschrobenheiten. Gut intrapsychisch Gesteuerte aber lassen davon nichts erkennen; Irene Hertel war sogar ausgesprochen stilvoll und gemessen in ihrem ganzen Benehmen, aristokratisch beherrscht in ihren Ausdrucksformen; bei Ernst Katt äußerte sich diese Beherrschtheit in der Außenwelt in einer „aristokratischen“ Blasiertheit, im eigenen Heim dagegen, wo die Beherrschung der Triebe ihm nicht notwendig erschien, in zynischer Kälte. Kurzum, wir finden auch bezüglich des Ausdrucks bald groteske Verzerrungen normaler Ausdrucksweisen nach oben, bald ungewöhnliche Beherrschtheit und Glätte bei sonst Ausdruck erheischenden Erlebnissen.

Wie sich psychopathische Charaktere mit Temperamentseigentümlichkeiten verbinden können zu besonders getönten Gesamtpersönlichkeiten, das sahen wir an den Kretschmerschen Beispielen von Karl Hanner und Franz Blau, wir sahen es an den zahlreichen Beziehungen, die sich nach Kurt Schneiders Schilderungen zwischen Hyperthymen und Depressiven einerseits, den übrigen Charakteren andererseits aufweisen ließen, wir sahen es bei Birnbaum, der neben den rein cyclothymen Psychopathen (ständiges Vorwiegen lust- oder unlustbetonter Stimmungslage) auch Übertriebene und

Oberflächliche kennt, bei denen vielfach eine Neigung zu positiver, lustvoller Betonung besteht, — auch diejenigen, deren Leben „nur Anfänge ohne Fortsetzungen und Fortsetzungen ohne Anfänge sind, gehören gewiß zum großen Teil hierher, — ferner retentionsfähige Normierte, bei denen aus Affektzuständen von pathologischer Dauer eine ständig gesteigerte Affektuosität wird, offenbar unter dem Einfluß eines hypomanischen Temperaments. Umgekehrt schimmerte das konstitutionell-depressive Temperament durch bei Birnbaums allezeit von Unlustgefühlen beherrschten Überempfindlichen (Hypochondern), bei Kurt Schneiders Mißmutigen, Paranoisch-depressiven, und manchen Willenlosen und Sensitiven, vielleicht auch bei Kretschmers erstem Beispiel, dem jungen Erich Hanner. Wir sahen diese Verbindung von Temperamentseinschlägen und besonderen Charakteren auch bei einer Anzahl unserer Charakterbeispiele, bei dem Privatgelehrten und dem Beamten der Gruppe 3, bei den beiden Beispielen der Gruppe 4, bei dem Rechtsanwalt Sch. der Gruppe 7, bei den beiden Beispielen der Gruppe 8, bei den Beispielen der Gruppe 9, 12, und 15. So sind es eigentlich der Belege genug, und wir geben nur einen besonders instruktiven Fall wieder, der das Gesagte noch einmal erläutern soll:

Fräulein Nanette Schuster stammte aus erblich stark belasteter Familie. Ihre Eltern waren geschieden, die Mutter hypomanisch und rechthaberisch ein Bruder nahm sich in einem Anfall von Melancholie das Leben, eine Schwester erkrankte später an Dementia praecox. Fräulein Schuster die jetzt die 50 überschritten hat, war in ihrer Jugend ein aufgewecktes Kind, lernte in der Schule spielend, hatte ein heiteres Temperament, war allen Eindrücken zugänglich, begeisterungsfähig, vielseitig interessiert, jedoch sprunghaft und flatterhaft. So trat sie in die Gesellschaft ihrer kleinen Vaterstadt, in der sie bei ihrer Schönheit und Liebenswürdigkeit gemeinsam mit ihrer wenige Jahre älteren Schwester bald eine große Rolle spielte, und alle, die mit ihr zu tun hatten, blendete. Allein ihr aufschießendes Triebleben brachte bald starke Dissonanzen in ihren früher einheitlichen Charakter. Sie wurde zunehmend egoistisch, so daß die Streitereien zuhause kein Ende nahmen. Ihre früher starke Eindrucksfähigkeit ließ nach, sie wurde hochfahrend und berechnend. In der Gesellschaft merkte man nichts davon, sie verstand bei ihrer sprichwörtlichen, aber niemals wirklich warmen Liebenswürdigkeit die Öffentlichkeit irrezuführen. Ihre guten intellektuellen Qualitäten, die ihr gestatteten, über alles mitzusprechen, wenn sie auch immer „schwamm", nichts gründlich verarbeitet hatte, trugen ihren Teil dazu bei. Ihre Schwester verlobte und verheiratete sich früh; sie selbst aber, hochfahrend und anspruchsvoll, wollte immer oben hinaus und fand keinen Mann, der ihr genügt hätte. Die Familienverhältnisse wurden schlechter, mit der selbstherrlichen, hypomanischen Mutter, die ihre herrschsüchtige Tochter nicht ans Regiment kommen lassen wollte, gab es unausgesetzt Zwistigkeiten; insbesondere irritierte jene das unordentliche und schlampige, fahrige Wesen der Tochter. Als diese älter wurde und ihre Rolle als Stern der Gesellschaft ausgespielt hatte, fing sie bald dies, bald jenes an, hielt aber in keinem Beruf aus, es waren in ihrem Leben wirklich nur „Anfänge ohne Fortsetzungen und Fortsetzungen ohne Anfänge". In der Gesellschaft wurde sie nach wie vor gern gesehen; dort gefiel sie sich jetzt in der Rolle des unglücklichen Mädchens, das ein böses Geschick an eine unverträgliche Mutter und an eine geisteskranke

Schwester gefesselt hat; denn die Schwester war mittlerweile an Dementia praecox erkrankt und von ihrem Mann geschieden. In theatralischer Weise nahm sie diese Schwester aus der sicheren Anstalt in Familienpflege und stellte sich überall als die sich aufopfernde Schwesternliebe selbst hin und berauschte sich an dem ihr entgegengebrachten Mitleid und an der Bewunderung ihrer Bekannten. Dabei war dies alles nur Schein; sie benützte die Familienpflege der Schwester in eigennützigster Weise nur zu Erpressungen gegen ihren Schwager, den sie nach seinen Aussagen belog, betrog und bestahl, und führte sich so anmaßend auf, daß sie einmal von der Polizei aus dessen Hause entfernt werden mußte. Zwischendurch verließ sie ihre Heimat, zog in der Welt herum und führte ein unstetes Nomadenleben. Die Schwester gab sie nach dem Scheitern ihrer Pläne wieder in eine Anstalt, die Mutter schleppte sie meist mit sich. Dann tauchte sie wieder in ihrer Heimat auf, um plötzlich Oberpflegerin an der dortigen Heil- und Pflegeanstalt zu werden. Ihre Tätigkeit bestand aber im wesentlichen darin, daß sie in der Stadt herumlief, Einkäufe machte, Patientinnen in Theater und Konzerte begleitete, so daß ihr Dienst eine angenehme Abwechslung wurde. Als ihr dies Handwerk gelegt wurde, flüchtete sie in die Krankheit, machte auf den Rasenplätzen der Anstalt Liegekuren und erreichte schließlich, daß man sie nach dem Süden schickte. Dort verbrauchte sie den größten Teil des bescheidenen Vermögens ihrer Mutter, das sie schon bisher ständig über Gebühr in Anspruch genommen hatte. Bei ihrer Rückkehr nahm sie sofort ihr Nomadenleben wieder auf, zog die alternde Mutter, die längst nichts mehr zu sagen hatte, hinter sich her. Das Familienleben wurde immer trostloser. Nach außen hin spielte sie nach wie vor die selbstlose Tochter, in der Tat tyrannisierte sie ihre Mutter in der grausamsten Weise, schnitt ihr bei jeder Einwendung das Wort ab und gab ihr wörtlich oder durch die Blume zu verstehen, daß sie eine Null und vertrottelte Person sei. Schließlich wurde von befreundeter Seite ein Entmündigungsverfahren gegen die Tochter beantragt. Der beratende Psychiater konnte trotz genauester Kenntnis der Verhältnisse bei Gericht nicht durchdringen, da Fräulein Schuster in ihrer Aalglätte Richter und andere Ärzte einzuwickeln wußte. Doch wurde der Mutter ein Pfleger bestellt zur Regelung ihres Verhältnisses zur Tochter und zum Schutze des ihr noch gebliebenen kleinen Restes von Vermögen vor den Klauen der verschwendungssüchtigen Tochter. Den Arzt, der ihre Entmündigung vertreten hatte, verfolgte Fräulein Schuster mit fanatischem Haß und verleumdete und schmähte ihn hinter seinem Rücken, wo immer sie konnte. Sie witterte ein ganzes von ihm ausgehendes Verfolgungssystem, bezog auch den Pfleger, der ihrem hinterlistigen Schmeicheln um Geld aus dem Vermögen der Mutter nicht nachgeben konnte, bald in dies System, zumal er mit jenem Arzte gut bekannt war. Erst als kurz vor dem Tod der Mutter die Zügel etwas gelockert wurden und sie wieder zu etwas Geld kam, steckte sie um und suchte nun sogar den Pfleger gegen den Arzt einzunehmen. Jetzt „arbeitet" sie angeblich für Amerika, wo sie viel Verwandte hat, von denen sie seit Jahren Unterstützung bezog, sie versorgt eine Anzahl von Kleinrentnerinnen, die sie miserabel bezahlt, mit Aufträgen, „vermittelt" nach Amerika und steckt den Löwenanteil des Verdienstes ein. Trotz aller Teuerung hat sie immer wieder Geld für Reisen, für ihre Hausmiete aber nicht. Da gibt es denn beständig Skandal, und im letzten Halbjahr hatte sie nicht weniger als 5 Wohnungen.

Noch heute weiß sie aber einige alte Bekannte so mit ihrer Liebenswürdigkeit zu umgarnen, daß sie von ihnen immer wieder in Schutz genommen und mit Geldmitteln versehen wird.

Fräulein Schuster erscheint nach ihren Eigenschaften empfindlich, heiß und kalt zugleich, sprunghaft, launenhaft, egoistisch, zuweilen phantastisch lügenhaft, intrigant, hämisch, rachsüchtig, herrschsüchtig, rechthaberisch, zynisch, streitsüchtig und gelegentlich explosibel. Sie ist aber ein Zweiseelenleben und erscheint daher gleichzeitig einschmeichelnd und liebenswürdig, aufopferungs- und begeisterungsfähig, allerdings nur wenn die Erlebnisse den Strebungen ihres Trieblebens konform sind, also auch nur im Dienste des lieben Ich. Sie ist der Typ eines „hysterischen Charakters". Sie hat Hyperthymes und Streitsüchtiges, Stimmungslabiles und Fanatisches, Geltungsbedürftiges und Phantastisches. Gemütloses und Explosibles und schließlich sogar etwas Zähes und Willenloshaltloses.

An ihrem hypomanischen Temperament ist nicht zu zweifeln; in der Eile ihres psychischen Tempos, in der stets bereiten Assoziationsfülle, die sie sich manchmal geradezu ideenflüchtig verlieren läßt, in ihrem enormen Beschäftigungsdrang, in ihrer steten Unruhe, in ihrer Unstetheit und Flatterhaftigkeit und der trotz aller Kämpfe und Schwierigkeiten im Grunde stets optimistischen Sorglosigkeit („das geht schon" ist beim Plaudern ihr 3. Wort). und in ihrem gesteigerten Selbstbewußtsein findet es seinen beredten Ausdruck. In der Jugend besaß sie eine hohe Eindrucksfähigkeit auch für höhere Gefühlswerte, die aber seit der Pubertät deutlich zurücktrat. An ihrer Stelle erwuchs eine schwere Triebkomponente in Form krassesten und kältesten Egoismus', der seitdem ihr ganzes Leben beherrscht. Ihre Oberflächlichkeit und Nachlässigkeit spricht deutlich für einen Retentionsdefekt, der aber vielleicht zum größten Teil auf die hypomanische Komponente zurückzuführen ist; dagegen schwingen triebbetonte Erlebnisse lange nach, hier erscheint sie ungemein retentionsstark, nachtragend (Einstellung gegen die Mutter, den Arzt und andere Widersacher). Ihre intrapsychische Aktivität ist lebhaft, zuweilen direkt von der Gefühlsbetonung der Erlebnisse gespeist und phantastisch arbeitend (Retentionsdefekt), bei Trieberlebnissen aber logisch aufbauend und systematisierend (Retentionsstärke). Sie vermag den übermächtigen Trieberlebnissen nicht hinreichend zu steuern, sie nicht einzugliedern. Daher im äußeren Verkehr, wo sie sich beherrschen muß, ständig die geltungsbedürftige, theatralische Ichnote, zuhause aber häufige Explosivreaktionen. Sie ist eine aktive, tyrannische Sthenikerin; aber wenn sie zu direkter Realisation ihrer Wünsche keine Möglichkeit sieht, dann greift sie zu den nicht mehr echt sthenischen Mitteln der Hinterlist und Intrigue, ja zu der asthenischen Flucht in die Krankheit; denn nur so kann der nicht verarbeitete flottierende Affektrest abreagiert werden. Auf Grund dieser Analyse kommen wir zu folgender Strukturformel: $\begin{matrix} E_9 - R_7 \\ Tr_{22} - R_{27} \end{matrix} > I.\,A._{20} - L_{15}$ bei hypomanischem Temperament und sehr guter Intelligenz.

Und wie verhält sich Fräulein Schuster zu den Schizoiden Kretschmers? Sie steht ohne Zweifel mit ihrem Zynismus dem kalten Despotentyp des Ernst Katt nahe. Nur daß bei ihr die Eindrucksfähigkeit noch höher, das Triebleben nicht ganz so nackt und unverhüllt war. Einige, die retentionsdefekten, Züge teilt sie mit Franz Blau, von dem sie sich aber durch das Fehlen einer hohen Eindrucksfähigkeit weit trennt; auch kommen bei ihr die Temperamentsfaktoren sehr deutlich und abrundend als „Legierung" dazu, wesentlich deutlicher als bei Franz Blau. Denn bei all ihren Ecken und Unebenheiten, bei all ihren Widersprüchen und Disharmonieen, trotz Kälte, Zynismus, Brutalität und nervöser und aufgeregter Reizbarkeit hatte sie einen Zug zur Geselligkeit, war lebhaft und nicht ohne Humor, konnte heiter und, wenn es ihr einmal paßte, kriechend freundlich sein. All diese Register wurden von ihr gezogen, wenn es darauf ankam, sich in gutes Licht zu setzen, oder wenn die Konstellation keine Zusammenstöße mit ihren Trieben mit sich brachte. Sie gemeinsam mit der relativ guten intellektuellen Steuerung ermöglichten es ihr, so viele zu bezaubern und zu täuschen, und zwar zu täuschen über das „Schizoide" in ihrem Wesen, über die Disharmonie und innere Zerrissenheit und Kälte, über ihren „wahren Charakter". So weben und spielen Temperaments- und Charakterkomponenten dauernd ineinander und bewirken gemeinsam mit der Intelligenz das, was wir schließlich in Erscheinung treten sehen, die Gesamtpersönlichkeit.

Auf Grund unserer Analyse der schizoiden Temperamente Kretschmers und auf Grund unseres eben skizzierten Falles kommen wir zu dem Schluß, daß auch die schizoiden Temperamente Kretschmers nichts anderes sind als Charaktere, deren einzelne formale Elemente in groteskem Maße gesteigert oder abgeschwächt sind und untereinander nach der Stärke ihrer Qualitäten disharmonieren; die schizoiden Temperamente fallen zusammen mit dem Begriff der psychopathischen Charaktere, wie das schizothyme Temperament mit dem „ausgeprägten" Charakter. Nicht das schizothyme und schizoide Temperament in Legierung mit dem cyclothymen oder cycloiden Temperament macht gemeinsam mit dem „Material", den Talenten, der Intelligenz die Persönlichkeit aus, sondern das mehr oder weniger cyclothyme oder cycloide Temperament und der mehr oder weniger ausgeprägte oder psychopathische Charakter.

VI. Psychiatrische Ausblicke und Schluß.

Die von uns vorgeschlagene Trennung von Temperament und Charakter auf Grund biologischer Erwägungen hat nun auch eine große Bedeutung für psychiatrische Fragestellungen. Daß die Temperamente in erster Linie von Bedeutung sind für unsere Auffassung und Abgrenzung des manisch-melancholischen Irreseins, wurde früher schon erwähnt, und die Zusammengehörigkeit der cyclothymen Temperamente mit dieser Gemütskrankheit wird nicht viel Widerspruch begegnen; denn sie liegt durchaus in Richtung der modernen klinisch-psychiatrischen Diagnostik. Etwas anders liegen die Dinge bezüglich der Bedeutung des Charakters für das Zustandekommen von Psychosen. Zwar wird man sich so ziemlich darüber einig sein, daß die psychogenen Psychosen und mancherlei andere degenerativ-psychotische Zustände (Haftpsychosen, wahnhafte Einbildungen Degenerierter usw.) zurückgehen auf einen psychopathischen Charakter, aber auch die Epilepsie und die Schizophrenie werden mit den psychopathischen Charakteren aufs innigste in Beziehung gebracht.

Im Vordergrund des Interesses steht zur Zeit durchaus die Frage des Zusammenhanges zwischen Schizophrenie und psychopathischem Charakter oder, wie Kretschmer es nennt, schizoidem Temperament. Kretschmer hat den Namen „schizoides Temperament" gewählt, da ihm die Erkrankung Schizophrenie in einfach gradueller Steigerung so aus der Schizothymie und Schizoidie hervorzuwachsen schien, wie das manisch-melancholische Irresein hervorwächst aus Cyclothymie und Cycloid. Wir haben schon früher darauf hingewiesen, daß uns eine solche Parallele nicht gerechtfertigt erscheint. Bei der Schizophrenie handelt es sich mit höchster Wahrscheinlichkeit um einen destruktiven Prozeß, der in den meisten Fällen zu einer völligen Verödung und Spaltung der Persönlichkeit führt, in einzelnen Fällen wohl weitgehend ausheilt, aber doch eine Veränderung der Persönlichkeit zur Folge hat, die sogenannten „praktischen Heilungen". Beim manisch-melancholischen Irresein aber handelt es sich um eine durchaus passagere Störung, die, so lange sie rein bleibt, niemals zu einer dauernden Veränderung der Persönlichkeit führt, so oft sich auch die einzelnen Attacken im Leben wiederholen. Dort handelt es sich eben um Krankheitsprozesse in der Struktur, in der Konstruktion, hier aber um krankhafte Schwankungen der „Beheizung", des biotonischen Systems. Bei jener kommt es vielleicht zu einer Art Vernarbung (?), bei dieser handelt es sich um eine völlig wieder ausgleichbare Schwankung.

Was Kretschmer zu seiner Annahme veranlaßte, war, daß man postpsychotisch bei praktisch ausheilenden Schizophrenien Bilder entstehen sah, die gewissen Psychopathentypen ungemein ähnlich sahen, und zwar Psychopathentypen, wie sie offensichtlich im Umkreis der Schizophrenie häufig vorkamen. Diese Ähnlichkeit, die vergleichbar schien der Ähnlichkeit zwischen cyclothymen und cycloiden Zügen und dem manisch-melancholischen Irresein, bewog ihn, in jenen Psychopathen die Vorstufe der Schizophrenie zu sehen; und deshalb gab er ihnen, Bleuler folgend, den Namen der „Schizoiden". Für den Grund dieser Ähnlichkeit bekommen wir ein gewisses Verständnis, wenn wir uns der biologischen Grundlagen des Charakters erinnern. Wir sahen den Charakter in erster Linie abhängig von dem Verhältnis zwischen Hirnstamm und Hirnrinde. Der Hirnstamm bildete die Hauptgrundlage für das Triebleben und die affektiv-willensmäßige Seite des Seelenlebens, die Hirnrinde für die Intelligenz, für die Steuerung der Triebe und Affekte und für die intrapsychische Verarbeitung. Je mehr anlagegemäß der Hirnstamm gegenüber der Hirnrinde vorherrscht, desto mehr wird das Seelenleben von affektiven und triebartigen Impulsen geleitet sein, je mehr aber der Hirnstamm gegenüber der Hirnrinde zurücktritt, desto eher werden wir zu kühlem, verstandesmäßigem Handeln kommen. Ein Prozeßvorgang in dem Hirnstammgebiet, wie ihn die moderne Psychiatrie für die Schizophrenie anzunehmen geneigt ist, wird nun leicht zu einer allmählichen Verschiebung des Gleichgewichts zu Ungunsten des Hirnstamms führen, und es resultieren dann die affektlahmen, stumpfen Bilder, die man so häufig bei abgeheilten oder remittierenden Schizophrenien findet. Sie erscheinen dann ungemein ähnlich den ihrer Veranlagung gemäß kühlen Verstandesnaturen. Das ist dann eine prozeßhafte Verschiebung der „psychästhetischen Proportion" nach dem stumpfen Pol hin. Die postpsychotischen Schizophrenen, die nach ihrer Psychose hyperästhetischer als zuvor wurden, dürften ungemein selten sein. Man darf allerdings prozeßhaft bedingte Affektstürme eines solchen praktisch Genesenen nicht mit einer Hyperästhesie verwechseln und darf nicht jede postpsychotische Reizbarkeit und Empfindlichkeit (Empfindsamkeit) als Zeichen einer Hyperästhesie nehmen. Hyperästhetisches findet man bei Schizophrenien im Beginn und im Verlauf der Psychose häufiger, eben dann, wenn man an einen Reizzustand der Hirnstammgegend denken möchte. Schematisieren läßt sich bei der gewaltigen Mannigfaltigkeit der Prozeßlokalisation und der Kompliziertheit der vorpsychotischen Struktur natürlich gar nichts. Ich habe mich an anderem Orte (3) bereits ausführlicher mit dieser Frage auseinandergesetzt. Auch Bonhoeffer hält es von den Residuärzuständen nach Encephalitis epidemica bei Kindern ausgehend für möglich, daß wir auf diese Weise vielleicht „greifbare Vorstellungen in Bezug auf die genetischen Beziehungen der psychopathischen Konstitution und ihre Lokalisation" bekommen werden. Schizophrenie und Encephalitis erzeugen eben auf prozeßhaftem Wege biologische Konstellationen, die zu Charaktereigenschaften führen, die sich anlagegemäß bei abnormen und psychopathischen Charakteren entwickeln. Wir müssen deshalb die biologischen Beziehungen zwischen Schizophrenie und Kretschmers Schizoid vorläufig ablehnen und bestreiten sogar die Berechtigung des Namens „Schizoid", da sich dieses ganz allgemein mit dem Begriff des psychopathischen Charakters deckt und vorläufig noch jede eindeutige, engere Verwandtschaft mit der Erkrankung Schizophrenie vermissen läßt. Die erbbiologische Forschung hat bisher auch nur bewiesen, daß sich die mannigfachsten Psychopathentypen im Umkreis der Schizophrenie finden, das war aber auch schon vor Einsetzen der unter der Flagge des neuen Schizoidbegriffs segelnden Erblichkeitsforschung bekannt und sagt uns nichts Neues. Wir wenigstens teilen den Enthusiasmus und Optimismus, der diesen neuen erbbiologischen Bestrebungen entgegengebracht wird, nicht.

Ähnlich scheinen mir die Dinge auch bei dem epileptoiden Charakter und der Epilepsie zu liegen. Wir sahen so ungemein mannigfaltige Charaktere an genuiner Epilepsie erkranken und charakterlich und intellektuell „epileptisch verblöden", daß uns die Existenz eines epileptoiden Charakters recht zweifelhaft geworden ist. Sicher gibt es Charaktere, die dem typisch veränderten Epileptiker ungemein ähnlich sind, aber daß diese Persönlichkeiten nun wirklich auch später epileptisch erkrankten und dadurch ihre Zugehörigkeit zur Epilepsie bewiesen, haben wir nur recht selten beobachtet. So stimmen wir den neuen Untersuchungen Krischs durchaus zu, der zu dem Resultat kam, daß es einen epileptoiden Charakter nicht gebe, obwohl wir hier eher zu einem Nachgeben geneigt wären als beim jetzigen Schizoidbegriff.

Mustern wir unsere Anstalten für psychopathische Kinder durch, so finden wir fast nur schizoide und einige epileptoide Charaktere — doch auch diese beiden gehen schon wieder durchaus ineinander über —, fragen wir aber nun, wie viele dieser Zöglinge Schizophrene oder genuine Epileptiker wurden, so bekommen wir selbst von sachverständigen Leitern mit großer und viele Jahre überblickender Erfahrung fast stets verneinende Antworten oder die Auskunft, daß dies ganz verschwindende Ausnahmen seien. Und denken wir uns die Vorgeschichten der ungezählten Schizophrenen durch, die wir erhoben haben, so werden wir auch hier nur ganz vereinzelte finden, die früher Insassen einer Erziehungsanstalt waren. Das gibt denn doch zu denken, und ich sehe auch darin wieder einen sehr deutlichen Hinweis, wenn auch nicht gerade einen vollgültigen Beweis, daß es mit der Enge der Beziehungen zwischen „schizoidem Charakter" und der Erkrankung Schizophrenie doch recht fraglich bestellt ist.

Durch alle prozeßhaften Vorgänge im Gehirn wird der Charakter verändert; das ist nur zu natürlich; denn es ändert sich die Struktur, es ändert sich etwas an der Konstruktion. Von charakterlichen Veränderungen im Verlaufe einer Prozeßkrankheit auf die zu solcher Erkrankung disponierenden Charaktere schließen zu wollen, scheint uns immer sehr gewagt, zum mindesten aber reichlich verfrüht. Gewiß ist der vorpsychotische Charakter keineswegs gleichgültig für die später sich entwickelnde Prozeßpsychose, und das gilt natürlich auch von der Schizophrenie; er wird die Bilder beeinflussen und färben; denn er ist nicht mit einem Male ausgelöscht. Jeder wird uns zugeben, daß keineswegs alle Epileptiker — bei diesen haben wir vielfach ein gewisses Kriterium für das Einsetzen der Erkrankung in den Anfällen — im Beginn ihres Leidens schon jähzornig-brutal, stumpf, stuhr, pedantisch, süßlich, bigott sind, sondern daß wir eine Epilepsie auftreten sehen bei gutmütigen, bei stillen, bei aufgeregten, bei sensitiv-hysterischen, bei brutalen und allen möglichen anderen Persönlichkeiten. Sie bekommen erst später meist den typisch epileptischen Charakter, oft aber noch lange Zeit gefärbt von ihrer früheren Persönlichkeit her. Ebenso ist es bei der Schizophrenie, auch bei ihr lebt noch lange ein Stück gut erhaltener Persönlichkeit in der Psychose fort und wirkt gemeinsam mit den Erlebnissen, auch diese wieder beeinflussend, ausgestaltend und aufbauend, mit an der späteren Entwicklung des Bildes.

Das Temperament aber gehört nicht zur Struktur und ist dem Milieu und ist exogenen Einflüssen ungleich weniger zugänglich. Es entwickelt sich nicht in dem Sinne wie der Charakter, und bildet sich nicht an der Umwelt, sondern es ist in gewisser Breite gleich das ganze Leben hindurch. Es kann schwanken, sogar in große Breite schwanken, kehrt aber, von exogenen und endogenen Einflüssen nur vorübergehend aus dem Gleichgewicht gebracht, wie ein Pendel, immer wieder zurück in seine alte Lage, oder schwingt bald nach dieser, bald nach jener Seite, kommt aber stets wieder zurück. Es kann in relativ seltenen Fällen (Encephalitis, Arteriosklerose, vielleicht auch Involution) wohl prozeßhaft einmal dauernd nach der einen oder anderen Seite verschoben werden, aber an der Struktur, am Charakter, braucht sich darum nichts zu ändern. Freilich werden die Prozesse für gewöhnlich auch die Struktur angreifen und es wird dann zu einer Änderung von Temperament und Charakter kommen. Wir werden uns aber hüten müssen, dann in dieser Temperamentsverschiebung schon unbedingt eine frühere Veranlagung zu sehen, wenn eine solche auch oft genug bestehen mag. Es handelt sich bei dieser Art „exogener" Umstellungen vielleicht oft um eine prozeßhafte und daher irreparable Irritation des biotonischen Regulationsmechanismus, nicht aber um eine endogen-funktionelle Umschaltung des Biotonus, wie wir sie im endogenen Schwanken des Temperamentes erleben, also eigentlich um etwas prinzipiell anderes.

Eine große Bedeutung aber hat der Charakter für die Gestaltung einer Temperamentspsychose, wenn man so sagen will, für die Gestaltung des manisch-melancholischen Irreseins. Hier wirkt er pathoplastisch. Wir haben schon bei

Besprechung der verschiedenen „hyperthymen“ Psychopathen Schneiders gesehen, daß geradezu jeder Charakter sich mit einer hyperthymen, mit einer hypomanischen Temperamentsanlage paaren kann. Steigert sich die hyperthyme Veranlagung bis ins Krankhafte, wird aus einer Cycloidie ein manisch-melancholisches Irresein, so werden die resultierenden Bilder — wenigstens solange die Erkrankung keine zu gewaltige Form annimmt —, noch durchaus die Züge des zugrundeliegenden Charakters erkennen lassen. Aus dem explosiblen Primitivcharakter wird ein höchst gefährlicher zornmütiger Maniker, aus dem streitsüchtigen Stheniker ein Kampfhahn, der mit dem Kopf durch die Wand will: die Kampfparanoiker, zu denen in erster Linie die chronisch-manischen Querulanten gehören, wachsen aus derartigen Psychopathentypen heraus. Wir kennen sensitive Charaktere, die vorwiegend in depressiven Phasen zu Sensitivparanoikern werden, und Phantasten, die sich mit manischem Schwung in eine Wunschparanoia hineinleben. Mancher moralisch Defekte wird regelmäßig während seiner manischen Phasen zum schweren Kriminellen und dann erst anstaltsbedürftig. Träumerische Charaktere werden im Verlauf einer akuten manischen Attacke hineingerissen in phantastische, schnell wieder abklingende Größenideen, ihre Psychosen decken sich mit den Bildern der expansiven Autopsychose auf Grund einer autochthon aufgeschossenen, erst in der Erkrankung konzipierten phantastischen Idee. Wir halten es für sehr wahrscheinlich, daß die als cyclische Halluzinosen und als cyclische Motilitätspsychosen mit Ausgang in Heilung geschilderten Geistesstörungen ebenfalls zurückgehen auf eine besondere konstruktive Gehirnveranlagung und sich ebenfalls aufbauen auf dem biologischen Grund eines gesteigerten oder verminderten Biotonus. Diese Dinge im einzelnen zu belegen, ist hier nicht der Ort. Wir wollen hier nur darauf hinweisen, wie groß die Bedeutung des Charakters für die Gestaltung der manisch-melancholischen, der biotonischen Psychosen sein kann. Wir halten es für durchaus möglich, daß sich auf der Grundlage der Differenzierung zwischen Biotonus und Struktur eine Grenzlinie zwischen den manisch-melancholischen und anderen Psychosen gewinnen läßt.

Wir sind nun freilich weit davon entfernt, anzunehmen, daß sich auf diese Weise spielend all die Rätsel lösen ließen, die uns das manisch-melancholische Irresein ebenso aufgibt wie alle anderen Psychosen. Wir wissen, daß eine schwere manische oder eine schwere melancholische Psychose Bedingungen schafft, die sich nicht mehr psychologisch erklären lassen, sondern daß wir auch hier ohne gründliche Berücksichtigung biologischer (z. B. endokrinologischer) Faktoren nicht auskommen. Wir brauchen da ja nur an die Entstehung der Mischzustände zu denken. Die Quantität der mobilisierten endokrinen Noxe wird ebenfalls eine große Bedeutung besitzen. Wir kommen freilich da über vage Hypothesen noch nicht hinaus. Wir wissen, daß bei schweren Krankheitsattacken Bedingungen geschaffen werden, die jede früher offenbare Strukturart total verwischen können, so daß man während der Psychose vom früheren Charakter nicht viel oder nichts mehr wahrzunehmen vermag. Wir sind weiter davon überzeugt, daß auch umgekehrt durch die schwere Psychose Reaktionsmechanismen mobilisiert werden können, von denen man normaler Weise nichts oder wenig wahrnahm, und denken uns so das Auftreten der verschiedenen psychotischen „Reaktionsmechanismen“, wenn solche von manisch-melancholischen

Kranken im Verlaufe verschiedener Attacken immer wieder in Gang gesetzt werden, also z. B. das regelmäßige Wiederkehren katatoner oder deliriöser oder halluzinatorischer Syndrome. Das sind dann aber auch Struktureigenschaften, wenn man so sagen will, latente, nur in der Psychose erkennbare Charaktereigenschaften. In erster Linie gehört hierher auch der sogenannte „schizophrene Reaktionsmechanismus". Wir können uns sehr gut vorstellen, daß ein solcher Reaktionsmechanismus sich forterbt, und daß der gleiche Reaktionsmechanismus in älterer Generation auch einmal in einer „schizophrenen Psychose eine Rolle spielte. Das Bereitliegen von abnormen Reaktionsmechanismen ist eben eine allgemeine psychopathische Eigenart, aber nicht etwa nur eine „schizoide" Eigenart. Deswegen, weil dies konstruktiv bedingte Syndrom prozeßhaft bedingt auch bei der Schizophrenie vorkommt, braucht es noch lange nicht eine ausschlaggebende Rolle für die Erkrankung Schizophrenie zu besitzen. Das eben ist der Sinn der Reaktionsmechanismen Kraepelins, daß sie durch die verschiedensten Noxen, seien es endokrine oder biotonische, prozeßhafte oder exogene oder auch nervös-reflektorische (psychogene), hervorgelockt zu werden vermögen; diese Reaktionsmechanismen oder Äußerungsformen sind aber noch nicht die Krankheiten, die katatone Äußerungsform ist noch nicht Katatonie, ebensowenig wie ein manisches oder depressives Zustandsbild identisch ist mit manisch-melancholischem Irresein. In solchen Fällen von einer symptomatischen Schizophrenie oder von einem symptomatischen manisch-melancholischen Irresein zu sprechen, halte ich prinzipiell für verkehrt, es sind andere Psychosen mit schizophrenen oder zirkulären Zustandsbildern. Dabei braucht man die Möglichkeit des Vorkommens von Mischpsychosen keineswegs abzulehnen.

Weiter auf diese schwierigen psychiatrischen Fragestellungen einzugehen liegt hier nicht in unserer Absicht; wir hielten es nur für notwendig, darauf hinzuweisen, daß die Einteilung nach Biotonus und Struktur, die wir unseren gesamten Auseinandersetzungen zugrunde legten, nach unserer Meinung dazu beitragen kann, Ordnung hineinzubringen in so manche nosologische Fragestellungen, und Handhaben bietet zu weiterer speziell-psychiatrischer Forschung. Wir hoffen, gleichzeitig gezeigt zu haben, daß Biologie und Psychologie sehr wohl einander in die Hände arbeiten können, und meinen, eine Basis gefunden zu haben, auf der eine Verständigung über die Umreißung der Begriffe Temperament und Charakter möglich ist, der sowohl die Biologie als auch die Psychologie zuzustimmen vermag. Wenn die Psychologie lehrt, daß wir bei Erwähnung des Temperamentes an die Eile psychischen Geschehens denken und an Intensitätsunterschiede, also an quantitative Unterschiede, so stimmen wir dem vollkommen zu; denn auch für uns hängt Tempo und Intensität wesentlich ab von dem quantitativen biotonischen Faktor. Wenn die Psychologie lehrt, daß der Charakter die Art und Weise, d. h. die Qualität des psychischen Reagierens bestimmt, so trifft dies auch unsere Auffassung, daß diese Qualität abhängen muß von dem konstruktiven Mechanismus der Organisation des gesamten Organismus, insbesondere aber von dem konstruktiven Mechanismus des Gehirns. Und wie die Psyche des Menschen nur künstlich teilbar ist und ihre Äußerungen komplexe Reaktionen einer kompliziert gebauten psychischen Einheit sind, so sind auch uns die Funktionen des Gehirns, wie jeder einzelnen Zelle, komplexe

Reaktionen einer kompliziert gebauten physischen Einheit, in der die Faktoren der Triebkraft und des Widerstandes, des biotonischen Stromes und der Konstruktion zusammenfließen zur Einheit der Funktion. Wir nehmen der Psychologie nicht ihr Reich und sind uns bewußt der Unzulänglichkeit biologischer Erkenntnisse gegenüber komplizierten seelischen Funktionen, gegenüber Erlebnissen. Wir wünschen aber von der Psychologie, daß sie, soweit sie auf ein Zusammenarbeiten mit den Realwissenschaften Wert legt — und das muß die praktische Psychologie immer —, sich einer Betrachtungsweise bedient, die erkenntnis-theoretisch nicht so weit abliegt von naturwissenschaftlicher Betrachtungsweise, daß eine Verständigung möglich bleibt, und sich die von der Realwissenschaft gewonnenen Erkenntnisse nicht notwendig mit den von der Psychologie gewonnenen widersprechen müssen. Die Psychiatrie kann und darf den Kontakt mit der übrigen somatischen Medizin nicht verlieren, und man kann dem Psychiater nicht zumuten, daß er beständig von einem erkenntnistheoretischen Standpunkt zum anderen pendelt. Mag die theoretische Psychologie ihre eigenen Wege gehen und den Anschluß an die Philosophie suchen; das ist ihr volles Recht. Die praktische Psychologie aber sollte ebenso eine Anlehnung an die Somatik suchen und eine Verständigungsmöglichkeit mit ihren Grenznachbarn von der Psychiatrie begrüßen. Wenn die hier vorgeschlagenen Einteilungen einer solchen Verständigung die Wege ebnen würden, so wäre ihr Hauptziel damit erreicht.

Literatur.

Ach: Über den Willensakt und die Temperamente. Leipzig: Quelle & Meyer 1910.

Birnbaum (1): Die neueren Forschungsbestrebungen in der Psychiatrie in ihrer klinischen Bedeutung. Monatsschr. f. Psychiatrie u. Neurol. Bd. 54. 1923.

— (2): Über psychopathische Persönlichkeiten. Wiesbaden 1909.

Bleuler: Die Probleme der Schizoidie und der Syntonie. Zeitschr. f. d. ges. Neurol. u. Psychiatrie Bd. 78. 1922.

Ewald (1): Die biologischen Grundlagen von Temperament und Charakter. Zeitschr. f. d. ges. Neurol. u. Psychiatrie Bd. 84. 1923.

— (2): Schizophrenie, Schizoid, Schizothymie. Zeitschr. f. d. ges. Neurol. u. Psychiatrie Bd. 77. 1922.

— (3): Schizoid und Schizophrenie im Lichte lokalisatorischer Betrachtung. Monatsschr. f. Psychiatrie u. Neurol. Bd. 55. 1924.

— (4): Charakter, Konstitution und der Aufbau der manisch-melancholischen Psychosen. Zeitschr. f. d. ges. Neurol. u. Psychiatrie Bd. 71. 1921.

Falta: Die Erkrankungen der Blutdrüsen. 1903.

Fauser: Versuch einer Begründung von Zusammenhängen zwischen gewissen elementaren psychopathologischen Symptomen und physikalisch-chemischen Zustandsänderungen des Körpers. Zeitschr. f. d. ges. Neurol. u. Psychiatrie Bd. 81. 1923.

Fischer, H.: Zur Biologie der Degenerationszeichen und der Charakterforschung. Zeitschr. f. d. ges. Neurol. u. Psychiatrie Bd. 62. 1920.

Höffding: Psychologie. III. deutsche Ausgabe (Bendixen).

Isserlin: Psychologische Untersuchungen an Manisch-Depressiven. Monatsschr. f. Psychiatrie u. Neurol. Bd. 22.

Jakobi: Psychiatrisch-interferometrische Studien. Zeitschr. f. d. ges. Neurol. u. Psychiatrie Bd. 83. 1923.

Jodl: Lehrbuch der Psychologie. 2. Aufl. Stuttgart u. Berlin: Cotta 1903.

Kehrer und Fischer: Modell einer klinisch-experimentellen Pathographie. Zeitschr. f. d. ges. Neurol. u. Psychiatrie Bd. 85. 1923.

Klages: Prinzipien der Charakterologie. Leipzig: Barth 1910.

Kleist: Untersuchungen zur Kenntnis der psychomotorischen Bewegungsstörungen bei Geisteskranken. Leipzig: Klinkhardt 1908.

Krisch: Epilepsie und manisch-depressives Irresein. Berlin: Karger 1922.

Kraepelin: Psychiatrie. 8. Aufl. Bd. III. 1913.

Kretschmer (1): Körperbau und Charakter. Berlin: Julius Springer 1921.

— (2): Der sensitive Beziehungswahn. Berlin: Julius Springer 1918.

— (3): Medizinische Psychologie. Berlin: Julius Springer 1922.

Külpe: Grundriß der Psychologie. Leipzig: Engelmann 1893.

Küppers: Weiteres zur Lokalisation des Psychischen. Zeitschr. f. d. ges. Neurol. u. Psychiatrie. Bd. 83. 1923.

Leyser: Klinische Bemerkungen zur Frage nach der Rolle der Leber bei Geistes- und Nervenkrankheiten. Arch. f. Psychiatrie u. Nervenkrankh. Bd. 68. 1923.

Lange: Der Fall Bertha Hempel. Zeitschr. f. d. ges. Neurol. u. Psychiatrie Bd. 85. 1923.

Marcuse: Reaktionsformen oder Formenkreise. Arch. f. Psychiatrie u. Nervenkrankh. Bd. 69. 1923.

Minkowski: Bleulers Schizoidie und Syntonie und das Zeiterlebnis. Zeitschr. f. d. ges. Neurol. u. Psychiatrie Bd. 82. 1923.

Müller, L. R.: Das vegetative Nervensystem. Berlin: Julius Springer 1920.

Münsterberg: Grundriß der Psychologie. Leipzig: Barth 1900.

Reichardt: Arbeiten aus der psychiatrischen Klinik zu Würzburg. Jena: Fischer 1911—1914.

Schade: Die physikalische Chemie in der inneren Medizin. Steinkopff 1921.

Schneider, K.: Die psychopathischen Persönlichkeiten. Aschaffenburgs Handbuch der Psychiatrie. Spezieller Teil VII, 1. Leipzig: Deuticke 1923.

Steinach und Lichtenstein: Umstimmung der Homosexualität durch Austausch der Pubertätsdrüsen. Münch. med. Wochenschr. 1918, Nr. 6.

Tandler: Die biologischen Grundlagen der sekundären Geschlechtscharaktere. 1915.

Wundt: Physiologische Psychologie. Bd. III. 5. Aufl. Leipzig: Engelmann 1903.

Fortsetzung siehe umstehende Seite!

GPSR Compliance

The European Union's (EU) General Product Safety Regulation (GPSR) is a set of rules that requires consumer products to be safe and our obligations to ensure this.

If you have any concerns about our products, you can contact us on ProductSafety@springernature.com

In case Publisher is established outside the EU, the EU authorized representative is:

Springer Nature Customer Service Center GmbH
Europaplatz 3
69115 Heidelberg, Germany

Batch number: 10845480

Printed by Printforce, the Netherlands